SPORTS INJURY AND REHABILITATION

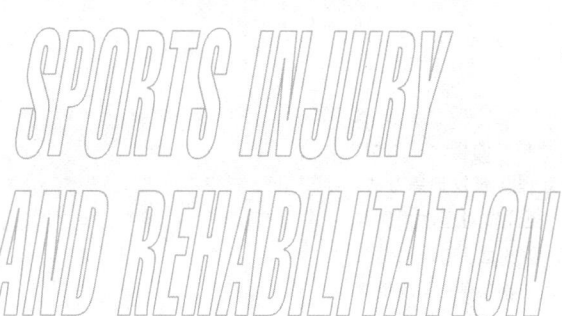

江苏“十四五”普通高等教育本科省级规划教材

普通高等学校体育专业教材

iCourse·教材

运动损伤与康复（第二版）

王国祥　王琳　主编

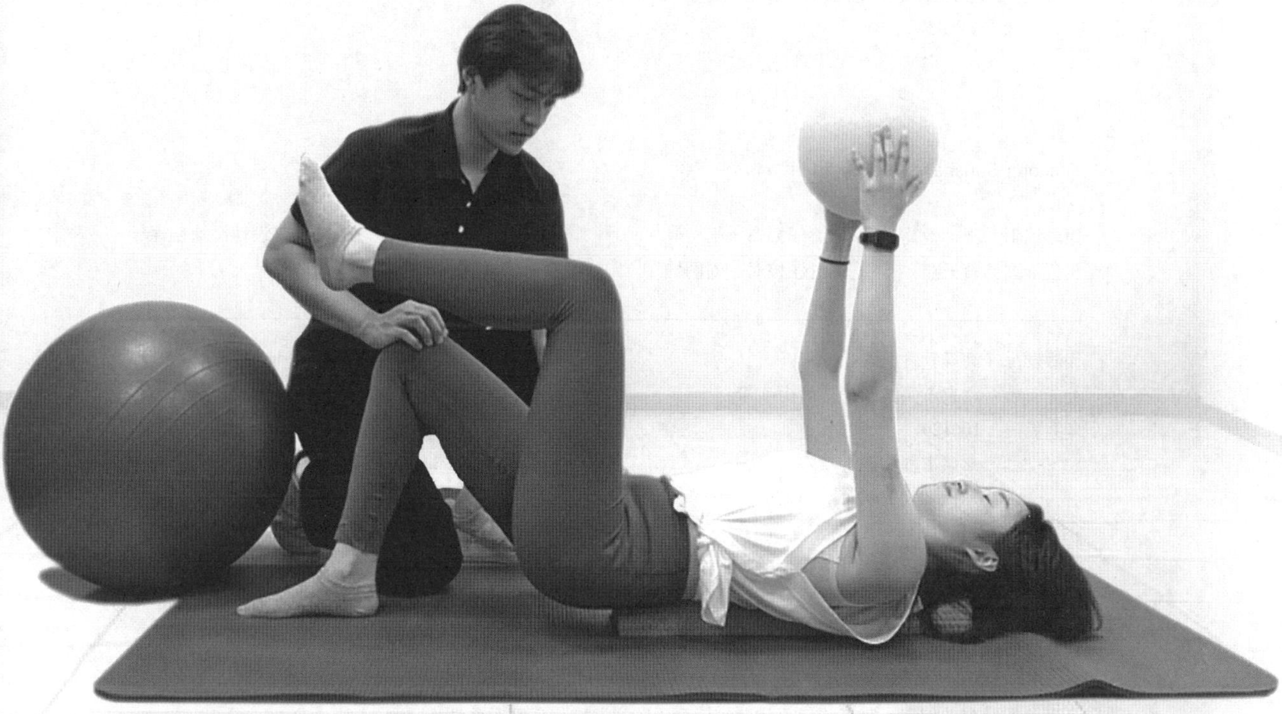

中国教育出版传媒集团
高等教育出版社·北京

内容提要

　　本书为运动康复专业系列教材之一，主要对运动损伤的概念、类型、内容进行了详细的描述，并对各类损伤提出了一般处理与康复训练方法。全书力求体现运动康复专业学生对理论知识的掌握，更注重对运动损伤与康复的实际运用，突出"知识和技能"的相互融合，全书通过二维码链接了人体解剖拓展资料及运动损伤康复技术视频，供学习者直观、灵活地观看学习。全书共 11 章，主要内容包括运动损伤概述，运动损伤检查，运动项目与运动损伤，头颈部损伤与康复，肩部损伤与康复，肘臂部损伤与康复，手腕部损伤与康复，胸腰部损伤与康复，骨盆、髋部和大腿部损伤与康复，膝部损伤与康复，小腿、足踝部损伤与康复等。本书可作为运动康复专业学生学习用书，也可作为从事运动康复相关行业人员的参考用书。

图书在版编目（CIP）数据

　　运动损伤与康复 / 王国祥，王琳主编. -- 2 版. -- 北京 ： 高等教育出版社， 2024. 11（2025. 8 重印）.

　　ISBN 978-7-04-063432-7

　　Ⅰ. R873

　　中国国家版本馆 CIP 数据核字第 2024XW5623 号

Yundong Sunshang yu Kangfu

| 策划编辑　王　曼 | 责任编辑　王　曼 | 封面设计　姜　磊 | 版式设计　徐艳妮 |
| 责任绘图　黄云燕 | 责任校对　刘丽娴 | 责任印制　刁　毅 | |

出版发行　高等教育出版社	网　　址　http://www.hep.edu.cn
社　　址　北京市西城区德外大街 4 号	http://www.hep.com.cn
邮政编码　100120	网上订购　http://www.hepmall.com.cn
印　　刷　北京市鑫霸印务有限公司	http://www.hepmall.com
开　　本　787mm × 1092mm　1/16	http://www.hepmall.cn
印　　张　14	版　　次　2019 年 5 月第 1 版
字　　数　350 千字	2024 年 11 月第 2 版
购书热线　010-58581118	印　　次　2025 年 8 月第 2 次印刷
咨询电话　400-810-0598	定　　价　29.80 元

编委会

主编

王国祥（苏州大学）

王　琳（上海体育大学）

副主编

甄希成（沈阳体育学院）

李庆雯（天津体育学院）

鲍　捷（苏州大学）

编委（按姓氏笔画为序）

刘宇飞（哈尔滨体育学院）

刘景新（苏州大学）

汪学红（武汉体育学院）

张海峰（河北师范大学）

杨生源（山西大同大学）

侯改霞（河南大学）

荣湘江（首都体育学院）

黄何平（湖州师范学院）

温　煦（浙江大学）

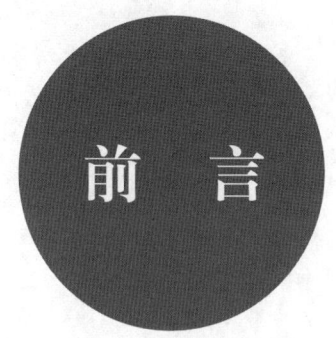

前　言

党的二十大报告指出，人民健康是民族昌盛和国家强盛的重要标志。保障人民健康，既是关乎人民切身利益的大事，也是推动高质量发展、创造高品质生活的内在要求。随着我国竞技体育和全民健身事业的快速发展，参加体育锻炼人群数量逐年增加，运动意外伤害和慢性运动损伤也随之增多。了解运动损伤的发生原因，掌握如何预防和处理各类运动损伤，已成为体育相关专业学生应当学习的重要内容和运动锻炼爱好者应掌握的知识。

本次修订以第一版为基础，广泛征集了一线教师的意见与建议，紧紧围绕"立德树人"根本任务，从运动损伤康复理论和技能的应用实践出发，结合体育相关专业学生的知识结构和接受能力，充分吸收国内外运动康复训练领域的最新研究成果，突出教材的科学性、先进性、系统性和应用性。在内容上，突出各类体育运动项目的动作特点与人体解剖学弱点之间的内在联系，将各类体育运动项目的专项技术动作与人体各部位的骨骼、关节、肌肉的功能解剖特征相结合，从运动损伤机制、症状体征、处理方法，以及运动康复手段等诸方面，对人体各部位常见的运动损伤进行了详细讲解。同时，在中国大学 MOOC 上线了与教材同名的在线课程，在爱习题平台建设了试题库，以帮助学习者更好地掌握运动损伤与康复课程的相关知识内容。

本教材编写组由来自专业体育院校、师范院校和综合性大学的一线教师、康复治疗师等组成，他们有着丰富的运动损伤与康复教学、科研和实践工作经验。全书共11 章内容，各章节编写分工如下：王琳（第一章第一至三节），王国祥（第一章第四节），张海峰（第二章），汪学红（第三章），黄何平（第四章），甄希成（第五章），李庆雯（第六章），刘宇飞（第七章），温煦（第八章），侯改霞、王国祥（第九章），刘景新、杨生源（第十章），荣湘江、王琳（第十一章），各章节运动康复与训练部分由鲍捷编写。全书最后由王国祥和王琳统稿。

本教材在编写过程中，力求突出科学性、先进性、系统性和应用性等特点。但由于编者水平及所掌握资料的限制，书中难免存在疏漏之处，我们真诚希望教师、学生在使用的过程中提出宝贵意见，以使本教材不断完善和提高。

编写组
2024 年 6 月

目　录

第一章

运动损伤概述

章前导言 ···

    随着现代竞技体育的发展，体育比赛竞争日益激烈，运动员训练的强度和难度不断增加，各种急性、慢性运动损伤的发生风险也随之增加。另一方面，随着全民健身的发展，大众参与体育运动的积极性不断提高，也导致发生运动损伤的情况日益常见。因此，我们有必要对运动损伤发生的原因、机制、规律进行研究，探讨有效的运动损伤防护及康复方案，从而减少运动损伤的发生，降低其危害，最大限度地恢复运动者的运动表现。

学习目标 ···

1. 了解运动损伤发生的生物学基础。
2. 熟悉运动损伤的病因、分类及特点。
3. 掌握运动损伤的处理原则。
4. 巩固基础知识，培养实事求是的循证理念和一丝不苟的探索精神。

第一节　运动损伤的特点与分类

运动损伤是指在体育运动过程中发生的各种损伤。运动损伤的发生及部位与运动项目、专项技术特点有着密切的关系。为了更加科学分析与研究运动损伤，应对运动损伤的特点和一般常用的分类方法有所了解，从而有针对性地开展有效、合理的预防、治疗、康复和训练。

一、运动损伤的特点

总体而言，运动损伤具有以下几个普遍性的特点。

（一）小伤、轻伤多

普通体育爱好者运动时发生的严重损伤很少，大部分属于"轻度"损伤。这里的轻度损伤是相对于骨外科常见的损伤而言，但对于运动员来说，可能会影响其正常训练和比赛，降低运动表现，如不及时处理，病情可能会进一步发展。因此，运动损伤的康复标准不仅仅是临床症状的消除，更应是运动者的运动表现得以恢复。

（二）软组织损伤多

软组织损伤泛指皮肤、筋膜、软骨、肌腱、关节囊、韧带、周围神经支和血管支等组织的损伤。其中以筋膜、肌腱、韧带和关节囊损伤最为多见，其次是关节软骨、半月板、软骨盘等组织器官的损伤，这些损伤与运动项目及运动技术特点有关。

（三）慢性损伤多

慢性运动损伤多为积累性、劳损性伤病，或由多次小伤所致，或因为较重损伤未彻底治愈导致。慢性运动损伤常反复发作，是影响运动者运动表现的重要问题。

（四）复合性损伤多

常年训练的专业运动员，往往有多处复合性损伤。动作技术不合理是复合性运动损伤发生的主要原因，易导致多部位、多组织的损伤。往往某一部位损伤后，就会造成其他部位运动动作的代偿模式，引发新的损伤。所以复合性损伤在运动损伤中较为多见，需要在诊断和康复过程中加以注意。

二、运动损伤的分类

更好地理解运动损伤，并对其进行分类，有助于指导运动防护和康复治疗。运动损伤主要的分类方法有：

（一）按损伤过程分类

1. 急性损伤

急性损伤是指由于瞬间遭受直接或间接暴力所造成的运动损伤。一般急性损伤的原因明确，有不同程度的功能障碍，这种功能障碍会影响运动训练和日常生活，如肌肉拉伤、关节扭伤等。

2. 慢性损伤

慢性损伤是指局部长期过度负荷产生的细微损伤累积而成的，或是急性损伤处理不当转化而来的陈旧性损伤。慢性损伤在运动损伤中较多见，如髌骨软骨软化症、肩袖损伤等。某些慢性损伤在局部运动负荷过度，或动作不当等条件下，可以转化为急性损伤。

（二）按损伤程度分类

1. 轻度损伤

轻度损伤症状轻，运动者经过适当处理能够迅速重返赛场，且恢复也比较快。一般这类损伤不会影响日常活动，受伤者也可以进行运动训练。例如，对抗性运动中大腿肌肉被人踢伤，经冷敷后可以立即返回赛场，但可能会由于腿部疼痛，引起动作代偿，从而造成其他部位损伤风险增加。所以，即使是比较轻微的运动损伤，也要引起重视。

2. 中度损伤

中度损伤运动者症状较重，经紧急处理无法坚持比赛，日常活动基本不受影响，但会有疼痛等症状出现，恢复时间较长，如不及时治疗容易转变成慢性损伤。此类损伤发生时，运动者一般不能按训练计划进行训练，需要减少患部训练负荷或停止患部的训练。

3. 重度损伤

重度损伤运动者症状较重，完全不能坚持比赛，需要医疗介入。这类损伤不但会影响训练计划的实施，还会影响运动者日常的生活。此类损伤常伴随较为严重的并发症。

（三）按损伤后皮肤或黏膜完整性分类

1. 开放性损伤

开放性损伤是指伤处皮肤或黏膜的完整性被破坏，即伤口与外界相通，如擦伤、刺伤等。

2. 闭合性损伤

闭合性损伤是指伤处皮肤或黏膜无破损，无伤口与外界相通，如肌肉拉伤、关节韧带损伤等。

（四）按损伤部位分类

1. 软组织损伤

软组织损伤多为急性损伤，在各种运动项目中均可发生，如肌肉拉伤、皮肤擦伤、肌腱拉伤等。肌肉拉伤以肌腹拉伤最为常见，主要发生于腰骶、臀、大腿等肌肉较多的部位。肌腱损伤主要发生在小腿、肩等部位。肌腱骨膜附着点损伤主要发生在膝、骨盆周围等部位。腱鞘损伤主要见于足踝、手腕等部位。其中，发生于肌腱"腱止装置"的微细损伤，称为"末端病"，是比较难治愈的运动损伤之一。

2. 关节与软骨损伤

关节损伤主要分为关节的病理损伤与结构异常两种。病理损伤以关节囊、韧带损伤最为常见，主要发生于足踝关节、手腕关节、膝关节等部位。结构异常，如脱臼，又分为外伤性和习惯性两类。关节损伤发生后，若治疗不当，会引发关节不稳。

急性软骨损伤多见于膝关节半月板，其他部位的损伤以慢性损伤多见。慢性损伤大部分为受伤部位逐渐劳损所致，主要病理变化为软骨的退行性改变。软骨损伤是一种影响运动者运动寿命、运动表现和身体健康的严重损伤，运动训练中应严格控制可能导致关节软骨损伤的技术动作。

3. 骨组织损伤

骨组织损伤最常见的是骨膜炎及骨折。骨膜炎常见于小腿、足踝和腰骶部位，如胫骨结节骨软骨炎、跟骨骨骺炎、髂骨坐骨骨骺炎、脊椎椎体骨骺炎、手腕骨的骨软骨炎等。骨折相对较少，主要发生于手腕、足踝、肘关节等部位。对于骨膜损伤及较轻无移位的骨折，在改变训练方法，减轻损伤部位运动负荷后，多不影响训练，可自愈。但是，对于发生在胫骨中下 1/3 的疲劳性骨折，一般愈合困难。严重的骨折应当根据骨折具体情况予以手术、手法复位等处理。从儿童时期开始从事竞技运动训练者，应充分考虑儿童骨骼发育特点，防止其骨化中心慢性损伤的发生。

4. 神经损伤

神经损伤可以分为中枢神经损伤及周围神经损伤。在运动损伤中，中枢神经系统损伤以脑组织慢性微细损伤最为常见，如拳击导致的"击醉病"。运动训练和比赛造成的周围神经损伤也比较多见，如乒乓球、游泳运动者常见的肩过度外展综合征，射击、自行车运动者常见的尺神经麻痹，举重、排球运动者常见的肩胛上神经损伤等。

5. 内脏损伤

运动造成的内脏损伤较为少见，多由运动者身体对抗，或身体与器械碰撞所引起。大部分为闭合性损伤，诊断较困难。

第二节　运动损伤的原因

运动损伤发生的原因复杂，影响因素众多。其主要包括运动者自身主观原因，如比赛前准备不充分、体能不足、技术动作不合理、动作难度或强度过高等，以及外界客观原因，如运动项目特点、场地、运动装备、运动器械、对手情况和医务监督等。掌握运动损伤发生的原因，理解运动损伤发生的规律，才能够对各种运动损伤进行针对性的防护和康复训练，从而有效避免运动损伤的发生。

一、运动者训练水平

从运动训练学角度而言，运动者的训练包括基础身体训练和专项技术训练。运动水平的体现需要运动者对心理、技能、体能、战术和智能 5 个方面的素质进行综合运用。上述任何一个方面出现问题，都可能导致技术动作的不合理，引发运动损伤。

（一）基础身体训练

基础身体训练包括针对力量、耐力、速度、灵敏、协调等方面的训练。基础身体素质训练不足，是造成运动损伤发生的重要原因之一。

1. 力量训练

力量训练包括绝对力量训练和相对力量训练。在高强度身体对抗或爆发力项目中，绝对力量优势尤为突出，相对力量在运动过程中的重心稳定和动作控制方面，起到重要的作用。肌肉绝对力量增强，可以稳定关节，减少肌腱的负荷；良好的神经肌肉控制能力，能够增强身体的动作控制，减少运动损伤的发生。

2. 耐力训练

耐力训练可以提高人体的抗疲劳能力。人在身体疲劳时，大脑皮质活动处于抑制状态，已建立的条件反射易受到影响，神经肌肉反应变慢，动作表现不合理，进而使人体生物力学产生变化，导致运动损伤的发生。

3. 速度训练

速度能够保持人体的快速移动，在许多运动中，加速能力是比赛获胜的基础。当人的速度耐力不足时，会影响运动技术动作，导致动作不规范或不能达到预定体位，引发运动损伤。

4. 灵敏与协调训练

身体动作的灵敏与协调是人体神经肌肉在脊髓水平、皮质下水平和皮质水平对于运动控制的结果，这三个水平分别处理原始反射、条件反射和意识控制的信号，三者之间的相互关联和影响，可以使运动者在各种复杂变化的条件下迅速、合理、敏捷、规范地完成各种动作。当针对性的灵敏和协调训练不足时，会导致人体运动的灵敏和协调表现变差。在人体处于疲劳状态时，灵敏和协调能力下降。这些因素会导致人体动作的不规范或变形，从而引发运动损伤。

（二）专项技术训练

专项技术训练是为了提高运动者运动表现而进行的针对性练习。专项技术训练水平不足，可以分为针对专项的代谢能力不足、专项发展的身体解剖学结构不足和完成专项技术动作的生物力学表现不足。各种不遵循人体生理结构特点和各器官、系统功能活动规律的专项训练，都是引发机体组织损伤的原因。

（三）心理状态

注意力不集中、情绪不稳定、训练和比赛缺少积极性和自觉性，或持续超负荷训练会导致身心疲劳、精神过度紧张、高度兴奋等心理状态，这些都会增加运动损伤发生的概率。

（四）理解和执行战术的能力

对于战术良好的理解和执行能力的训练可以帮助运动者预防运动损伤的发生。运动者对于战术的良好理解可以帮助其在比赛中正确执行既定的战术，节省体能，降低发生运动损伤的风险。

二、训练及比赛的组织安排

运动训练应遵循科学训练的原则。科学训练的原则包括竞技需要原则、系统控制原则、周期安排原则、区别对待原则、适宜负荷原则、适时恢复原则、有效控制原则。

竞技需要原则是指在训练中要从实际出发，科学地安排训练内容、方法和负荷，这是正确完成技术动作的前提，也是预防运动损伤的关键。

系统控制原则是指持续地、循序渐进地组织训练过程的原则。周期安排原则是指周期性地组织训练过程的训练原则。这两个原则要求在训练时应按照运动训练的规律，按照人体的生物节律和竞技技能形成的规律，分步有序地组织训练过程，避免因动作错误而发生运动损伤。

区别对待原则是指对于不同项目、不同运动员、不同的训练状态、不同的训练任务及不同的训练条件，都应有区别地组织安排各自相应的训练过程，选择相应的训练内容，给予相应负荷的训练。适宜负荷原则是指根据运动员的现实情况和人体机能的训练规律，以提高运动员竞技能力需要为目的，在训练中给予适宜的训练负荷，以取得理想的训练效果。这些原则要求在训练过程中要考虑运动员性别、年龄和项目，根据运动员自身的身体机能状态进行个体化训练。如果不加区分，给所有运动员同样的运动负荷，学习同等难度的技术动作，身体素质较差的运动员就容易发生损伤，已有损伤的运动员伤病也会继续加重。

适时恢复原则是指及时消除运动员在训练中所产生的疲劳，并通过生物适应过程产生超量恢复，提高机体能力的训练原则。在训练和比赛中，及时消除训练所造成的疲劳，不仅有助于维持运动者的运动表现，也是避免运动损伤发生的重要途径。

有效控制原则是指对运动训练活动实施有效控制的训练原则。在训练和比赛过程中，不重视或缺乏医务监督，使伤病或者过度疲劳的运动者参加比赛和训练，也是造成运动损伤的重要原因之一。例如，训练比赛安排场次密度过高，临时改变比赛日期或时间，比赛路线选择不当，参赛项目次序不对，也容易引发运动损伤。

三、运动者的生理状态和解剖特点

由于运动者自身生理原因和训练不当造成的生理状态不良也是运动损伤发生的重要原因之一。例如，女性运动者在生理周期时参加比赛，运动表现容易出现下滑；长时间大强度训练容易导致运动者疲劳的累积，神经肌肉控制能力下降；运动者疲劳时，会使平时定型熟练的技术动作发生变形等，这些都是引发运动损伤的因素。运动损伤的发生与运动项目的技术特点有着密切的关系，人体相对于某些技术动作，在解剖结构上存在薄弱点，当一些特殊的技术动作作用于人体解剖结构的薄弱环节时，就容易造成这些解剖部位的运动损伤。例如，篮球运动者在训练及比赛时需要经常采取膝关节半屈位进行各种技术动作练习，膝关节此时承受着屈曲和扭转带来的不同方向的剪切力，在膝关节半屈位时，膝关节韧带松弛，关节稳定性差，髌骨、软骨和半月板也容易受到磨损。

四、准备活动

运动前进行准备活动对于运动者而言非常重要。第一，准备活动可以提高肌肉的温度，降低肌肉的黏滞性，提升肌肉的工作能力，增加肌力。与此同时，准备活动增加了肌肉、韧带的弹性和伸展性，可以减少剧烈运动中肌肉舒张和收缩时韧带的张力。第二，准备活动可以提高内脏器官的功能水平，减轻开始运动时内脏器官的不适感。第三，体育锻炼前的准备活动可以起到心理调节的作用，使人体神经系统处于最佳的兴奋状态。

如果运动者不重视准备活动，直接投入紧张的正式运动中，此时肌肉、韧带力量及伸展能力不足，易造成肌肉运动相对弱链功能不良；若运动者身体协调能力差，易发生肌肉拉伤及关节扭伤。准备活动不充分也容易使人体神经肌肉控制和内脏器官不能充分动员，肌肉收缩能力欠佳，力量不能充分发挥，动作协调性差，诱发运动损伤。

运动者准备活动量过大，会使机体提前出现疲劳，在进行正式比赛时，运动表现下降，从而发生动作失误，造成运动损伤。

运动者如果没有根据所从事运动项目的技术和功能特点进行合理的准备活动，针对该运动中易出现运动损伤的部位进行防护，运动损伤发生的概率就会增大。此外，不同运动项目都有其自身的功能特点和神经肌肉激活的个体化周期，准备活动与正式训练或比赛间隔时间过长，易造成准备活动的效果下降，使损伤风险增加。

五、训练和比赛中的运动防护

在训练和比赛中，运动者和运动指导者防护意识不强，不能正确应用运动防护技术和运动防护器材，也是造成运动损伤的重要原因之一。

六、场地器材、运动装备和环境

场地器材因素也是造成运动损伤发生的原因之一。例如，场地照明不符合标准，通风不良，场地不平整，硬度大，摩擦力过大或过小，器械不符合标准等都会引起运动损伤。运动者的服装、鞋、袜等运动装备选用不当，也会引发运动损伤。

自然环境因素不仅会影响运动者的运动表现，也是造成运动损伤的因素之一。例如，雨后场地湿滑，气温过高或过冷，湿度过大，海拔过高缺氧，阴暗天气光线不足等。此外，在身体对抗性训练和比赛中，运动者不遵守规则，动作粗野，也易造成运动损伤。

第三节　运动损伤的生物学基础

运动表现和运动器官的形态与功能是相互制约、互相促进的。在人体日常活动与训练中，经常得到锻炼的器官发育良好，功能增强；锻炼不充分的器官往往发育不良，功能减弱，这是运动适应和失用的结果。掌握必要的运动系统的生物学基础，对这两种效应有一个正确的理解和认识，将有助于充分了解运动损伤的发生发展规律，从而制订必要的预防手段和合理的训练方法，降低运动损伤的发生风险。

一、骨骼肌

（一）骨骼肌的结构与功能

骨骼肌约占人体体重的 40%。骨骼肌多借肌腱附着于骨骼上，由许多平行排列的肌纤维组成。肌纤维是骨骼肌收缩活动的基本单位，在其周围有结缔组织构成的含丰富毛细血管的肌内膜；肌纤维集合成束，由结缔组织构成的肌束膜所包绕，肌束进一步集合并被肌外膜包绕直接与骨相接，或通过肌腱跨关节附着于骨的一定位置上。肌纤维通过兴奋-收缩耦联机制，肌丝滑动，从而产生骨骼肌的收缩。骨骼肌的舒张、收缩、紧张和伸展，使人体的运动得以产生，姿势能够维持。

根据形态和代谢特点，肌纤维可以分为Ⅰ型（慢肌纤维）和Ⅱ型（快肌纤维）两种类型。Ⅰ型肌纤维含肌原纤维较少，主要依靠有氧代谢供能，收缩慢，产生张力较低，持续时间长，不易疲劳。Ⅱ型肌纤维则从肌糖原中获得葡萄糖，在无氧状态中转换能量。Ⅱ型肌纤维还分为Ⅱa型和Ⅱb型肌纤维。Ⅱa型肌纤维能够提供较长时间的持续能量；Ⅱb型肌纤维含肌原纤维多，依靠 ATP 和糖酵解供能，收缩快，产生张力高，易疲劳。

运动项目会影响人体肌纤维类型的比例，如在耐力性项目中，运动者的慢肌纤维占优势；在短跑项目中，运动者快肌纤维比例占优势。目前，关于运动训练能否导致肌纤维类型相互转变尚无定论，但有效的肌肉训练可以通过使肌纤维周围毛细血管的增多，肌细胞内线粒体数目的增加，肌酶水平的增高及肌糖原储存增加，使骨骼肌体积及收缩能力增加，进而使骨骼肌获得更好的力量、耐力和稳定性。

延迟性肌肉酸痛（delayed onset muscle soreness，DOMS）是指在运动者进行大负荷运动或一项全新的运动，运动后 24~72 h，肌肉会出现不同程度的酸痛，伴随肿胀、僵硬和肌力下降等症状。延迟性肌肉酸痛一般是由于运动者不适应运动方式而导致的一种轻微肌肉损伤。骨骼肌在发生 DOMS 时，会出现骨骼肌超微结构的变化，在离心运动后更为明显。这些超微结构的改变主要包括肌节缩短、结构变化、肌丝排列紊乱、部分肌丝断裂或消失。DOMS 一般不需要处理，可以自愈。在运动后采取合理按摩、理疗等，可以减轻肌肉酸痛的症状，缩短持续时间。在训练过程中，运动者也要重视由于肌肉酸痛对运动成绩的影响和潜在的引发运动损伤的风险。

（二）骨骼肌收缩方式

1. 骨骼肌的收缩形式

根据骨骼肌收缩时产生的内部张力和外部阻力的关系，通常认为骨骼肌有两种不同的收缩形式，即等长收缩和等张收缩。

（1）等长收缩是指骨骼肌收缩时，肌长度没有改变，肌张力增高，不产生关节活动的收缩。在日常活动中，等长收缩有助于维持身体姿势。

（2）等张收缩是指在骨骼肌收缩时，肌力基本保持不变，肌肉长度发生改变，引起关节活动的收缩。等张收缩又可以根据肌肉收缩时长度的变化分为向心性收缩和离心性收缩。等张向心性收缩是指肌肉收缩时，肌肉长度变短，肌肉的起、止点互相靠近。等张离心性收缩是指肌肉收缩时，肌肉长度增加，肌肉的起、止点互相远离。

2. 肌肉的协作关系

骨骼肌是运动系统的动力部分，多数附着于人体骨骼上，具有舒缩功能，受神经支配。在神经系统的控制下，骨骼肌通过肌腱将拉伸力量传导至骨骼，使骨骼进行平稳有力的运动。人体需要在神经肌肉调控下通过动用一组肌肉共同完成精准、协调的关节运动。

根据骨骼肌在完成动作时的具体功能，可以将骨骼肌分为原动肌、拮抗肌和协同肌。

（1）原动肌是指在运动的启动和维持过程中产生原动力的肌肉或肌群。

（2）拮抗肌是指在完成某一动作时，与原动肌作用相反的肌肉或肌群。

（3）协同肌是指配合原动肌，在进行某一动作时，与原动肌一同收缩的肌肉或肌群。根据在完成动作时的作用，又可以将协同肌分为三种类型，即副动肌、中和肌和固定肌。副动肌是指协助原动肌完成动作或仅在动作某一个阶段起作用的肌肉或肌群。中和肌是指在某一运动中一块肌肉或一组肌群收缩以抵消原动肌收缩产生的不必要动作。固定肌是指在原动肌收缩时，一组肌群收缩固定近端关节，为原动肌收缩产生的远端关节活动提供稳定基础的肌肉或肌群。

3. 多关节肌的运动

跨过一个关节的骨骼肌称为单关节肌，跨过两个或两个以上关节的骨骼肌称为多关节肌，如股直肌。多关节肌由于跨过的关节多，其工作时会出现多关节肌"主动不足"和"被动不足"的现象。当多关节肌作为原动肌工作时，其肌力作用于一个关节后，就不能充分作用于其他关节，这种现象称为多关节肌"主动不足"，即肌力不足。在运动训练中如果出现多关节肌"主动不足"，则应注意发展该肌群的力量。当多关节肌作为拮抗肌工作且一个关节处于拉长状态时，在其他关节处不能再被拉长，这种现象称为多关节肌的"被动不足"，其实质是肌肉的伸展不足。在运动训练中，针对多关节肌"被动不足"的肌肉，要注意发展其伸展性，这对于提高运动者运动表现和预防运动损伤有着重要意义。

（三）骨骼肌损伤的病理变化

骨骼肌的损伤一般可以分为急性骨骼肌损伤、慢性骨骼肌损伤、缺血性损伤等。在急性骨骼肌损伤中，根据损伤发生时损伤程度的不同，可以分为肌肉挫伤和肌肉拉伤，其中肌肉拉伤最为常见。肌肉损伤可以由外在暴力引起，也可以是肌肉自身的力量引起。

1. 肌肉挫伤

肌肉挫伤大多由外力直接撞击或打击所引起。挫伤有可能发生于肌肉表面，但当收缩的肌肉被压于骨面时，也有可能造成肌肉的深层挫伤，此时肌肉破裂、出血会比较严重。肌肉挫伤不仅会引起肌肉的疼痛，还会引发肌肉功能的暂时丧失，需要较长时间进行康复治疗。

肌肉挫伤早期组织变化为血肿形成和炎症反应，之后演变为血肿机化，形成致密的结缔组织瘢痕，瘢痕中没有肌细胞再生。在肌肉挫伤后，及早地进行适当活动，可以减少瘢痕形成，较快恢复肌肉力量。

骨化性肌炎是严重肌肉挫伤的并发症，尤以股四头肌多见，其病理改变是肌肉挫伤部位出现骨化现象，表现为局部疼痛、僵硬，有时可扪及肿块，X射线检查可见中等密度阴影。若病变靠近周围神经，可能会出现神经症状，骨化性肌炎康复时间较长，但一般不需要特殊治疗。典型肌肉挫伤常发生于下肢，常见的为股四头肌和胫骨前肌。

2. 肌肉拉伤

肌肉拉伤是指由肌肉主动收缩受阻或肌肉过度拉长而引发肌纤维损伤，肌肉部分或完全断裂。肌肉拉伤好发于两个关节的双关节肌群。肌肉被过分拉伸时，会发生肌肉纤维和血管、神经的撕裂，出现水肿、渗出等炎症反应，会使肌肉损伤区域充血。严重的肌肉拉伤出血常由肌肉进入筋膜间隙或进入皮下，有时会出现皮下淤血与出血。之后血肿机化，肌肉拉伤的愈合包括肌纤维的再生与瘢痕组织的产生。一般而言，骨骼肌的再生能力较强，但形成的肌纤维较短，包含一些无弹性的瘢痕组织，如果瘢痕组织过多，覆盖区域大，会使肌肉收缩功能受限，肌肉内形成不同的瘢痕区域，增加断裂复发的风险。

按照肌肉断裂程度，可以分为轻度拉伤、中度拉伤、重度拉伤或肌肉断裂。轻度拉伤是指肌肉过度伸长，少部分肌纤维断裂，肌肉力量能够基本保持，运动无明显受限，进行主动运动或被动拉伸时会引起损伤处的疼痛与不适。中度拉伤为肌肉部分断裂，有较多的肌纤维断裂，肌筋膜也可能有撕裂，肌腱部位有部分断裂。此时，运动者任何试图收缩肌肉的活动都会加重其局部疼痛。重度拉伤为肌肉完全断裂，受伤时肌肉剧痛，肌肉功能完全丧失。

对于肌肉拉伤的预防可采用科学的准备活动和牵拉伸展运动，注意主动肌群和拮抗肌群的力量平衡，对已有的损伤肌肉进行康复训练，避免肌肉变弱和减少瘢痕组织的形成。

二、肌腱与韧带

（一）肌腱与韧带的基本结构

肌腱与韧带是致密纤维结缔组织结构，主要含有水、成纤维细胞、纤维细胞、弹性蛋白、胶原和基质。肌腱组织几乎全部由平行排列的胶原纤维构成，含少量的弹性纤维。胶原纤维的排列方向与肌腱纵轴一致，便于承受应力。韧带的纤维一般约有90%为胶原纤维，其余为弹性纤维。韧带内的纤维一般呈平行排列，也有一部分呈交叉排列。有的韧带以弹性纤维为主，如项韧带及黄韧带内的弹性纤维含量占60%~70%，弹性较强，对椎间盘可以施加应力，增强脊柱的稳定性。肌腱和韧带的纤维之间有一些成纤维细胞和纤维细胞，其功能是产生纤维。纤维及细胞间的基质主要由水和黏多糖构成。基质的存在使纤维便于在应力的影响下调整其排列关系，因此被认为对韧带与肌腱的力学特性有一定贡献。肌腱与韧带等纤维组织具有强度和刚度的物理特性。胶原纤维主要提供机械力量的传导，弹性纤维提供伸缩力。作为一种韧性材料，两种纤维的比例对于肌腱和韧带的力学特性会产生影响。胶原纤维的非弹性延长达到原长度的8%~10%时，最薄弱的纤维将会出现肉眼可见的断裂。

（二）肌腱的功能及损伤特点

1. 肌腱的功能

肌腱的功能在于将肌肉附着于骨或筋膜上，并将肌肉产生的力传递到骨或筋膜，从而引起关节运动。一般情况下，肌肉收缩越大，肌腱承受的拉伸负荷也越大；肌腱的横截面积越大，承受的牵拉负荷也越大。

2. 肌腱损伤的特点

由于肌肉力量一般集中于肌腱部位，因此在运动中肌腱损伤较常见。肌腱组织只有在受到超负荷或过度使用时才会出现损伤。肌腱损伤通常伴有肌腱退行性变的过程，肌腱逐渐失去弹性。对于年轻的运动者而言，肌腱纤维疲劳断裂可能出现在肌腱变性之前。肌腱变性的特点是胶原纤维的断裂，纤维中胶原蛋白分裂和分化，以及胶原纤维不能按应力方向排列。此时，纤维细胞的新陈代谢被改变，并形成不成熟的胶原蛋白和多聚糖，同时会有毛细血管的增生和炎性细胞浸润，最终导致纤维细胞萎缩。与变性相关而没有炎症反应的肌腱损伤通常位于血液循环不良的部位，这些部位血供不良，所以不会发生炎症反应，同时修复能力差。

肌腱运动损伤可以分为：

（1）急性损伤，包括肌腱的拉伤、撕裂、断裂等。

（2）肌腱炎、腱鞘炎和肌腱滑膜炎。

（3）肌腱退行性改变，即肌腱细胞营养等问题导致的肌腱变性。

对于肌腱损伤的预防主要是进行科学的准备活动与牵拉伸展运动，避免肌腱的超负荷和过度使用，避免错误的动作。一旦肌腱发生运动损伤，应明确诊断，制订针对肌腱损伤的处理措施，尽早开始肌腱的保护性运动和功能锻炼，使胶原蛋白纤维能够对应力产生积极反应，促进组织修复。

肌腱完全断裂，必要时需要进行手术缝合。一般认为，人的肌腱在手术修复 50 周后，才能达到正常的强度，但在手术修复后 3~14 天，肌腱最为脆弱，胶原纤维变软，支持力及抗剪切能力下降，20 天左右才有可能接近正常。因此，为防止修复后的肌腱断裂，术后需固定 3 周。为了防止制动期间局部肌腱与腱鞘与周围组织的粘连，使肌腱的滑动受限、关节活动受限，在此期间也应进行必要的功能锻炼。

（三）韧带的功能及损伤特点

1. 韧带的功能

韧带的功能主要是加强关节强度，保证关节活动方向，防止关节活动幅度超过正常活动范围。根据韧带附着特点与骨的运动方式，一般可分为两种类型，一种是大角度附着，如膝关节交叉韧带；另一种是切线附着，如膝关节内侧副韧带的胫骨附着点。大角度附着的韧带的胶原纤维进入骨结构，韧带内的纤维细胞逐渐移行为软骨细胞和骨细胞，韧带结构也移行为纤维软骨及骨。韧带呈切线附着时，大部分纤维未深入骨结构而是散布于较大面积的骨膜中，移行结构中没有纤维软骨，这种附着方式承受应力能力差，更易损伤。

2. 韧带损伤的特点

当外力导致关节异常活动超过了韧带所能承受的应力时，就会发生韧带损伤。韧带损伤的程度取决于作用力的大小和时间的长短。如果所受外力较小、时间短，只会造成少量韧带纤维断裂，即韧带扭伤，此时关节一般没有明显的功能障碍。如果所受外力较大、时间较长，会引起更多的韧带纤维断裂，关节也会出现一定的功能障碍。当受到突然加大的外力作用时，韧带就可能完全断裂，关节稳定性也会受到影响，严重时会导致功能丧失。如果韧带撕裂时，骨附着处的骨组织一并撕脱，称为韧带撕脱性骨折。

韧带损伤后一周内以出血伴炎症反应为主，继而出现结缔组织增殖，伤后 2~3 周达到高峰，之后会有一段较长时间的纤维组织成熟和重塑期。韧带损伤愈合各个时期的长短受到众多因素的影响，如年龄、营养、血供、机械应力、感染等。

韧带的愈合和肌腱一样，早期的局部制动是必要的，可以避免韧带损伤愈合部位的重新分离或在过度松弛状态下愈合。制动时间过长，可使原有韧带软化，愈合组织内纤维排列紊乱，并增加韧带纤维间的相互黏着，导致粘连和挛缩，最终影响关节活动度。韧带创伤的修复应当给予适当的应力，促进愈合组织的重塑，使纤维排列顺应应力方向，并可以通过血液运输、代谢因素改变纤维形成和重塑的环境，使其强度恢复的速度加快。

此外，在愈合期韧带断端之间会有瘢痕组织形成，如果不积极处理，会使韧带张力下降，容易被拉长而松弛，造成关节不稳定从而导致关节退行性改变，称为创伤性关节炎。

三、关节软骨

（一）关节软骨的基本结构

软骨由软骨细胞和基质构成。软骨细胞具有合成胶原及蛋白多糖的功能，基质由水、蛋白多糖和纤维组织构成。根据基质内纤维的成分和含量不同，软骨可分为关节软骨（透明软骨）、纤维软骨和弹性软骨。这些软骨由于基质成分的不同，其力学特性包括弹性、强度、摩擦力也有所差异。

（二）关节软骨的功能

关节软骨的主要功能是缓解压力，可以通过扩大关节的接触面来分散应力。同时在压力作用下，软骨被压缩，解除压力可使软骨伸展，起到缓冲关节应力的作用。关节软骨还有润滑作用，骨端滑动可减少关节面的摩擦。这些功能的产生都有赖于关节软骨的基本结构。关节软骨发育成熟后，营养全部来自关节液。一定范围内的关节运动，能够使关节软骨进行有规律的受压和减压，从而使软骨的基质液体挤出和吸入，有利于关节液的交换，保证了关节正常的新陈代谢活动。

（三）关节软骨的损伤与修复

关节软骨的
结构与功能

关节软骨损伤是常见的运动损伤，由于损伤早期症状不明显，易被忽视，往往经过一段时间，病情发展为慢性才被明确诊断。软骨损伤主要分为急性软骨损伤（骨折）和慢性软骨损伤。急性软骨损伤如果早期不及时治疗，多发展为慢性损伤。

1. 急性软骨损伤或骨折

急性软骨损伤或骨折主要由嵌压、剪切和撕脱三种暴力引起。

（1）嵌压软骨损伤是由于直接暴力垂直作用于关节面所致。例如，外力直接作用于髌骨，导致髌骨软骨直接挤压股骨软骨，由于股骨软骨是凹陷的，承受的负荷较大，而髌骨下软骨易受挤压，导致髌骨软化症。此外，由于股骨髁的压迫，可引起胫骨平台骨折；髌骨和胫骨的挤压会引起股骨髁软骨骨折等。

（2）剪切力软骨骨折多由侧向打击所致，即受力方向与关节呈切线关系。例如，当髌骨受到水平外力作用时，会从股骨髁内侧向外侧脱位，此时髌骨软骨可能发生软骨剪切性骨折。如果外力特别强大，可引起股骨外髁软骨或一块外髁骨一起撕脱，发生撕脱性骨折。

（3）软骨撕脱性骨折是指附带一片骨皮质脱落的现象，撕脱性骨折的发生常引起该处韧带功能丧失。例如，牵拉前交叉韧带引起的胫骨棘骨折。

2. 慢性软骨损伤

若软骨骨折在急性期未能诊断，可能导致软骨性关节游离体，剥脱性骨软骨炎。例如，髌骨星形骨折伴软骨骨折，晚期可能为髌骨软化症。受伤者如果在急性软骨损伤早期得以诊断，及时正确治疗，可以防止慢性软骨损伤发生，而且早期合理的治疗，即使较大的软骨缺损也有可能修复。

四、骨

（一）骨的基本结构与功能

骨是人体内最坚硬的结缔组织，骨的结构包括骨膜、骨质和骨髓。骨膜由纤维结缔组织构成，含有丰富的神经和血管，对骨的营养、再生和感觉有重要作用。骨膜可分为内外两层，外层致密有许多胶原纤维束穿入骨质，使之固着于骨面。内层疏松有成骨细胞和破骨细胞，分别具有产生新骨质和破坏骨质的功能。骨质可分为骨密质和骨松质。骨密质质地致密，抗压抗扭曲性强，分布于骨的表面。骨松质呈海绵状，由互相交织的骨小梁排列而成，骨小梁的排列方向与骨所承受的应力方向一致。骨髓为充填于骨髓腔和骨松质间隙内的软组织，分为红骨髓和黄骨髓。

骨的基本结构与功能

人体全身的骨以不同的形式连接构成骨骼，起到支持体重、保护内脏的作用，构成人体基本形态，为骨骼肌提供附着点，在神经系统支配下，传导肌肉产生的力，维持身体姿势和产生运动的功能。此外，骨还是重要的造血器官，储存体内大量的钙磷等无机盐。骨由于其物理特性，具有良好的抗压强度，较好的弹性，相对而言其抗拉应力及剪切应力强度较低。

1. 运动对于骨代谢的影响

长期运动可以使骨皮质增厚，骨小梁排列更为合理。应力刺激能够加强骨折后骨痂的形成，防止骨质钙盐的流失。运动对骨代谢的影响机制，主要有以下三个方面：

（1）运动使骨组织血流量增加，同时促进成骨细胞活动。

（2）运动缺乏会导致骨内血流量减少，血液倾向酸化，钙溶解流失增加。

（3）运动及负重时应力负荷使含有结晶结构的骨组织因压电效应产生微弱的负电荷，使带正电荷的钙离子易于结合沉着。

2. 运动项目对于骨的影响

不同的运动项目由于技术特点的不同对于骨的影响不同。例如，跳跃和举重运动员的胫骨由于长期负重，会发生适应性变化，但跳跃项目的运动员表现为胫骨前缘骨壁增厚显著，而举重运动员则是胫骨内侧增厚明显。

青少年时期骨的新陈代谢旺盛，此时进行合理的体育锻炼，对骨骼的生长发育有良好的促进作用。体育运动可以对长骨予以适当的纵向负荷，有利于促进骨的新陈代谢，增加骨量。但不适宜、大强度的训练，也可能使骨的结构和形态向不正常的方向发展。

3. 制动作用与疲劳性骨折

骨骼系统有充足的强度储备，在长期制动情况下，会造成骨钙磷的流失，使骨强度下降，易发生再次骨折或者撕脱骨折。

在长期、反复、单一方向应力的作用下，可造成骨组织的微小骨折，这种微小骨折的修复速度小于损伤发生速度时，可积累发生疲劳性骨折。例如，长途行走和跑步时发生的疲劳性骨折。

（二）骨折与愈合

骨的完整性和连续性被破坏称为骨折。在剧烈运动中，特别是对抗性运动中，骨折是比较严重且常见的运动损伤。

1. 发生机制与临床表现

骨折是由于骨受到直接或间接的暴力所引起骨的完整性和连续性被破坏而发生的运动损伤。骨折的临床表现较为清晰，受伤者骨折时会听到骨的断裂声，随之可能会出现局部的疼痛、肿胀、畸形、异常活动。骨折的疼痛在开始时由于暴力引起神经末梢暂时性抑制会比较轻，随后逐渐加重。骨折时，骨髓、骨膜及周围组织血管破裂出血，在骨折处形成血肿。若发生骨盆、股骨和多发性骨折，由于出血量大，可能造成休克。

怀疑有骨折可能时，应进行 X 射线检查，一般检查后就可确诊并了解骨折的具体情况，明确治疗方法。但是，一些特殊骨折如腕部舟状骨骨折，X 射线检查时骨折线常不明显，其症状和体征也缓慢出现，常被忽视。

2. 骨折的愈合

骨折的愈合是一个复杂而连续的过程，通常可以分为三个阶段，这三个阶段是互相交织、逐渐演进的。

（1）血肿机化期。骨折导致骨折断端和周围形成血肿，伤后 6~8 h 血肿凝结成血块。部分软组织和骨质的坏死，引发无菌性炎症反应，中性粒细胞、淋巴细胞、单核细胞和巨噬细胞侵入骨坏死区，清除凝血块和坏死物质，血肿机化形成肉芽组织。

在血肿机化的过程中，骨折断端坏死的骨细胞、成骨细胞及被吸收的骨基质向周围释放内源性生成因子，在炎症期刺激间充质细胞向成骨细胞转化。骨形态发生蛋白诱导未分化的间充质细胞分化为软骨和骨。肉芽组织内成纤维细胞合成和分泌大量胶原纤维，转化为成纤维结缔组织，使骨折两端纤维连接。这一过程在骨折后两周完成，同时，骨折端骨膜的成骨细胞开始形成与骨干平行的骨样组织。

（2）原始骨痂形成期。骨内、外膜增生，新生毛细血管长入，成骨细胞增生，骨折断端骨样组织逐渐骨化，形成内骨痂和外骨痂，继而，填充于骨折断端和髓腔内的纤维组织逐渐转化为软骨组织，随着成骨细胞侵入，软骨细胞凋亡，软骨基质钙化为成骨，形成连接骨痂。连接骨痂、内骨痂和外骨痂相连，形成桥梁骨痂，标志着原始骨痂的形成。这些骨痂不断钙化，当其达到足以抵抗肌肉收缩的力量和旋转力时，骨折达到临床愈合，成年人一般需要 12~24 周。

（3）骨痂改造塑形期。在应力作用下，原始骨痂中新生骨小梁逐渐增粗，排列规则且致密。骨折端的坏死骨经破骨和成骨细胞侵入，完成死骨清除和新骨形成的替代过程。原始骨痂被板层骨所替代，使骨折部位形成坚强的骨性连接，这一过程需1~2 年。

运动者骨折后，为了更好地恢复其运动表现能力，在治疗骨折的同时要积极进行康复训练。应根据骨折愈合的特点合理制订康复治疗计划。例如，踝部无移位骨折，一般需固定 4 周，在此期间，患者的另一侧下肢及双上肢应积极锻炼，使其运动负荷维持在正常运动时的水平，同时要避免伤肢肌肉发生失用性萎缩。

五、关节

（一）关节的基本结构

关节是人体骨间接连接的形式。以相对骨面互相分离，充以滑液的腔隙，借周围结缔组织相连接，因而一般具有较大的活动性。关节的主要结构由关节面、关节囊和关节腔三个部分组成。关节的辅助结构包括连接相邻骨的由致密结缔组织构成的韧带；关节囊滑膜层向外突出，为了减少肌腱与骨摩擦的滑膜囊；关节囊滑膜层突向关节腔的滑膜襞；附着在关节窝周缘由环状纤维软骨构成的关节唇，以及关节腔内的关节软骨。

（二）关节的稳定性与灵活性

关节的基本
结构

关节的稳定性和灵活性是对立统一且决定关节功能的两个要素。稳定性好的关节，灵活性较差。反之，灵活性较好的关节，稳定性较差。根据人们的运动能力特点，一般上肢关节灵活性较大，而下肢关节稳定性较好。关节的活动范围一般与关节的稳定性和灵活性有关，还受下列因素的影响：

1. 关节面的结构

关节面的结构影响关节的活动。例如，屈戌关节的滑车结构可以防止关节侧方移位；骨具有内、外髁，扩大了关节在冠状轴上的宽度，使关节具有较好的侧向稳定性；肩关节属于球窝关节，关节头较大，呈球形，关节窝浅而小，与关节面接触面积小，可做多方向运动。

2. 关节囊的薄厚及松紧度

关节囊厚实而紧张，关节灵活性小，较为坚固；关节囊薄弱而松弛的，关节灵活性大，坚固性弱。

3. 韧带的数目与强弱

关节韧带多而强的，坚固性强，灵活性小；韧带少而弱的，坚固性弱，灵活性大。如果运动损伤造成韧带挛缩则会损害关节的灵活性，造成韧带松弛从而影响关节的稳定性。

4. 周围的肌肉

关节周围的肌肉是维持关节稳定，特别是动态稳定的重要因素。肌肉的强弱和伸展性影响着关节的稳定性和灵活性。若关节周围的肌肉萎缩，则关节稳定性下降，关节内应力分布发生改变，易造成关节软骨损伤。

5. 关节周围的骨突

关节周围的骨突具有稳定关节的作用，但也常常阻碍关节运动，影响关节的运动幅度和灵活性。

（三）制动对关节结构和功能的影响

制动对关节结构和功能的影响主要表现在关节活动度和稳定性两个方面。

1. 制动对关节活动度的影响

关节制动后会使关节周围的肌肉萎缩、肌腱缩短、关节囊萎缩，造成关节挛缩。关节软骨此时受压及减压停止，滑液分泌及流转遇到障碍，进而使关节软骨营养障碍，出现萎缩、坏死、纤维化，滑液囊粘连、消失，关节腔变窄，关节粘连等。这些因素都会导致关节活动度下降。

2. 制动对关节稳定性的影响

关节的长时间制动会使关节韧带强度降低，肌肉萎缩，肌力下降，关节软骨萎缩，滑液分泌、吸收功能障碍，并导致关节稳定性下降，缓冲能力减弱。关节不稳会导致关节运动协调功能障碍，使关节面应力异常，并导致关节软骨磨损和关节退行性改变。

第四节　运动损伤的预防与康复原则

一、运动损伤的预防原则

减少运动损伤发生的关键在于掌握运动损伤发生的原因，遵循运动损伤的预防原则，针对不同运动项目的特点，掌握运动损伤发生与预防的规律。这就要求运动指导者、运动者、医务人员密切配合，加强医务监督，做好训练、比赛时的准备工作，确保运动训练的规范化、科学化。

（一）建立运动指导者、运动者和医务人员的协作关系

运动指导者应当掌握预防运动损伤的知识，在训练和比赛过程中提高预防意识，做好科学训练和保护工作。运动者要了解自己所从事项目的技术特点，对可能出现的运动损伤有一定心理准备，增强预防运动损伤和自我保护的意识。医务人员应当做好医务监督，掌握运动损伤的处理方法，做好运动损伤预防与处理的宣教工作。运动指导者、运动者和医务人员之间应当加强合作，互相学习，协同融洽工作，不断提高各自的理论实践水平，积极预防运动损伤的发生。

（二）科学训练

针对不同的运动项目，对其容易受损的部位及相对薄弱的部位进行训练，是预防运动损伤的一种积极手段。其中主要有加强肌肉力量的训练、加强身体控制能力的训练，通过训练可避免因肌力差、肌力不平衡、机体控制能力和协调能力差引发的运动损伤。在训练过程中，要针对运动项目的特点，科学合理地安排运动负荷，全面系统地安排训练；训练负荷要循序渐进，因人而异，做个体化设计的训练计划；要遵循人体条件反射建立的规律，反复训练；运动指导者、运动者要根据不同运动项目的特点，有意识地防范运动损伤。

（三）做好充分的准备活动和放松活动

在运动前进行充分的准备活动，运动后做好放松活动，是预防运动损伤发生的重要手段。运动前的准备活动能够使机体的神经肌肉系统、心肺系统预激活，也可以调整参赛的心理状态，减轻紧张感和压力感，预防因肌肉弹性和伸展性不足造成的运动损伤。运动后的放松是一种消除疲劳，促进体力恢复的良好方法，剧烈运动后的放松，可以使心肺系统维持在相对较高的功能水平，有利于偿还运动时所欠的氧债，改善肌肉血液循环，缓解肌肉酸痛和僵硬程度，消除肌肉疲劳，改善关节的柔韧性，有效预防运动损伤的发生。

（四）加强运动中的防护

运动中正确的保护动作和帮助可以增强运动者的自信心，有助于运动者正确完成动作，避免运动损伤的发生。此外，在运动中运动者应当学会正确使用护具，这不仅可以预防运动损伤，还可以作为运动者已存在轻度损伤时在训练和比赛前的防护。

（五）加强运动者的医务监督

在训练和比赛过程中，应当注意对运动者进行医务监督。根据运动项目的不同特点对易发病部位进行仔细检查，争取早期发现、早期治疗。同时在运动员选材时，要对不适合进行大负荷运动或先天畸形，以及伤情特点不能从事专项运动的运动者谨慎选择。运动者若能掌握一些针对性的自我物理检查方法，获得其运动过程中身体反应的资料，对于运动指导者调整训练计划，预防运动损伤具有重要意义。例如，易患髌骨软化症的运动，运动者在开始运动前可做单腿半蹲站起检查，若出现膝痛或膝软征象者为阳性。出现自我检查阳性反应后，应立即进行进一步检查，并根据伤情重新安排训练计划或进行运动员选材。

二、运动损伤的处理原则

运动损伤一旦发生，应当根据损伤的类型，予以正确、及时的处理。对于急性损伤的处理原则早期为止血、止痛、消肿，晚期则为消除炎症反应及瘢痕。慢性损伤的处理原则主要是对症治疗，减轻疼痛，避免伤情进一步发展，促进功能恢复。

（一）急性开放性软组织损伤的处理原则

治疗急性软组织损伤的目的在于尽早修复损伤的组织器官和恢复其功能。处理复杂的伤情时，应先解决危及生命和其他的紧急问题，对于一般的开放性软组织损伤可以局部治疗为主，基本处理包括止血、清创、控制炎症反应和制动。开放性损伤一般均有不同程度的污染，需进行清洗和消毒，然后按不同损伤类型、部位予以处理。

（二）急性闭合性软组织损伤的处理原则

急性闭合性软组织损伤多由钝性暴力或突发性过度负荷所致，如肌肉拉伤、关节扭伤等。急性闭合性软组织损伤的病理过程分为早、中、晚三个时期,其处理也分早、中、晚三个时期。

1. 早期处理原则

急性闭合性软组织损伤在 24~48 h 为早期阶段。局部损伤会造成局部组织的撕裂和断裂,表现为出血、渗出、有明显的炎症反应,产生明显的疼痛和功能障碍。局部肿胀和炎症反应会引起血液循环障碍,造成组织缺氧和进一步的组织损伤。早期处理原则包括适当制动、止血、消肿、镇痛、减轻炎症反应等。

损伤处理方案可以采用"PRICE 原则",即 P(protect)是指保护,对骨折固定、关节脱位、拉伤可采用其他措施加以保护,目的是减轻痛苦,促进创伤愈合和防止再损伤;R(rest)是指休息,运动者受伤后一般要立即进行休息,防止损伤的进一步加重;I(ice)是指冷疗,伤后 24~72 h,冷疗可能帮助局部血管收缩以减少出血和渗出,减弱炎症反应,减轻疼痛和肿胀;C(compression)是指加压包扎,加压包扎可以使组织间隙压力增大,从而减少出血和肿胀;E(elevation)是指抬高患肢,在损伤后的急性期,抬高患肢至心脏水平,有助于帮助血液和淋巴液回流,减轻肿胀和局部淤血。早期有严重疼痛者可以使用镇痛药等药物,受伤局部主动或被动活动可以促进静脉血液和淋巴液回流,缓解肿胀。

近些年,有研究者提出了运动损伤的"POLICE 原则",是指用一个平衡、递增负荷的康复训练(optimal loading,OL)来替代"PRICE 原则"中的制动休息(R)。研究表明,在损伤早期尽快开始康复训练可以促进损伤部位的康复,包括运动康复中的运动疗法和手法治疗技术。根据运动损伤的种类、部位,患者需要针对性、个体化的进行康复训练。康复训练计划中的功能活动负荷安排要体现出个性化的特征,因为不同的损伤组织和部位所需要的运动负荷不同。早期康复中的适宜负荷可以通过调节运动负荷的方式来进行控制。

2. 中期处理原则

损伤 48 h 后为中期阶段,这时受伤部位的出血停止,急性炎症逐渐消退,但是有淤血和肿胀,肉芽组织开始生成和长入,瘢痕组织开始形成。中期处理的主要目的是促进损伤部位的修复。处理原则是改善伤部的血液和淋巴循环,减轻淤血,促进组织代谢和渗出液的吸收,加速再生修复。常用的处理方法包括热疗、按摩等。这个阶段要根据伤情进行适当的功能锻炼。

3. 晚期处理原则

软组织急性运动损伤晚期临床症状消失,但功能尚未完全恢复。这一阶段的主要治疗是利用康复手段进行功能的恢复。

(三)慢性闭合性软组织损伤的治疗原则

慢性闭合性软组织损伤主要是由于微细损伤的积累,或由于急性损伤后处理不当造成,如腱鞘炎、滑囊炎等。其处理原则是改善伤部局部的血液循环,促进组织新陈代谢,合理安排局部运动负荷。处理方法与急性闭合性软组织损伤晚期基本相同。

（四）肌肉损伤

1. 肌肉挫伤的治疗原则

轻度肌肉挫伤不需要特殊处理，冷敷 24 h 后，可以采用理疗、手法治疗等；较重的挫伤经冷敷处理后，可采用加压包扎、抬高患肢等方法，诊断明确后可给予止痛药物。损伤早期一般不要进行按摩。应鼓励患者尽早活动，促进挫伤组织的愈合。

2. 肌肉拉伤的治疗原则

肌纤维少量断裂或损伤较轻时，应当采取制动、冷敷、加压包扎、抬高患肢等措施。24 h 后可以外用止痛药、痛点封闭。48 h 后可以进行理疗按摩处理。肌纤维大部分断裂或完全断裂时，经现场紧急处理后，应尽早缝合，缝合后早期局部制动，但要注意长期制动的不良作用。

（五）韧带损伤

轻度韧带损伤仅有部分韧带纤维撕裂，一般没有明显的功能丧失，只需对症处理，不要求严格固定，损伤早期避免关节负重运动。

中度韧带损伤表现为韧带部分断裂，存在一定程度的功能丧失。中度韧带损伤需要将伤肢置于不使受伤韧带受牵拉的位置进行保护，对伤者局部的疼痛、肿胀、淤血进行对症处理。运动者中度韧带损伤，经及时、合理的早期治疗，损伤一般愈合良好；但如果制动时间不足或运动者过早参加专项训练，会导致关节过度不稳，使病程延长，甚至引发再损伤。

重度韧带损伤表现为韧带完全断裂，并且功能完全丧失，有时会有撕脱性骨折。此时，将韧带断端复位是治疗的关键，需要患者进行住院手术治疗。

（六）骨骺损伤

骨骺损伤多发生于青少年，从人体解剖结构上可以分为压力型骨骺损伤和牵拉型骨骺损伤两种类型。压力型骨骺损伤多发生于长骨的骨端，位于关节内。牵拉型骨骺损伤多位于关节外肌腱附着点等部位。慢性骨骺损伤可能引起骨软骨病。骨骺损伤严重时会影响骨的生长，造成继发畸形。

急性骨骺损伤的处理原则应当是准确复位，复位后制动固定，处理过程不能加重骺板的损伤，随访观察。慢性损伤的处理应当避免患肢活动，采用局部制动、适当休息，并结合热敷、理疗的方法。

（七）骨折

开放性骨折首先应处理伤口，进行清洗、止血、包扎，然后固定。闭合性骨折需要现场固定后转送医院，再根据骨折情况选用不同方法进行复位和固定处理。在治疗过程中，应当注意避免各种并发症的发生。

疲劳性骨折常发生于下肢，大多属于不完全性骨折，一般在减轻受伤部位运动负荷，适当休息 3~5 周后即可恢复，大多不需要复位与固定。疲劳性骨折的预防非常重要，特别是青少年，训练的负荷要循序渐进地增加，避免过度训练。

（八）需要紧急在医院内处理的运动损伤

当运动损伤者出现下列情况时，需要尽快赴医院就诊及处理：
（1）伤处剧痛。
（2）头部损伤，出现意识障碍或持续头痛、恶心、呕吐、眩晕等症状。
（3）受伤后呼吸困难。
（4）腹痛。
（5）血尿。
（6）骨折或怀疑骨折。
（7）严重的关节、韧带、肌肉、肌腱损伤。
（8）关节脱位。
（9）伤口深并伴有出血。
（10）诊断不明的损伤。
（11）眼部损伤。

三、运动损伤的康复原则

运动损伤的康复主要是指在合理评估的基础上，设立不同阶段的康复目标，借助物理因子治疗、运动疗法、手法治疗等手段来解决运动损伤带来的疼痛和功能障碍问题，最终达到使运动者恢复运动表现、重返赛场的目的。

（一）运动损伤康复治疗的原则

运动损伤康复的目标是减少疤痕组织的形成，保护原有组织的力量、弹性和收缩性，改善关节的正常活动度，使肌肉和肌腱组织获得正常的拉伸范围，增强肌肉的力量与耐力，改善身体的协调性和本体感觉，从而达到促进损伤愈合和功能恢复的目的。

运动损伤康复训练应根据损伤的实际情况，包括损伤的性质、程度、部位及患者自身的具体情况制订个体化的康复方案。在康复治疗之前，评估受伤运动者的功能状态，分析功能损伤的原因及可能后果，这是设立康复目标，制订康复方案的基础。根据康复不同阶段的目标，合理选择治疗方法，治疗内容可包括力量、柔韧性、协调性训练，同时采用休息和物理因子治疗等方式减轻疼痛、肿胀和功能紊乱。如果关节活动度下降是由于肌肉受损导致的神经和肌肉配合不良，应改善神经和肌肉的配合。

在运动损伤康复训练的过程中，应注意运动损伤康复训练的目标是恢复伤者的功能，切不能加重损伤，也不可影响损伤的正常愈合过程。

运动损伤康复训练过程中，达到完全无痛的全范围活动是康复锻炼的目标。关节活动度的练习可以通过温热疗法的协助，增加组织的伸展性减少疼痛。动作范围的锻炼可以采用主动或者被动的方法进行。在康复训练早期，可以采用被动的、无肌肉明显收缩的关节活动度训练。主动关节活动度训练可能引起疼痛，要在受伤者无痛或可耐受疼痛的基础上进行。

康复训练过程中，要注意遵循兼顾局部与全身、循序渐进的原则。在损伤早期，应控制疼痛、肿胀和出血，适当进行局部锻炼。在损伤局部症状、体征好转后，应逐步增加运动负荷和运动范围。在损伤后期，应针对性进行运动损伤部位的康复训练。在这个过程中，康复训练的负荷、频率、持续时间等应逐步增加，切忌骤然增加，且不可进行粗暴的被动运动。

在进行运动损伤的康复治疗过程中，要对治疗过程进行监控，对受伤部位尽早治疗，避免过早进行大强度的训练。在运动者重返运动前，要认真仔细地进行评估。

（二）运动损伤康复训练的主要内容

1. 力量训练

发展肌肉力量和改善肌肉不平衡是运动损伤康复计划的一个重要组成部分。渐进性抗阻训练是常采用的肌力训练方法；等长肌力训练常用于肌肉、肌腱损伤的康复早期或受伤肢体固定时；动力性训练常用于康复的中后期及肢体固定解除后，通过逐渐增加负荷达到增加局部肌肉力量的目的。在进行力量训练前，要进行准备活动；在伤者可耐受的疼痛阈值下逐渐增加训练负荷，并且在增加负荷时，最好先增加前一负荷的重复次数；注意伤者在力量训练过程中的休息与恢复，避免因为肌肉训练导致肌肉不平衡。力量训练应当与柔韧性训练相结合；在康复晚期，力量训练还应配合专项技术进行。

此外，在力量训练过程中还可以有针对性地采用一些特殊的训练手段，如开链性动力练习和闭链性动力练习，以重建正常肌力、恢复本体感觉能力和功能。

2. 柔韧性训练

柔韧性表现为无痛状态下关节的活动能力，是运动损伤后康复的重要目标之一。因此，在制订针对运动损伤的康复目标时，应设计柔韧性训练，以改善关节活动度，可采用的治疗技术包括静态拉伸技术、本体感神经肌肉易化法（PNF）和动态拉伸技术等。静态拉伸技术是贯穿运动损伤康复训练计划的重要部分，如果出现肌腱、肌肉撕裂等情况，损伤部位的拉伸要谨慎进行。

3. 本体感觉和协调性训练

运动损伤本身及损伤后的制动会导致本体感受器受损或本体感觉功能下降，进而使运动者反应时间降低、平衡能力下降、动作控制能力减弱。此外，运动协调和本体感觉的关系密切，运动损伤对于本体感觉的影响，会使运动协调能力下降，导致运动者运动表现的降低。所以一个综合性运动损伤康复项目需要包括本体感觉的训练。

运动者的协调性需要人体神经、运动系统的综合作用来完成，因此，运动损伤后针对协调性的训练主要通过完成运动器材上的动作来进行，难度应逐渐增加。一旦运动者可以流畅地完成训练动作，就可考虑让其进行恢复性体育活动。

4. 有氧耐力

有氧耐力是人体运动能力最重要的体现之一，在康复训练过程中应当予以关注。在运动者发生运动损伤后，停训 1~2 周，其心肺系统的能力迅速下降，为了防止这种现象，在运动损伤康复早期就应当制订有氧训练计划。

5. 专项技术的训练

运动损伤康复的最终目的是使运动者重返赛场，因此，在康复后期要考虑针对不同运动项目的技术特点制订康复计划，使运动者逐步、安全、有效地重建必要的运动技术。这些训练要考虑运动者力量、耐力、协调和敏捷等身体素质的持续发展，同时也要考虑如何通过康复训练减轻运动者受伤后重返赛场的焦虑和恐惧。

当受伤者通过康复治疗后，身体达到完全无痛的活动度，且力量恢复良好，肌力平衡，无疼痛、无肿胀，满足所从事运动的技术要求，临床医生认为可以重返训练和比赛时，运动者就可以参加正式的训练和比赛。

思考题

1. 影响运动损伤发生的因素有哪些？
2. PRICE 和 POLICE 原则的区别是什么？
3. 简述运动损伤康复训练的主要内容。

本章即测即评

实践训练

患者齐某在行走时踩进一个坑，引起右踝扭曲，之后感觉外踝有严重的疼痛。起初，因疼痛无法移动脚踝，右脚步行非常困难，在踝部的外侧面有中度的压痛，进而外踝周围迅速肿胀。经诊断为 Ⅱ 度踝关节内翻扭伤，在齐某运动损伤的不同阶段，应遵循哪些处理原则？可以采用哪些处理手段？

实践训练解题思路

第二章　运动损伤检查

章前导言 ···

　　人体在运动过程中，由于防护缺乏、热身不充分、运动不当或动作错误、运动量过大等主观因素，以及光线、服饰、路面等客观因素常常导致运动损伤的发生，如何鉴别与诊断不同的运动损伤，进而提供针对性的治疗是本专业学生最重要的必修课，准确、规范的检查则是一切治疗的基础。本章重点学习运动损伤的检查，包括运动损伤的一般检查、关节及肌肉功能评定、特殊关节功能检查及影像学在损伤诊断中的应用。

学习目标 ···

1. 了解影像学检查对于运动损伤检查的意义。
2. 掌握常见运动损伤部位的特殊检查方法。
3. 熟悉运动损伤检查的流程。
4. 强化职业技能，提升综合能力，深化职业价值感和使命感。

第一节 运动损伤的一般检查

诊断为治疗的基础。只有通过系统的检查才能对患者损伤情况有全面的了解。损伤检查需要结合患者的症状和临床表现，对患者进行全面和准确的病史采集、视诊、触诊、叩诊、一般活动检查、特殊检查，必要时可进行影像学检查。实施不同检查时，首先应端正职业态度，建立良好的医患沟通，充分尊重患者，注意保护患者隐私。

一、病史采集

病史采集是诊断和评定的基础。病史采集的过程是检查者通过患者自我描述，获取患者的症状表现、病史、家族史及其他相关临床信息。病史采集可以为之后的体格检查或客观检查选用适当方法提供依据。

病史采集具有一定的顺序性，检查者应给患者充足的机会描述损伤发生的过程及其对身体的影响。病史采集通常包括以下几个方面：

（1）一般状况。包括患者的年龄、职业、就诊原因、损伤过程及症状表现等。

（2）异常表现。尽可能要求患者详细描述身体异常的具体部位，症状发生时间、部位、深度、性质、强度，以及与现有症状之间的关系。

（3）日常活动对症状表现的影响。记录容易激发、加重或减轻症状的动作/体位/姿势，症状的严重程度或易受激惹的情况。了解 24 h 行为状况和日常活动对症状的影响。

（4）既往史。每个症状的既往史，包括是如何开始的、什么时候开始的、是否出现过变化等。

（5）就医情况。患者在就诊前何时做过何种处理、治疗效果如何等。

（6）家族史。了解患者的家庭情况、工作环境、家庭成员的病史等。

（7）其他问题。如服药情况（激素、抗凝药物等），是否有不明原因的体重下降、风湿性关节炎、脊髓征、马尾征、眩晕或伴有其他疾病。

需要强调的是，在病史采集过程中应对疼痛进行详细了解，如疼痛的强度、深度、性质、时间及频率；疼痛表现为间歇性疼痛、周期性疼痛还是持续性疼痛；疼痛是否会因为某些因素减轻或加剧等。

二、视诊

视诊即望诊。检查者通过视觉发现患者局部结构异常或连续性功能异常，取得相关有效信息。视诊应在独立的检查室中进行，患者应尽可能暴露检查部位。

大多数视诊是在患者站立时进行姿势评估，辨识患者身体上的非对称情况，判断其是否与出现的症状相关。局部视诊是指对患者暴露的异常或不适区域进行观察，如是否存在局部肿胀、畸形、萎缩、突起、凹陷、异常活动、皮肤瘢痕、静脉曲张及皮肤颜色变化等。应准确形象地描述畸形、肿胀，以及肿块的部位、性质、形状、大小及变化等。注意双侧对比，必要时需重复检查。

视诊是从患者走进治疗室时开始。在患者无意识的情况下，检查者观看患者步行的方式及异常姿态（表2-1-1），进一步了解患者的症状及所导致的功能障碍。通常，视诊包括在正式和非正式的情况下进行，静态观察患者的姿态、肌肉体积和肌张力、软组织、关节形态，以及动态观察患者的步态和功能活动。

表 2-1-1 疼痛所引起的异常姿态

异常姿态名称	相关描述
保护性姿势	异常僵硬，关节或身体由一个姿势转换到另一个姿势时活动僵硬或出现异常形式
支具状	静止在完全伸展的体位下，支持和维持异常的体重分配
抚摸状	按住疼痛部位，或抚摩、按摩、托住损伤部位
痛苦貌	明显疼痛的面部表情，如皱眉、眯眼、嘴唇紧闭、嘴角向后紧绷和咬牙
叹息	夸张的呼气，伴有肩部的升降

参考文献：[英] Ronald McRae. 骨科临床检查 [M]. 6版. 戴兵，等译. 北京：人民军医出版社，2011.

三、触诊

触诊是运动损伤检查的重要内容之一。检查者必须熟悉人体解剖结构、骨性标志和组织深浅关系等。

（一）压痛点

压痛点是许多伤病的主要诊断依据。检查压痛点时，应先嘱患者指明疼痛位置，然后检查者用拇指按压，从远及近、由轻到重、多向重复以求定位准确，结合所施压力轻重推断伤病位置深浅。避免一开始就按压最明显的压痛点，以免造成剧烈疼痛，使患者产生恐惧而影响其他检查。必要时可以在压痛处施以层次不同的药物封闭，既可缓解疼痛，又能协助诊断。有时检查压痛点需配合某些活动，可使疼痛加重或减轻，有助于明确病变部位。还需注意压痛是否伴有放射痛，或牵涉到其他部位的症状。

（二）肿胀及包块

通过触摸，明确肿胀及包块的边界、大小、硬度、数目，及其与周围组织的关系、有无波动感等。

（三）皮肤

检查其温度、弹性、硬度、瘢痕有无粘连、出汗等情况。

（四）异常感觉

如关节囊厚韧、皮下捻发音、骨擦感、关节错动等。

第二节　关节和肌肉功能评定

对关节和肌肉实施功能评定是为了确认或排除之前根据病史采集、视诊和触诊所做出的初步诊断，需遵循由静止到运动、由主动到被动、由全身到局部的检查原则。评定过程中应严格践行职业操作规范，准确引导患者，做好保护，避免二次损伤。

一、主动活动检查

主动活动是指患者通过自主肌肉收缩而产生关节活动的过程，也称为关节的生理活动。主动活动一般受到关节的完整性、关节的活动范围、关节的控制、关节周围肌力和患者的主动活动意愿等多种因素的影响，同时与肌肉收缩性组织的功能、神经系统的支配能力，以及关节周围非收缩性结构的完整性密切相关。因此，在客观检查前，需要先进行主动活动检查。必须注意的是，关节主动活动时会涉及骨性结构及周围附属组织，因而对骨折未愈合的患者进行检查时需特别小心，以免对骨组织修复产生不利影响。

进行主动活动检查时，通常是逐一检查关节的基本运动平面。一个活动需要重复1~2次，对于出现疼痛的方向需要进行标记。若患者描述症状出现在完成某一方向活动或持续某一方向活动时，检查者则需要重复检查此活动或要求患者保持该动作直至症状出现。

进行主动活动检查时需记录活动情况。例如，患者是否能够完成全范围主动活动（表2-2-1）。主动活动中出现疼痛的部位，注意观察疼痛出现时肢体活动的方向、节奏及异常活动模式。一般情况下，疼痛、肌肉力量不足、麻痹及痉挛，非正常的关节结构，关节周围组织挛缩或神经功能异常都可能影响关节主动活动。

表 2-2-1　主要关节正常活动范围

关节	主动活动范围
颈椎	屈曲 0°~40°，后伸 0°~50°，旋转 0°~60°，侧方屈曲 0°~45°
胸腰椎	屈曲 0°~80°，后伸 0°~30°，胸腰旋转 0°~45°，侧屈 0°~35°
肩关节	屈曲 0°~180°，后伸 0°~60°，外展 0°~180°，内收 0°~50°，内旋 0°~60°/70°，外旋 0°~80°/90°
肘关节	屈伸 150°~0°/-10°，旋前 0°~80°/90°，旋后 0°~80°/90°
腕关节	屈曲 0°~80°，背伸 0°~70°，尺侧偏 0°~30°，桡侧偏 0°~20°

关节	主动活动范围
髋关节	屈曲 0°～120°，后伸 0°～30°，内收 0°～30°，外展 0°～45°，内旋 0°～45°，外旋 0°～45°
膝关节	屈 135°～150°，伸 0°/−10°
踝关节	跖屈 0°～40°/55°，背伸 0°～15°/20°，内翻 0°～30°/35°，外翻 0°～11°/12°

二、被动活动检查

被动活动检查是指在患者放松状态下，检查者在关节活动范围内使关节进行被动活动。与主动活动检查不同，被动活动时不涉及肌肉主动收缩，因而应着重检查被动活动过程中关节出现疼痛的位置、关节疼痛程度的变化及关节活动的终末感觉。关节终末感觉是指被动活动至最大关节活动范围时，检查者继续施加应力后，关节及其周围组织出现的感觉变化。

（一）正常终末感觉

1. 软感觉

软感觉是指关节的末端活动受到软组织互相抵抗而被限制。例如，肘关节屈曲和膝关节屈曲的关节终末感觉。

2. 硬感觉

硬感觉是指硬性的骨与骨抵抗。例如，肘关节伸展的终末感觉。

3. 韧性感觉

韧性感觉是指一种韧性的活动类型，介于硬感觉之上，但尚存在一定的活动空间，韧性抵抗。韧性末端感觉是由于弹性组织牵拉而引起，如踝关节背伸的终末感觉。

（二）异常终末感觉

1. 空虚感

空虚感是指活动过程中，虽然关节区域存在疼痛，但无任何机械阻挡，且不出现肌肉痉挛，常伴随关节的剧痛。例如，急性肩峰下滑囊对关节活动的影响。

2. 弹性固定

弹性固定是指因关节脱位导致关节囊与韧带受到牵拉，将患肢固定在异常位置，被动运动时能够感受到弹性阻力。常见于关节脱位及半月板损伤的患者。

3. 肌痉挛型

肌痉挛型通常是由于肌肉痉挛而限制了关节活动，表现为关节僵硬、强直，或齿轮感，常见于肌张力增高的患者。

4. 沼泽感

沼泽感是指终末感觉检查时，关节内因积液和肿胀而产生的柔软黏滞的感觉。

通常情况下，异常关节末端感觉出现时往往伴随疼痛和关节活动受限，因此在进行末端活动检查时，施加的应力应适当，避免引起关节损伤。若患者在达到关节最大活动度前就出现严重疼痛，则不建议进行终末感觉检查。

三、肌肉功能检查

肌肉功能检查的目的是判定肌肉收缩力量大小、肌张力强弱及肌肉收缩过程中可能呈现出的收缩方式改变。检查既可以借助仪器设备，也可采用徒手判定。

进行肌力评定时，检查者需观察患者在特定体位下、肌肉克服自身重力或抗阻状态下完成动作的能力，从而确定患者肌肉主动收缩的能力。徒手肌力评定由 Robert Lovett 在 1916 年提出。1983 年，美国医学研究委员会（Medical Research Council, MRC）在 Lovett 分级的基础上，进一步细化了徒手肌力评定的方法，提出了 MRC 分级。此外，由 Henry Kendall 和 Florence P. Kenball 在 1936 年提出的肌力百分数分级法（Kendall 分级）也经常用于徒手肌力评定。

检查时，患者的关节应置于休息位，此时关节周围非收缩性结构张力最小，肌肉也最容易产生最大收缩力。肌力达到徒手肌力检查分级（表 2-2-2）中的 3~5 级才可进行等长收缩检查；若低于 3 级肌力，则注意触诊肌肉收缩的情况。检查过程中需记录肌肉收缩的力量、是否出现疼痛及出现功能异常的位置。

表 2-2-2　徒手肌力评定 Lovett 分级法（manual muscle test，MMT）

分级	名称	分级标准
0	零（zero，Z）	不能触及肌肉收缩
1	微弱（trace，T）	可触及轻微肌肉收缩，无关节活动
2	差（poor，P）	在消除重力姿势下能进行全关节活动
3	尚可（fair，F）	可抗重力进行全关节活动，不能抵抗阻力
4	良好（good，G）	可进行抗重力和一定阻力进行全关节活动
5	正常（normal，N）	能抗重力和充分阻力进行关节活动

当发现肌力不足时，需要判断是在整个关节活动范围中出现的肌无力，还是在特殊情况下出现的肌力不足（如多关节肌主动不足），还需要判断是否是由于疼痛或恐惧而引起。

如果肌肉无力伴有疼痛，通常提示有肌肉、肌腱或关节周围其他组织损伤；如果肌肉无力但无疼痛，通常是神经系统损伤的体征，或其他原因引起的失用性肌肉无力。

第三节　特殊关节功能检查

在一般检查和肌肉功能检查后，仍需进行特殊的关节功能检查，判断运动损伤发生的原因和机制，以明确伤病诊断，并制订康复训练方案。关节功能检查方法主要包括诱发试验、特定张力测试、特殊运动检查、触诊和结构性检查。一般每项检查呈现阳性结果时往往提示该部位损伤的存在，但阴性结果并不能完全排除损伤。因此，在选取关节功能特殊检查时，应首先选择灵敏性和特异性较强的检查方法。检查前应明确每项特殊检查的目的、操作规范及阳性体征，检查时践行医者精神，充分保障患者安全。

一、颈椎特殊检查

（一）椎间孔挤压试验

目的：用于诱发神经根型颈椎病的症状，诊断神经根型颈椎病。

患者体位：坐位。

检查步骤：检查者位于患者后方。首先将患者的颈部向侧方屈曲，注意是否能诱发神经刺激症状（图2-3-1）；然后检查者双手叠放至患者头顶，缓慢、垂直向下施加压力，观察是否能诱发神经刺激症状或使原有的神经刺激症状加重。

阳性体征：患者头部偏向侧从肩部至上肢出现神经放射痛，说明检查过程中神经根承受应力，可诊断为神经根型颈椎病。

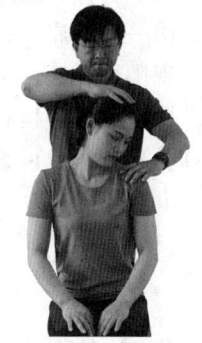

图2-3-1　椎间孔挤压试验

（二）颈椎分离试验

目的：用于诱发神经根型颈椎病的症状，诊断神经根型颈椎病。

患者体位：坐位。

检查步骤：检查者位于患者后方。双手分别从两侧托住患者下颌及枕部，使用肘关节固定患者双侧肩部以防耸起。缓慢、向上为颈椎施加牵引力，判断患者的症状是否产生变化（图2-3-2）。

阳性体征：检查过程中如果患者的症状减轻或消失，则说明操作减轻了神经根压力，试验呈阳性，可诊断为神经根型颈椎病。

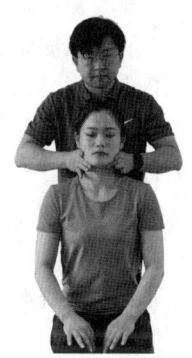

图2-3-2　颈椎分离试验

（三）臂丛神经牵拉试验

目的：用于检查臂丛神经是否存在卡压。

患者体位：坐位。

检查步骤：检查者位于患者后方。患者头偏向健侧，检查者一手抵住患侧头部，一手握住患者手腕部，将其肩关节略微置于外展位，肘关节伸直，前臂旋前，腕关节屈曲，手指屈曲，做对向牵拉（图 2-3-3）。

阳性体征：在牵拉过程中，患侧手臂出现疼痛或麻痛，或使原有的疼痛、麻木症状加重，说明试验呈阳性，提示臂丛神经存在卡压现象。

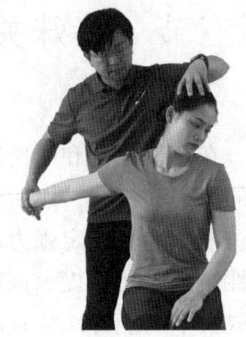

图 2-3-3　臂丛神经牵拉试验

（四）椎动脉扭转试验

目的：用于检查椎动脉供血不足的症状体征，诊断血管型颈椎病或椎底动脉供血不足。

患者体位：仰卧位，头伸出治疗床外。

检查步骤：检查者位于患者头侧。用双手托住患者头部，被动使患者完成颈部后伸，向一侧侧屈，并且完成向同侧旋转约 30°，保持约 30 s。操作过程中观察患者是否出现阳性体征。可在对侧进行重复操作。

阳性体征：检查过程中若患者出现眩晕或眼球震颤，或两者同时出现，则说明椎动脉受到压迫，可诊断为血管型颈椎病，并立刻停止操作。

二、肩部特殊检查

（一）杜加征

目的：诊断肩关节脱位。

患者体位：坐位。

检查步骤：患者将患侧手掌搭至对侧肩部，检查者观察其肘关节是否能够贴近胸壁（图 2-3-4）。

阳性体征：因疼痛患者无法将手搭至对侧肩部，或手掌搭至对侧肩部后，肘关节不能贴近胸壁，均为阳性，提示盂肱关节发生了脱位。

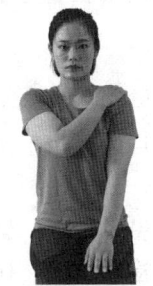

图 2-3-4　杜加征

（二）肩关节空罐/满罐试验

目的：检查肩袖肌群是否损伤，尤其是冈上肌及肌腱的完整性；或用于肩胛上神经功能检查。

患者体位：坐位或站立位，上臂处于水平内收约 30°、前屈 30°~45° 位置。

检查步骤：检查者面向患者站立。空罐试验为肩关节完全内旋，以拇指朝向地面为指示，检查者于腕关节处施加向下的阻力，要求患者对抗阻力上抬，双侧对比（图2-3-5）。随后进行满罐试验，将患者肩关节外旋，拇指朝上，要求患者再次抗阻上抬上臂，双侧对比（图2-3-6）。

阳性体征：疼痛及无力感均为阳性体征。如需检查肩袖肌肌腱炎或撕裂，建议使用空罐试验；如需对冈上肌肌力检查，建议使用满罐试验。

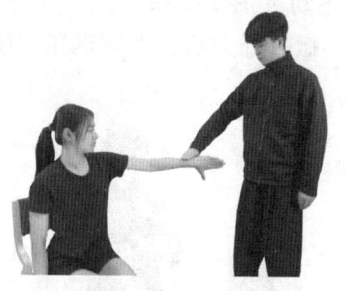 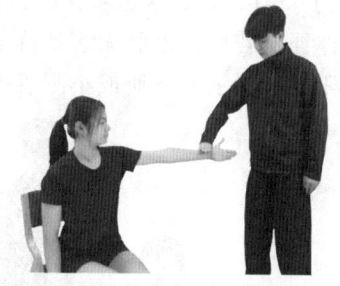

图 2-3-5　肩关节空罐试验　　　　　图 2-3-6　肩关节满罐试验

（三）坠臂试验

目的：检查冈上肌损伤。

患者体位：坐位或站立位。

检查步骤：检查者站立于患者患侧。首先握住患者腕部，将其肩关节外展至90°，然后检查者将手移开，嘱患者缓慢控制手臂于体侧（图2-3-7）。

阳性体征：若患者无法控制手臂下落的速度则试验为阳性，提示冈上肌损伤。

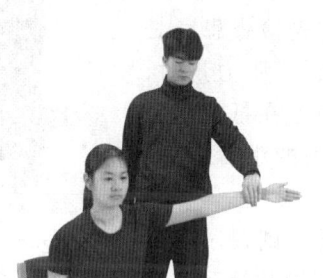 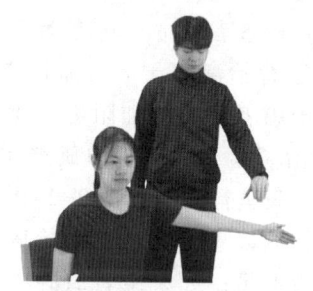

图 2-3-7　坠臂试验

（四）Hawkins-kennedy 撞击试验

目的：诊断撞击综合征，并对可能受到激惹的冈上肌肌腱进行检查。

患者体位：坐位或站立位。

检查步骤：检查者位于患者对面，靠近被检查侧。将患者的肩关节置于前屈90°，肘关节屈曲，前臂旋前位。一手稳定患者的肘关节，另一只手在前臂施加向下的力使肩关节产生内旋。这一动作使冈上肌肌腱与喙肩韧带及喙突产生撞击。检查过程中需要避免患者肩部耸起。

阳性体征：关节出现响动和疼痛为试验阳性。特别是当冈上肌肌腱和腱旁组织出现炎性反应时疼痛会更加明显，同时可能提示存在肩胛控制障碍。

Hawkings-
Kennedy 试验

（五）肩关节外旋不足试验（Lag 试验）

目的：检查肩袖是否存在损伤，特别是冈下肌、小圆肌和/或冈上肌损伤。

患者体位：坐位或站立位，患侧肘关节屈曲 90°。

检查步骤：检查者站立于患者后方。将患者患侧上肢被动放置于外展 90°，极度外旋位（约 45°），并要求患者保持该体位持续不动（图 2-3-8）。

阳性体征：若患者上肢无法维持上述体位，撤去外力后，上臂迅速下坠并内旋，则试验为阳性，提示冈下肌或小圆肌损伤。

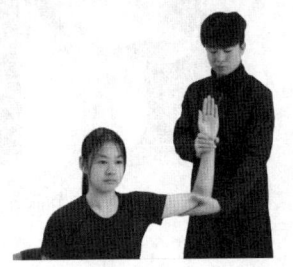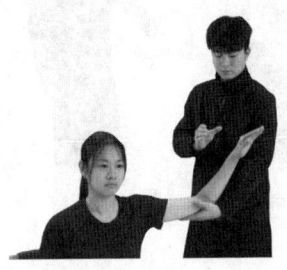

图 2-3-8　肩关节外旋不足试验（Lag 试验）

（六）离背试验

目的：鉴别肩胛下肌损伤及无力，适用于肩关节可以内旋的患者。

患者体位：坐位或站立位，将患侧手背置于对侧臀部或腰椎中段位置。

检查步骤：检查者站立于患者后方。首先检查患者是否能够自主将手背抬离躯干。若需检查肩胛下肌力量时，检查者一手置于患者手心施加阻力，要求患者在抵抗阻力条件下将手背抬离躯干。对于内旋严重受限的患者来说，可以选择抗阻压腹进行检查（图 2-3-9）。

阳性体征：如果患者无法将手抬离躯干，则提示肩胛下肌损伤或肌力不足；如果患者肩胛骨出现异常活动，则提示肩胛带不稳定。

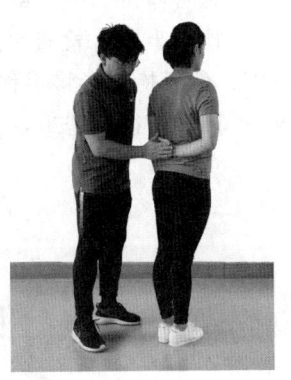

图 2-3-9　离背试验

（七）肩关节抽屉实验

目的：检查肩关节关节囊的松弛程度，适用于盂肱关节前后方不稳患者。

患者体位：坐位或仰卧位。

检查步骤：检查者站立于患者后侧方。一手从肩关节上方稳定患者锁骨及肩胛骨，另一手用拇指和示指握住肱骨头。首先将肱骨头置于关节窝中央，然后对肱骨头施加向前或向后的应力，以判断肱骨头的移位程度（图 2-3-10）。

阳性体征：关节稳定情况下，肱骨头前方或后方移位

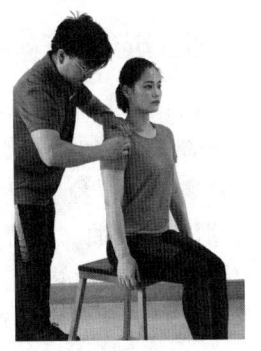

图 2-3-10　肩关节
抽屉实验

不超过肱骨头直径的 25%；当肱骨头前方或后方移位范围为其直径的 25%~50% 时，可诊断为关节囊Ⅰ度松弛；当肱骨头前方或后方移位超过其直径的 50% 时，为Ⅱ度松弛。肱骨头过度移位说明关节囊松弛，提示盂肱关节前后方不稳定。

（八）肩关节凹陷试验

目的：检查盂肱关节下方稳定性。

患者体位：站立位或坐位放松，前臂置于大腿上。

检查步骤：检查者位于患者体侧，一手从肩关节上方固定锁骨及肩胛骨，另一手握住上臂远端，近肘关节。下端手向下方施加拉力，观察肱骨头与肩峰间隙的变化（图 2-3-11）。

阳性体征：肩峰下出现明显凹陷说明盂肱关节下方不稳或盂肱关节松弛。下方移位<1 cm，为Ⅰ度松弛；下方移位在 1~2 cm，为Ⅱ度松弛；下方移位超过 2 cm，则为Ⅲ度松弛。

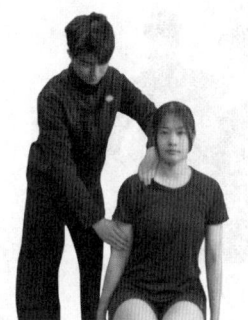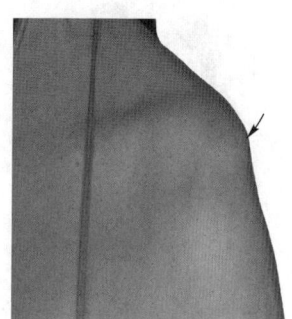

图 2-3-11　肩关节凹陷试验

（九）惊惧试验

目的：检查肩关节前侧稳定性，或是否存在盂唇撕裂。

患者体位：仰卧位，肩关节置于治疗床边。

检查步骤：检查者一手置于患侧肘关节下方稳定患肢，另一手握住患侧手腕部。首先将患肢置于肩关节外展 90°，肘关节屈曲 90°。然后缓慢在手腕处施加向下的力，使肩关节产生外旋活动，尽可能达到活动末端。

阳性体征：操作过程中患者出现面部表情惊恐、因为害怕脱位而不敢进行进一步活动、患者自我感觉肩关节即将产生脱位而要求停止试验，以及出现疼痛和肌肉保护性痉挛现象均为试验阳性。

（十）尼尔氏撞击试验

目的：诊断撞击综合征。

患者体位：坐位或站立位。

检查步骤：检查者站立于患侧斜后方。一手从肩关节上方稳定锁骨和肩胛骨，另一手握住患者手腕或者前臂，先将患者上肢内旋，手掌朝向外侧，然后在肩胛平面内被动上抬上肢至最大范围。这一过程中会使肱骨大结节与肩峰前下侧发生撞击（图2-3-12）。

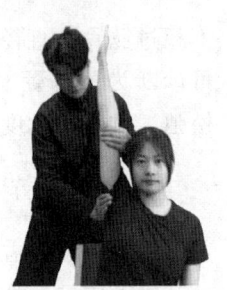

阳性体征：疼痛及关节响动均为试验阳性。此被动检查可能使患者比较痛苦难以承受，提示肩峰间隙间的软组织可能受到激惹。患者出现疼痛后，将患者肩关节外旋再次进行检查，若疼痛并未消失，则说明疼痛源于肩锁关节。

图2-3-12 尼尔氏撞击试验

（十一）Speed试验

目的：诊断肱二头肌肌腱病。

患者体位：坐位或站立位。

检查步骤：检查者站立于患侧斜后方。患者将上肢放在肩关节屈曲、外旋、肘关节完全伸直和前臂旋后的位置。检查者施加向下的阻力，患者与之对抗（图2-3-13）。

阳性体征：患者表现为肱二头肌肌腱或结节间沟的疼痛。

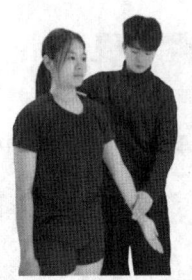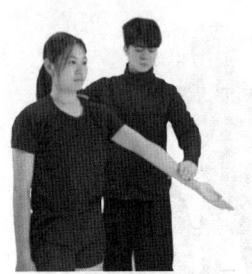

图2-3-13 Speed试验

三、肘关节、前臂及腕关节特殊检查

（一）抗阻屈腕试验

目的：诊断肱骨内上髁炎。

患者体位：坐位或站立位，患侧主动握拳，前臂旋后。

检查步骤：检查者位于患者前方。给予前臂下部支撑，在掌侧面施加向下阻力，要求患者抵抗阻力完成屈腕。然后被动旋前患者前臂，同时伸展肘关节和腕关节（图2-3-14）。

阳性体征：检查过程中，如患者出现肱骨内上髁局部疼痛，则试验为阳性。

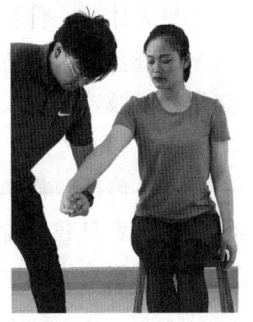

（二）抗阻伸腕试验

目的：诊断肱骨外上髁炎。

患者体位：坐位、站立位或仰卧位。患侧主动握拳，前臂旋前。

检查步骤：检查者位于患者前方。一手支持患者肘关节，拇指置于患者肱骨外上髁，另一手握住患者手背。在背侧面施加向下阻力，并要求患者进行腕背伸且向桡侧

图2-3-14 抗阻屈腕试验

偏（图 2-3-15）。

阳性体征：检查过程中，如果患者肱骨外上髁出现局部痛即为阳性体征。

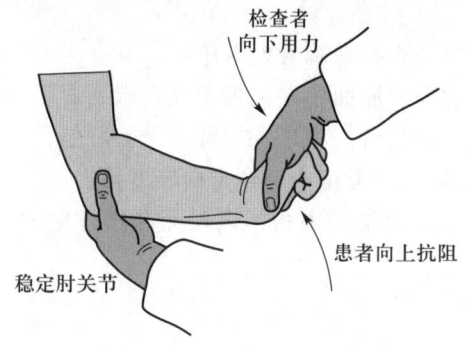

图 2-3-15　抗阻伸腕试验

（三）前臂伸肌牵拉试验

目的：诊断肱骨外上髁炎。

患者体位：坐位，患侧肩关节略微外展，肘关节屈曲 90°，前臂旋前，腕关节屈曲，握拳。

检查步骤：检查者位于患者侧方。一手握住患侧肘关节，另一手握住患手背侧以始终最大维持前臂旋前和腕关节屈曲体位，然后逐渐伸展肘关节。

阳性体征：检查过程中，如果患者肱骨外上髁出现局部痛即为试验阳性。需要注意这一过程中会对桡神经产生牵拉，可能因此出现桡神经受到激惹症状。

（四）肘关节外翻应力试验

目的：检查内侧副韧带损伤。

患者体位：坐位或站立位，患肢放松。

检查步骤：检查者面向患者。一手固定肘关节外侧，另一手向其前臂施加外翻应力。分别在肘关节伸展和屈曲 90° 下进行（图 2-3-16）。

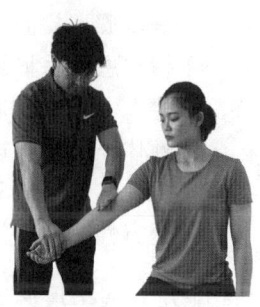

图 2-3-16　肘关节
外翻应力试验

阳性体征：检查过程中，患者肘内侧出现疼痛即为试验阳性。直臂侧重检查内侧副韧带前束；肘关节屈曲 90° 侧重检查后束。检查过程中出现疼痛提示内侧副韧带损伤；如同时有松弛感，外翻角度超过 30°，提示肘关节内侧副韧带撕裂。

（五）肘关节内翻应力试验

目的：检查外侧副韧带损伤。

患者体位：坐位或站立位，患肢放松。

检查步骤：检查者面向患者。患者肘关节屈曲 20°~30°，检查者一手固定肘关节内侧，另一手向其前臂施加内收的应力（图 2-3-17）。

阳性体征：如患者出现肘外侧疼痛或外侧副韧带松弛感，

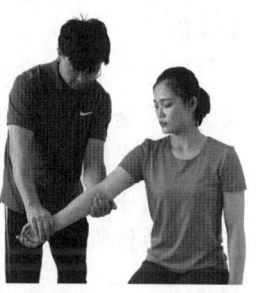

图 2-3-17　肘关节
内翻应力试验

提示外侧副韧带损伤。

Tinel 氏征

（六）Tinel 氏征

目的：检查正中神经是否存在腕管处卡压。

患者体位：坐位，肘关节屈曲中立位置于检查床上。

检查步骤：检查者面向患者。将患者前臂置于旋后位，一手固定前臂，用另一手的示指和/或中指在腕管处，或沿正中神经走向轻度敲击。

阳性体征：患者拇指、示指、中指，以及无名指外侧面（正中神经支配处）出现针扎感或感觉异常。

（七）腕掌屈试验

目的：检查正中神经是否在腕管处卡压。

患者体位：坐位，双肘关节屈曲，双手掌屈，双手掌背侧相接处，指尖指向地面。

检查步骤：检查者面向患者。患者最大程度掌屈，双手背相抵，维持此姿势 1 min。

阳性体征：若 1 min 内相关区域出现针扎感等神经症状则为阳性，代表正中神经受到卡压。

（八）三角纤维软骨复合体应力负荷试验

目的：检查三角纤维软骨复合体损伤。

患者体位：坐位，前臂中立位置于检查桌上。

检查步骤：检查者面向患者。一手固定患者前臂，另一手握住患者手掌侧，施加背伸和尺侧偏的应力，从而"研磨"三角纤维软骨盘（图 2-3-18）。

阳性体征：检查过程中如果出现疼痛、关节响动和关节内捻发音即为试验阳性，提示三角纤维软骨复合体损伤或退行性改变。

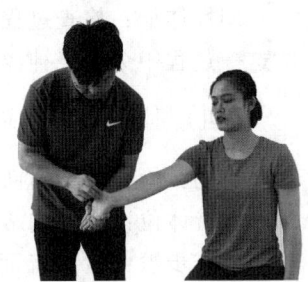

图 2-3-18　三角纤维软骨复合体应力负荷试验

（九）握拳尺偏试验（芬克斯征）

目的：诊断桡骨茎突炎。

患者体位：坐位或站立位，肘关节自然屈曲，前臂中立位放松。

检查步骤：检查者面向患者，患者将拇指握在掌心成拳。检查者用一手稳定患者前臂，将患者腕关节尺偏，此过程始终保持拇指位于掌心内（图 2-3-19）。

阳性体征：桡骨茎突处再次产生症状为试验阳性，提示拇短伸肌或拇长展肌肌腱炎和/或腱旁组织炎。

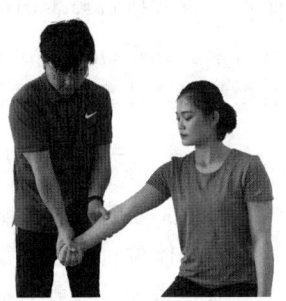

图 2-3-19　握拳尺偏试验（芬克斯征）

四、胸腰椎特殊检查

（一）Adam 前屈试验

目的：用于脊柱侧弯的筛查。

患者体位：双脚并拢站立，尽可能暴露脊柱。

检查步骤：检查者位于患者后方。患者双脚并拢，双膝伸直，双臂置于体侧，手掌相握。要求患者尽可能地完成脊柱前屈，直至躯干与地面平行。检查者位于患者后方，观察重点体表标志，如双侧脊柱是否对称、双侧肩关节是否同高、肩胛部分是否对称、双侧髋关节是否同高，以及头、骨盆和脊柱是否在同一条直线上（图 2-3-20）。

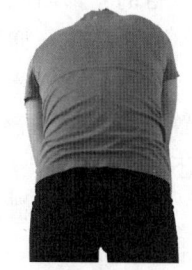

图 2-3-20 Adam 前屈试验

阳性体征：若出现任何一项为不对称、不平行则为前屈试验阳性，提示有椎体旋转可能，高度怀疑脊柱侧弯。若患者在前屈时脊柱侧弯程度较站立时更加明显，则可能存在功能性脊柱侧弯；但若站立时与前屈时并无显著差异，则可能存在结构性脊柱侧弯。

（二）直腿抬高试验及加强试验

目的：检查坐骨经神经根是否受到卡压。

患者体位：仰卧位，头部保持中间位，双手置于体侧。患者髋关节轻度内收、内旋，膝关节伸直。

检查步骤：检查者位于患者体旁，邻近检查侧髋关节。患者双膝伸直，分别做直腿抬高动作，然后再被动抬高。检查者一手按住其膝关节，确保膝伸直位；另一手托住其足跟使腿逐渐抬高（图 2-3-21）。直腿抬高加强试验即在直腿抬高到尚未引起疼痛的最大限度时，突然被动将患者足背屈（图 2-3-22）。

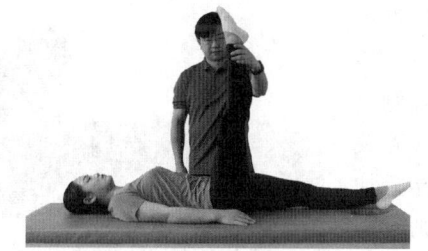

图 2-3-21 直腿抬高试验

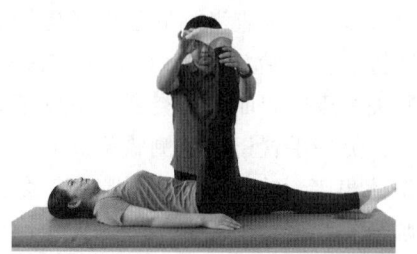

图 2-3-22 直腿抬高加强试验

阳性体征：通常抬腿可达 70° 以上，若直腿抬高试验时达不到上述角度，且沿坐骨神经出现放射性疼痛为阳性，提示坐骨神经受压。由于直腿抬高时坐骨神经较为紧张，从而加剧神经根的压迫程度，常见于腰椎间盘突出症。此检查为所有坐骨神经紧张试验之基本试验，但需排除腘绳肌和膝关节囊牵拉所造成的影响。所记录直腿抬高的度数，或足跟与床面的距离可表示伤病的程度，抬高受限越明显则坐骨神经受压越严重。直腿抬高加强试验可区别由于髂胫束、腘绳肌或膝关节囊紧张所造成的直腿抬高受限。

五、骶髂及髋关节特殊检查

（一）骨盆分离试验

目的：诊断骶髂关节病变。

患者体位：仰卧位。

检查步骤：检查者站立于患者体旁。双手交叉置于患者两侧髂前上棘，向两侧髂前上棘施加向下、向外的力（图 2-3-23）。

阳性体征：骶髂区域、单侧臀区，或单侧大腿后方出现疼痛，均为试验阳性。

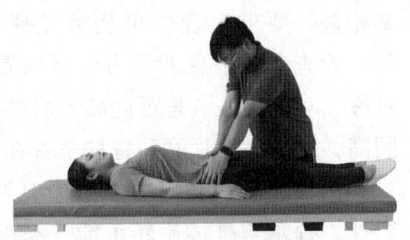

图 2-3-23　骨盆分离试验

（二）骨盆加压试验

目的：筛查骶髂关节是否存在病理性改变。

患者体位：仰卧位。

检查步骤：检查者站立于患者体旁。双手置于患者髂前上棘外侧，同时从两侧施加向内挤压骨盆的应力。

阳性体征：骶髂区域、臀区或大腿后方出现疼痛为试验阳性。

（三）Gasenslen 试验

目的：鉴别疼痛是否源于骶髂关节或筛查骶髂关节是否存在病理性改变。

患者体位：患者仰卧位，坐骨结节位于治疗床边，双腿悬垂于治疗床下（髋关节略微伸展）。

检查步骤：检查者站立于患者尾侧。非检查侧下肢维持悬垂于治疗床外（髋关节略微伸展），检查侧髋关节极度屈曲。检查者一手置于非检查侧大腿前方，另一手置于检查侧膝关节上（若存在膝关节损伤的患者，在大腿远端接近膝关节的位置加压）加压，维持 30 s。若患者无疼痛产生，则瞬间向检查侧施加冲击力，观察是否激惹患者症状（图 2-3-24）。

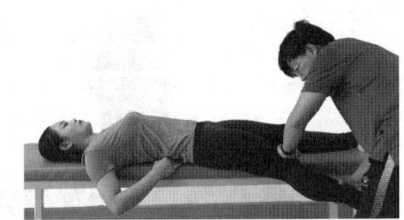

图 2-3-24　Gasenslen 试验

阳性体征：若患者下背部区域出现疼痛为试验阳性。但由于试验中髋关节所处的体位，也有可能激惹出髋关节的疼痛，则需进一步的检查。

（四）大腿冲击试验

目的：鉴别骶髂部疼痛是否源于骶髂关节，或用于检查骶髂关节病变。

患者体位：仰卧位。

检查步骤：检查者位于患者体旁。将患侧下肢维持在屈髋屈膝，一手在对侧髂前上棘施加压力以固定骨盆，另一手置于膝关节上方沿股骨长轴施加向下的压力，若无疼痛则施加沿纵轴方向的瞬间冲击力（图2-3-25）。

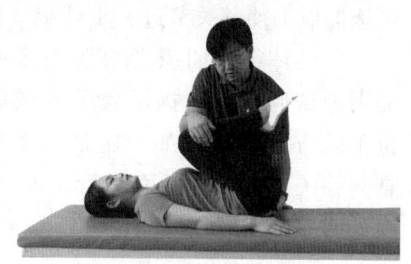

图 2-3-25　大腿冲击试验

阳性体征：若患者在试验过程中出现骶髂关节区域疼痛，则可提示骶髂关节障碍；但若疼痛在髋关节区域则需要做进一步检查。

（五）单腿站立骨盆倾斜试验

目的：判断骨盆是否发生旋转。

患者体位：站立位。

检查步骤：检查者坐位或跪于患者体后。从背后触诊患者髂后上棘，并用拇指固定，放置位置与第一肋骨平行。从健侧开始，要求患者用一侧腿支撑，同时尽可能将对侧髋关节屈曲大于90°（膝关节贴近胸部）。然后还原至站立位，换对侧重复动作（图2-3-26）。

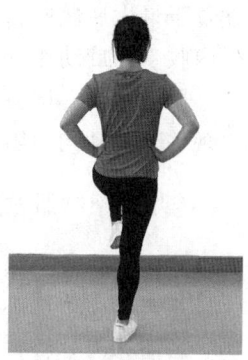

图 2-3-26　单腿站立
骨盆倾斜试验

阳性体征：正常情况下，这一动作会使髂后上棘产生后下方的活动，若未触及髂后上棘的后下方活动，或触及髂后上棘产生向上活动则为阳性，说明骶髂关节活动受限。

（六）单髋后伸试验

检查目的：检查骶髂关节病变，尤其是骶髂前韧带病变，并可对股神经进行检查。

患者体位：俯卧位。

检查步骤：检查者位于患者体侧。使检查侧膝关节屈曲约90°，检查者用一手固定骨盆，另一手托起大腿远端使髋关节被动伸展（图2-3-27）。

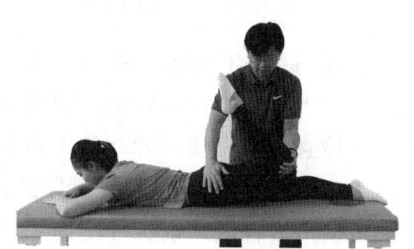

图 2-3-27　单髋后伸试验

阳性体征：如患者骶髂关节前侧出现不适，则可能为骶髂前韧带损伤；如患者大腿前侧不适，则可能因股直肌长度不足所致；但如出现放射性疼痛，则提示股神经卡压。

（七）"4"字试验

目的：检查骶髂关节或髋关节异常。

患者体位：仰卧位，患侧下肢以"4"字形状放在对侧伸直下肢的近膝关节处。

检查步骤：检查者位于患者体侧。一手按住患侧膝关节，另一手稳定对侧髂嵴，然后从膝关节内侧施加应力使髋关节进一步外旋（图2-3-28）。

阳性体征：如患者腹股沟区域或臀区出现疼痛则为试验阳性，提示髋关节或骶髂关节（疼痛位于后方）病变。如未施加向下压力前，发现检查侧膝关节无法与桌面平行，即髋关节过度屈曲，则说明髂腰肌过度紧张。

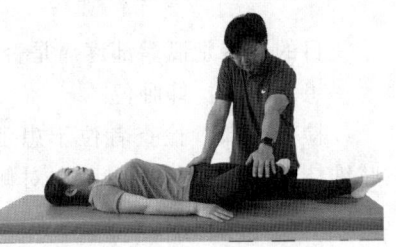

图2-3-28 "4"字试验

（八）屈曲内收内旋试验

目的：诊断髋关节前—上方撞击综合征或髋臼前侧盂唇损伤，以及髂腰肌肌腱炎。

患者体位：仰卧位，对侧下肢伸展放置。

检查步骤：检查者位于检查侧。将患者患肢被动摆置于最大屈髋屈膝位后固定，双手握住患者膝关节做内收、内旋动作（图2-3-29）。

阳性体征：试验过程中出现疼痛，合并出现或不出现关节响动均为阳性。

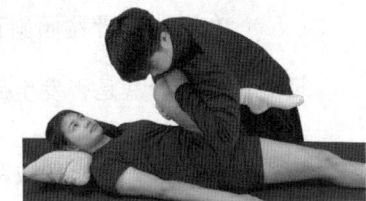

图2-3-29 屈曲内收内旋试验

（九）梨状肌紧张试验

梨状肌紧张
试验仰卧位

目的：检查梨状肌是否过度紧张。

患者体位：仰卧位。

检查步骤：检查者位于检查侧。患侧下肢伸直，检查者被动使患者下肢完成内收、内旋动作（图2-3-30）。

阳性体征：当被动进行下肢内收、内旋时坐骨神经区域出现疼痛，再将患者下肢外旋，疼痛缓解，则为试验阳性，提示梨状肌过度紧张。

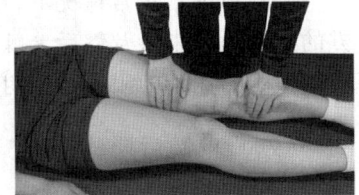

图2-3-30 梨状肌紧张试验

（十）髂胫束紧张试验

髂胫束紧张
试验

目的：检查阔筋膜张肌、臀中肌及臀大肌和髂胫束的紧张程度。

患者体位：健侧卧位，健侧膝关节及髋关节微屈以保持稳定。

检查步骤：检查者站位于患者体后。

（1）一手固定患者患侧骨盆，另一手支撑患侧膝关节伸直，并向后方牵引使髋关节向后方伸展，以拉伸阔筋膜张肌，同时被动外展髋关节，使髋关节抬高后突然放下。阳性体征为患者下肢仍保持后伸外展，并没有因重力而内收，则为阔筋膜张肌及髂胫束紧张。

（2）一手固定患者患侧骨盆，另一手支撑患侧膝关节伸直，同时在额状面被动外展髋关节，使髋关节抬高后突然放下。阳性体征为患者下肢仍保持外展，并没有因重力而内收，则为臀中肌及髂胫束紧张。

（3）一手固定患者患侧骨盆，另一手支撑患侧膝关节伸直，并向前方牵引使髋关节向前方屈曲，以拉伸臀大肌张肌，同时被动外展髋关节，使髋关节抬高后突然放下。阳性体征为患者下肢仍保持前屈外展，并没有因重力而内收，则为臀大肌及髂胫束紧张。

（十一）托马斯试验

目的：鉴别髋关节屈肌是否存在短缩。

患者体位：仰卧位。

检查步骤：检查者位于检查侧。检查者稳定患者骨盆，被动屈曲患者健侧髋关节，使膝关节尽可能贴近胸部，同时腰部紧贴于床，嘱患者双手抱健侧膝紧贴胸部并保持（图2-3-31）。观察患肢与床面的关系。

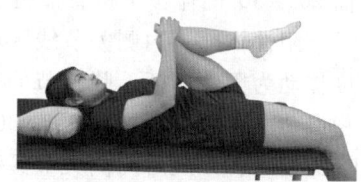

阳性体征：如髋屈肌长度正常，检查侧下肢可以平稳置于床面上。但如屈髋肌挛缩，则可发现检查侧髋关节屈曲、抬离床面。如将检查侧膝关节压至床面上，则患者会出现腰椎曲度增加的现象。

图2-3-31 托马斯试验

（十二）股神经牵拉试验

目的：检查股神经是否受到卡压，或 $L_{2\sim4}$ 神经根病变。

患者体位：侧卧位，头颈微屈，背部伸直但不能过伸，检查侧肢体位于上方，下方肢体伸直，检查侧髋关节和膝关节轻度屈曲以防止骨盆发生旋转。

检查步骤：检查者位于患者后方。一手稳定患者骨盆，防止骨盆和躯干产生旋转，另一手托住膝关节下方，在保持膝关节伸直的情况下，使髋关节后伸约15°，然后逐渐屈曲膝关节，牵拉股神经（图2-3-32）。

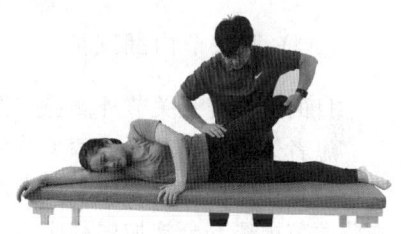

阳性体征：大腿前侧出现神经性疼痛为试验阳性。

图2-3-32 股神经牵拉试验

（十三）坐骨神经压力试验

目的：判断坐骨神经所承受的张力或压力。

患者体位：仰卧位，头部位于中立位，双手置于体侧放松，髋关节轻度内收、内旋，膝关节伸直。

检查步骤：检查者位于检查侧，患者踝关节置于检查者肩部。检查者双手置于患者膝关节前方，拇指位于腘窝处。检查者屈曲患者髋关节直到患者下肢后方或下背部区域出现症状。维持住髋关节的屈曲角度，使膝关节屈曲约20°，减轻患者症状。此时拇指在腘窝处加压，观察患者症状是否再次出现。

阳性体征：疼痛、紧张感或针扎感为此试验阳性体征，代表坐骨神经承受较大张力或压力。

六、膝关节特殊检查

（一）膝关节外翻试验

目的：检查膝关节内侧稳定性，或膝关节内侧副韧带损伤。

患者体位：仰卧位，膝关节伸展。

检查步骤：检查者位于检查侧。一手固定于内踝区域，另一手置于膝关节外侧。在膝关节外侧部分施加外翻应力（向内侧推膝关节）。分别在膝关节伸直、膝关节屈曲 20°~30°的体位下检查。健、患侧对比（图 2-3-33）。

阳性体征：内侧关节线区域疼痛，关节间隙增加，以及胫骨相对股骨向外侧方过度移动为阳性体征。膝关节伸直位试验阳性多为内侧副韧带和前交叉韧带对膝关节的稳定功能减弱；而屈曲 20°~30°内侧应力试验阳性则提示内侧副韧带、后斜韧带、后交叉韧带，以及后内侧关节囊稳定性减弱。

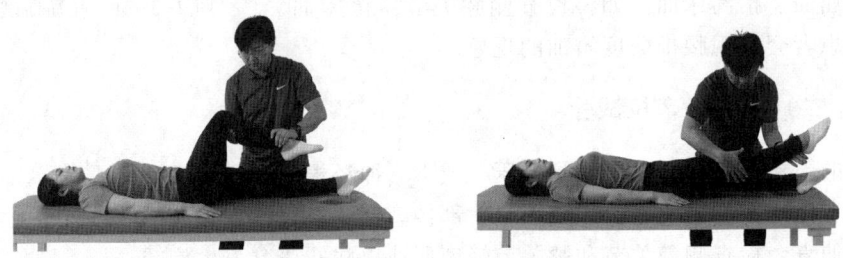

图 2-3-33　膝关节外翻试验

（二）膝关节内翻试验

目的：检查膝关节外侧稳定性，或膝关节外侧副韧带损伤。

患者体位：仰卧位，膝关节伸展。

检查步骤：检查者位于检查侧。一手固定于外踝区域，另一手置于膝关节内侧。在膝关节内侧部分施加内翻应力（向外侧推膝关节）。分别在膝关节伸直及膝关节屈曲 20°~30°的体位下检查。健侧与患侧对比（图 2-3-34）。

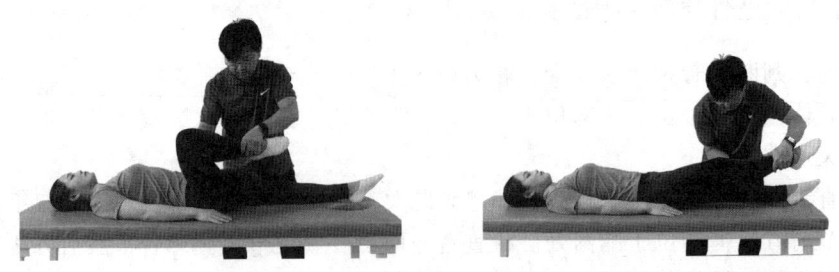

图 2-3-34　膝关节内翻试验

阳性体征：外侧关节线区域疼痛，关节间隙增加，以及胫骨相对股骨向内侧方过度移动为阳性体征。膝关节伸直位试验阳性多为外侧副韧带和前交叉韧带对膝关节的稳定功能减弱；而屈曲 20°~30°内侧应力试验阳性则提示外侧副韧带和后外侧关节囊稳定性减弱。

（三）Lachman 检查（抽屉试验）

目的：检查膝关节前后方向稳定性，特别是前交叉韧带损伤。

患者体位：仰卧位。

检查步骤：检查者位于检查侧。一手握住胫骨近端，另一手握住股骨远端。分别在两个体位下进行检查，即伸膝位与屈膝 30°。股骨侧作为固定，握住胫骨的手向前抽动胫骨，比较两侧胫骨移动的距离（图 2-3-35）。

阳性体征：抽动过程中，若关节的末端感觉变为软感觉，则提示前后方向稳定性减弱。此外，若患侧较健侧抽动幅度增加，也提示稳定结构的功能不全。

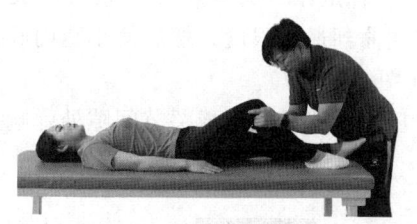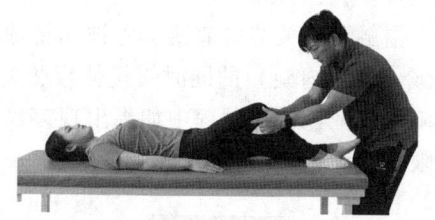

图 2-3-35　Lachman 检查

（四）膝关节后陷征

目的：鉴别膝关节后交叉韧带损伤。

患者体位：仰卧位，髋关节屈曲约 45°，膝关节屈曲约 90°。

检查步骤：检查者位于检查侧。将患者体位摆放好后，嘱患者完全放松。观察患者是否出现胫骨后陷的体征。

阳性体征：膝关节屈曲 90°时，若胫骨相对于股骨产生后移的体征，即胫骨平台处出现凹陷体征，则提示后交叉韧带损伤。

（五）研磨加压及分离试验（Apley 试验）

目的：鉴别半月板及周围韧带结构损伤。

患者体位：俯卧位，膝关节屈曲 90°

检查步骤：检查者位于检查侧，用膝关节固定检查侧大腿。检查者双手置于患者踝关节附近。两手握持患肢足部向下挤压膝关节，再向外侧或内侧旋转，观察是否出现疼痛及不适，再向上提拉小腿并旋转，再次观察是否出现疼痛及不适（图 2-3-36）。

阳性体征：如加压旋转过程中出现疼痛、弹响和旋转受限，则提示半月板损伤；若分离旋转过程中疼痛更加强烈，则提示韧带损伤。

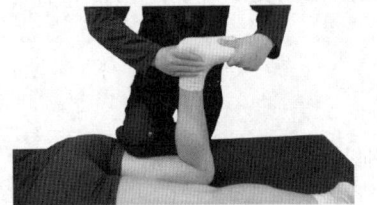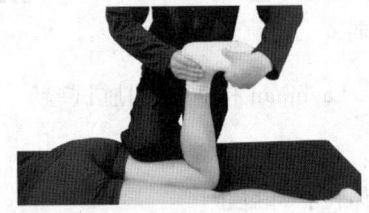

图 2-3-36　研磨加压及分离试验（Apley 试验）

（六）膝关节回旋挤压试验（麦氏征，McMurray 试验）

目的：诊断半月板损伤。

患者体位：仰卧位。

检查步骤：检查者位于检查侧。一手握住患者足跟，另一手置于患者膝关节上部，手指触诊膝关节关节线。先被动将膝关节屈曲到最大限度，然后使小腿内收、外旋（或外展、内旋）的同时缓慢伸直膝关节（图 2-3-37）。

阳性体征：检查过程中如果出现疼痛、卡压感、研磨感，或关节间隙处弹响及旋转受限，均为试验阳性。

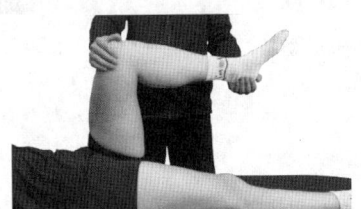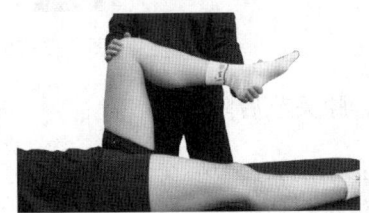

图 2-3-37　膝关节回旋挤压试验（麦氏征，McMurray 试验）

（七）髌股关节试验

目的：评定髌股关节功能异常。

患者体位：坐于治疗床边。

检查步骤：检查者位于检查侧。协助患者分别在 0°、30°、60°、90° 和 120° 下，股骨略微外旋，进行股四头肌等长收缩，维持约 10 s。如出现疼痛，则被动将患者膝关节伸直。检查者给予下肢支撑的情况下，将髌骨向内侧推，保持髌骨的位置，再次回到膝关节疼痛的角度下，请患者再次完成股四头肌的等长收缩。

阳性体征：如内推髌骨后，患者原始疼痛减轻或消失则为阳性，提示髌股关节功能障碍。

（八）浮髌试验

浮髌试验

目的：评定膝关节内的肿胀。

患者体位：患者仰卧位，受检侧膝关节伸直。

检查步骤：检查者位于患者检查侧的另一边。一手位于患者胫骨前侧，另一只手置于髌骨上缘，两只手向髌骨方向挤压关节囊，使关节液积聚于髌骨后方，保持压力。

阳性体征：示指轻压髌骨，有浮动感觉，松压则髌骨又浮起，则为阳性。

七、小腿部及踝关节特殊检查

（一）踝关节强迫内翻试验（距骨倾斜试验）

目的：诊断跟腓韧带损伤。

患者体位：俯卧位，踝关节伸出治疗床外，放松。

检查步骤：检查者位于检查侧。触诊跟腓韧带，如患者出现不适，则进行关节松弛度检查。将患者踝关节维持在中立位，一手握住跟骨，并用示指触诊跟腓韧带的位置。另一手在小腿远端固定，然后施加内翻应力。健侧与患侧对比。

阳性体征：试验过程中，如患者跟腓韧带处出现疼痛、不适，或检查者出现明显的开口感，则试验为阳性。

（二）踝关节前抽屉试验

目的：检查前距腓韧带完整性。

患者体位：仰卧位，踝关节伸出治疗床外，踝关节放松。

检查者体位：靠近检查侧肢体。

检查步骤：检查者位于检查侧。一手稳定住胫骨与腓骨远端，另一手握住患者距骨前方。在踝关节跖屈20°的体位下，使距骨向前抽动。健侧与患侧对比（图2-3-38）。

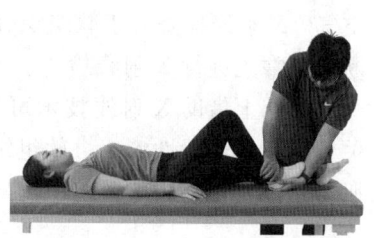

图 2-3-38　踝关节前抽屉试验

阳性体征：与健侧相比，患侧距骨向前移动幅度增加则为试验阳性。在急性损伤期，此试验可因为肿胀、肌肉痉挛、疼痛等因素出现假阴性体征，但可观察到前距腓韧带处的凹陷。

（三）踝关节旋转应力试验

目的：鉴别诊断是否出现高位踝关节扭伤或胫腓联合韧带损伤。

患者体位：坐于床边。

检查者体位：面向患者。

检查步骤：检查者面向患者。一手固定患者大腿远端，另一手握住跟骨掌侧面。控制足跟的手将踝关节置于90°体位下，施加内旋及外旋应力。健侧与患侧对比。

阳性体征：前距腓韧带或后距腓韧带，以及小腿骨间膜区域出现疼痛为试验阳性，提示损伤。如患者踝关节内侧疼痛，且距骨出现内侧移位，则提示三角韧带损伤。

（四）小腿三头肌挤压试验（Thompson's 试验）

目的：鉴别诊断跟腱部分或完全断裂。

患者体位：俯卧位，踝关节伸出治疗床，放松。

检查过程：检查者位于检查侧。在患者放松的情况下，挤压小腿三头肌，观察患者踝关节产生的动作。健侧与患侧对比。

阳性体征：小腿三头肌在受到挤压的过程中，如踝关节无法产生跖屈活动则提示跟腱断裂。

第四节　影像学在损伤诊断中的应用

影像学检查在运动损伤诊断方面非常重要。常用的影像学检查包括 X 射线照相、计算机断层扫描、核磁共振成像和诊断性超声波。

一、X 射线照相技术

X 射线照相技术是运动损伤诊断最常用的方法。其原理为：由于身体各组织密度不同，X 射线通过不同组织后会呈现不同的灰度。组织密度越高，X 射线穿过越少，在胶片上显示的影像越浅。按照密度由高到低的排列为：金属>骨>软组织>水>脂肪>空气。X 射线检查对于软组织分辨能力较差，具有一定局限性，但在进行其他影像诊断前通常先进行 X 射线检查。

临床上借助 X 射线技术可以诊断骨折、骨化性肌炎、强直性脊柱炎、肿瘤、骨关节炎及骨代谢性疾病。软组织方面，可以通过 X 射线检查关节积液、肌腱的钙化、肌肉异位骨化、积气及组织内异物等。

二、计算机断层扫描

计算机断层扫描（CT）技术是常用的骨骼、肌肉影像诊断方法之一。CT 检查能对身体进行断层扫描，其呈现的横截面影像也是根据 X 射线的衰减原理而形成的。但在计算机的帮助下，其对比性更好，能很好地显示骨结构细节，并对软组织有较好的识别。

临床常用 CT 来诊断髌股关节紊乱、腰椎间盘突出、脊椎小关节紊乱、椎间管狭窄。有时也需要借助 CT 对复杂骨折进行评估，特别是骨折涉及关节脱位、不明显骨折线、骨坏死、骨化性肌炎和肿瘤等时。

三、核磁共振成像

核磁共振成像（MRI）是一种非侵入性的无痛影像技术。MRI 显像原理是依据氢原子在磁场中的反应特点。T1 像能较好地展示结构的解剖细节，而 T2 像则可显示组织含水量改变和软组织病理变化。MRI 能够提供良好的组织对比度，可进行多层面的检查。

MRI 经常用于脊髓肿瘤、颅内疾病和某些类型中枢神经病损检查，以及椎间盘疾病、半月板、韧带撕裂、髌股关节异常、关节病变、骨坏死和骨软骨损伤检查。但对体内植入金属物（如心脏起搏器）的患者不可使用 MRI。

四、诊断性超声波

诊断性超声波与治疗超声波一样，均由探头发出高频超声波（5~10 MHz），通过耦合剂传入组织，然后利用计算机回声通过不同界面，探测到组织的深度后形成影像。每种组织由于其内部结构不同会有其独特的回声特点。

诊断性超声波可以提供动态的实时影像，检查部位活动时仍可成像。它还可以定位任何有压痛或可触及的肿块。因此诊断性超声波常被用来探查韧带、肌肉或肌腱病理改变、软组织肿块、渗出及先天性髋关节脱位等。

思考题

1. 病史采集与体格检查之间存在什么样的联系？
2. 全面的损伤检查应当包括哪些方面，并以什么样的顺序进行？
3. 影像检查结果是否能够直接反应患者症状的根源？

本章即测即评

实践训练

患者李某，女，25 岁，体育教师。某日练习跨越式跳高，落地时右膝屈曲位向前冲倒，并突然用力伸直。当时即感右膝剧痛，不能站立，随即髌骨上部肿起，膝不能屈伸，X 射线显示关节肿胀明显，积血，未见骨质异常。乃抽血注射可的松并加压包扎固定。半月后关节肿胀消退，但仍不能屈伸和直抬腿，屈曲时发现髌骨上有凹陷。

请根据上述案例情况，设计出适当的检查方案。

实践训练解题思路

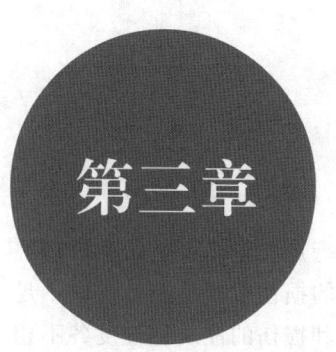

第三章　运动项目与运动损伤

章前导言 ··

　　建设体育强国是以习近平同志为核心的党中央对我国体育事业改革发展作出的重大战略部署，是新时代体育工作的奋斗目标。为建设体育强国，运动员不畏艰辛、砥砺前行、奋勇拼搏、为国争光，取得优异成绩。在现代体育竞技中，运动员的健康管理越来越受到重视，我们期盼所有运动员都能以最佳状态参赛。因此，防治运动损伤变得更加重要和必要。

　　运动损伤发生的类型及其发生率与运动项目密切相关。不同的运动项目有其特有的运动损伤，这是由运动项目的专项技术要求决定的。相同项目中有不同动作习惯的运动员，发生损伤的位置和类型也可能存在明显不同，这是由运动员的个人技术特点决定的。掌握不同运动项目的损伤特点可以有效地预防运动损伤及进行针对性的运动康复训练。

学习目标 ··

1. 了解不同运动项目中运动损伤与技术特点的关系。
2. 熟悉不同运动项目的运动损伤特点。
3. 掌握不同运动项目特有运动损伤的机制。
4. 通过我国优秀运动员不畏伤痛、积极康复、勇攀高峰的典型事例，进行爱国主义教育。

第一节 田径运动

田径运动是田赛、径赛、全能比赛的全称,主要包括行走、跑步、跳跃和投掷等项目,属于体能主导类的运动项目。体能主导类运动项目的损伤主要是能量供应不足或能量失衡导致的动作变形而引发的损伤,不同运动项目其损伤的性质和程度各不相同。田径运动的损伤主要集中在肩、肘、腰、踝、膝、大腿、小腿等处,损伤性质主要是肌肉、肌腱损伤,其次为韧带、滑膜和骨损伤。

一、跑步项目

跑步是在确定的跑道上跑完规定的距离,并以最先跑完者为优胜的运动项目。正确的跑步姿势对于防止运动损伤和提高跑步效率都是非常重要的。

(一)短跑

基本跑步姿势指导

短跑一般是指 400 米以内距离的跑步项目,包括 4×100 米接力跑和 4×400 米接力跑等。短跑的常见运动损伤部位有踝关节和膝关节。常见的运动损伤是下肢部位的肌肉拉伤,主要由于肌肉在短跑过程中急剧收缩或过度牵拉而引起。腘绳肌拉伤是短跑项目中最常见的肌肉拉伤。运动者肌肉拉伤后,拉伤部位剧痛,肌肉僵硬或有条索状硬块,局部肿胀或皮下出血,活动明显受限等。

(二)中长跑

中长跑一般是指 800 米以上距离的跑步项目。中长跑损伤多因过度紧张或疲劳而出现肌肉痉挛、僵硬等现象。中长跑的常见运动损伤部位有踝关节和膝关节。在进行中长跑时,踝关节需保持长时间的工作状态;膝长时间反复屈伸,髂胫束因而需不断前后滑动,与股骨外髁间反复发生摩擦,易导致膝外侧损伤。常见运动损伤有膝外侧疼痛综合征、胫前肌腱鞘炎、胫腓骨疲劳性骨膜炎或骨折等。其中,胫腓骨疲劳性骨膜炎是中长跑练习最易出现的一种损伤,这是由于下肢局部长时间负担过重导致的。

为了预防跑步过程中出现因下肢长时间负重而引起的运动损伤,运动员在训练中,应逐渐加大训练时间和强度,运动后完成自我牵拉和被动牵拉,必要时进行物理因子治疗,如低频电疗法。

(三)跨栏跑

跨栏跑是一项在一定的距离内跨越 10 个栏架的运动,是一项结合了速度、力量、协调性和技巧的田径项目,运动损伤风险较高。跨栏跑的常见运动损伤部位为膝关节和髋关节。常见运动损伤是大腿肌群拉伤,肌肉拉伤的好发部位主要在肌腹、肌腹与肌腱交界处、肌腱起止点。在起跨攻栏阶段,当摆动腿脚掌到达栏架之前开始积极下压着地，此时膝关节保持伸展，髋关节由屈到伸，大腿后侧肌群处于主动不足状态，容易拉伤。跨栏运动中经常性的骨盆前倾动作，会增加腰部的负荷，可造成腰部肌肉的慢性劳损；跑步行进中的反复起跳和落地动作，会增加髌骨的磨损从而引发髌骨软化症等。

（四）马拉松跑

马拉松跑是一项国际上非常普及的长距离跑比赛项目，全程距离为 42.195 km。目前，马拉松跑可分为：全程马拉松、半程马拉松、四分马拉松、迷你马拉松等。马拉松跑的常见运动损伤部位有踝关节和膝关节。常见运动损伤有髂胫束摩擦综合征，马拉松跑过程中反复、高强度的膝关节屈伸运动，可使髂胫束与股骨外侧髁不停摩擦，导致髂胫束的急性和慢性损伤，产生无菌性炎症；髌股关节疼痛综合征，是由于马拉松运动员长跑过程中，髌股关节面反复磨损而引起的膝关节疼痛，伴或不伴有软骨病变，主要与髌股关节周围肌力不均衡，膝关节屈伸时髌骨运行轨迹不良有关，病因包括内部解剖因素及外部作用因素。

二、跳跃项目

跳跃项目属于非周期性运动项目，一类为克服水平障碍而起跳角度较小的远度项目，如跳远和三级跳远；另一类为克服垂直障碍而起跳角度较大的高度项目，如跳高和撑竿跳高。按项群训练理论的划分，跳跃项目属于体能主导类快速力量性项群；按其用力特点，属于速度力量性项目。运动员的速度素质和爆发性用力的能力，对运动成绩起着决定性的作用。

（一）跳远

跳远是人体通过快速助跑的积极起跳，采用合理的空中姿势和落地动作，使人体跳过更远距离的运动项目。跳远运动是一项综合的全身运动，由助跑、起跳、腾空、落地等动作阶段组成，具有高速度、高强度的特点，在上板起跳的瞬间，运动员的下肢要承受自身体重 5~10 倍的冲击力。在跳远运动中，踝关节损伤大多集中于外侧韧带。从助跑到落地，各个部分都有踝关节的参与。起跳脚着地蹬伸阶段，踝关节需要承受速度加重力的强大负荷。腾空后，身体重心不稳，踝关节在角度倾斜下会造成内翻落地，很容易发生韧带损伤。踝关节的损伤还会直接导致关节囊中的纤维层、滑膜层血管、淋巴等组织发生破裂造成踝关节血肿或瘀血。此外，助跑的过程中，一些运动员容易在临近起跳板时进行"倒步"的调整，出现最后一步过长，膝关节过于伸直去寻踏板，使得膝关节肌肉不能很好地发挥弹性作用，对半月板产生较强的冲击力，造成一定的损伤。在制动踏板起跳过程中，运动员需要将水平速度转化为腾起的高度和远度，膝关节既要承担大于自身 7~8 倍体重的冲击，又要成为下肢的蹬伸力偶结构，这使得膝关节附近的肌肉和韧带承受巨大的负荷，此外，快速力量的不足等，都很容易造成膝关节半月板、关节软骨及关节囊韧带的损伤。在跳远的助跑后半程一些运动员在助跑或踏跳蹬地阶段用力过大，造成肌肉发力不协调，配合不佳而易致大腿后侧肌群损伤。起跳时因为运动员的身体活动超越了脊柱的活动范围，且起跳后的腾空阶段需要用腰部来维持身体平衡，易引起腰肌劳损或腰部隐性损伤。

（二）三级跳远

三级跳远动作介绍

三级跳远是一项需要速度、力量和技巧的田径运动项目。三级跳远的常见运动损伤部位为踝关节。常见的运动损伤有跟腱炎、足跟挫伤，这是由于在跑步跳跃的过程中，腓肠肌收缩使足跟抬高，前半脚掌触地，跟腱由于反复受到压力冲击引起炎症造成足跟的挫伤，从而发生的。

（三）跳高

跳高是由有节奏的助跑、单脚起跳、越过横杆、落地等动作组成，以越过横杆上缘的高度来计算成绩的比赛项目。跳高的常见运动损伤部位为踝关节和膝关节。常见的运动损伤有侧副韧带损伤，在跳起落地时身体失去平衡，踝关节处于跖屈位，突然向内或向外翻转，使踝关节的内侧或外侧韧带受到强力的牵扯而损伤。因踝关节的生理特点，跳高时容易发生过度内翻而引起外侧副韧带损伤，在外侧副韧带损伤中，又以距腓前韧带损伤最常见。

（四）撑竿跳高

撑竿跳高是田径运动的一个项目，属于跳跃类比赛项目。该项目除与跳高的损伤相似外，运动员还可能因竿的折断或不正确的落地方式，引起头及脊柱的伤害，但这种损伤比较少见。

三、投掷项目

投掷项目包括推铅球、掷铁饼、掷标枪和掷链球，不同项目中的器械形状、重量及技术形式存在差异。按项群理论划分，投掷运动属于速度力量型体能项目。投掷运动中运动员各项目的技术动作过程均是由握持器械、助跑、最后用力、缓冲平衡等动作阶段构成。

（一）标枪

标枪运动是一项复杂的多轴性旋转项目，伴有反关节用力的技术动作，且具有一定的正负加速度，包括握枪、助跑、投掷步、最后用力和缓冲5个阶段。标枪的常见运动损伤部位为肩关节和肘关节。常见的运动损伤为投掷肘，这是投掷类项目中较为常见的运动损伤，多是由投掷过程中错误的运动方式和轨迹造成。投掷肘也称为肱骨内上髁炎，是指前臂肌肉在肱骨内上髁附着点处的慢性肌腱炎，通常是由于前臂反复挥动，肌腱在肱骨内上髁附着点处反复受力和牵拉引起的。主要表现为肘关节内侧疼痛、灼热、握力减弱、活动受限等症状，同时还可能会伴有肘关节屈曲和伸直困难的情况。

（二）铁饼

铁饼项目的特点在于运动员需要在投掷圈内通过旋转，用单手将铁饼掷出。铁饼的常见运动损伤部位为膝关节。常见的运动损伤有髌骨软骨病和半月板损伤。髌骨软骨病：铁饼运动员在投掷铁饼时，需要在膝半蹲位置支撑扭转用力，因而最易发生髌骨软骨病；半月板损伤：膝关节在屈伸过程中，小腿相对固定，而大腿突然旋转或内翻时，由于人体重力作用线通过膝关节，产生研磨及撕裂的力量，容易伤及半月板。

（三）链球

链球项目是运动员两手握着把手，人和球同时旋转，最后加力使球脱手而出的运动。链球的常见运动损伤部位为肩关节。常见的运动损伤有肩撞击综合征和肩袖损伤。肩撞击综合征：当肩部在做上举或外展运动时，肱骨大结节错误的运动轨迹与肩峰下组织发生撞击，导致一系列症状和体征，运动员身体在旋转链球快出手的时候，肩关节活动幅度过大，若经验不足的运动员可能以错误的动作将链球投掷出手，最终引起肩撞击综合征。此外，链球运动员要求投掷时肩带动手臂的爆发力，运动过程中可能出现急性肩袖损伤或积累性肩袖损伤。

（四）铅球

铅球运动是通过手臂力量将一个特定重量的铅球从肩部推出的田赛项目。常见的运动损伤部位为腰部。铅球运动员在投掷铅球时，人体各个环节按照由下而上的顺序进行活动，在这一过程中需要运动员做出"超越器械"的动作。所谓"超越器械"，从其形态上看是把器械留在身体后面，增大投掷力度的"工作距离"，而从肌肉的工作性质上看，是使肌肉在做投掷动作之前，先做退让性收缩，使运动员背弓躯干及进行整个身体进行扭转，通过投掷时用力的肌肉拉伸产生弹性势能。常见的运动损伤有急性腰扭伤，运动员在完成"超越器械"的动作过程中，一旦错误形成就会产生急性腰扭伤。此外，铅球运动员长期反复固定练习一种动作，极易出现腰部慢性损伤。

第二节　球类运动

球类运动属于技能主导类运动项群，根据项目的不同又可分为同场对抗型和隔网对抗型。隔网对抗型项群相对于同场对抗型项群，更多的是由动作表现错误出现的损伤，具有项目的规律性，如羽毛球、乒乓球、网球等运动。而同场对抗型项群存在激烈的身体对抗，容易出现身体接触导致的运动损伤风险，损伤类型具有多样性，如篮球、足球、橄榄球等。

一、篮球

篮球是在特定规则的限制下，将球投入对方球篮得分，并阻止对方获球或得分的一项集体性运动项目，是当前世界上开展得非常普及的运动项目之一。由于篮球运动具有运动强度大、对抗激烈、技术动作多变等特点，篮球运动的运动损伤发生率较高。篮球常见运动损伤部位有踝关节、膝关节和指间关节。常见的运动损伤有半月板损伤和髌腱周围炎。半月板损伤：由于现代篮球技术要求的急停、急转、突然的变向，使膝关节常处于屈曲位，小腿固定于外展、外旋位，大腿突然的内收、内旋并伸直膝关节都有可能引起内侧半月板的损伤；相反，小腿固定于内收、内旋位，大腿突然外展、外旋并伸直膝关节时，也有可能引起外侧半月板的损伤。髌腱周围炎：一般称为髌腱炎，俗称"跳跃膝"，是由于髌腱在股四头肌止点末端被反复过度牵拉，继而产生的一种无菌性炎症，在篮球的进攻与防守过程中，球员在做急停、跳跃等动作时，膝关节屈曲角度在 130°~150°，此时伸膝力最大，关节活动最有利、最灵活，膝关节的稳定性主要依靠髌骨来维持，髌骨是股四头肌伸膝力量的集中点，髌骨关节软骨在膝关节屈伸时承受应力，这一部位训练过多，则会引起膝关节负荷过大，主要表现为膝关节疼痛、肿胀和关节活动受限。

二、足球

足球是一项以脚法为主的运动项目，具有运动速度快、强度大、对抗性强等特点，是运动损伤发生率较高的运动项目之一。足球常见运动损伤的部位有踝关节、膝关节、腕关节与指间关节。常见的运动损伤有足球踝和下肢骨折。足球踝：是指一种慢性创伤骨关节炎。由于运动员参加足球运动，活动最为主要的关节就是脚踝，在出现踝关节过度活动以后，胫骨与距骨骨面及关节软骨受到异常撞击与挤压，会引发关节囊和韧带钙化情况。下肢骨折：最为常见的类型为胫骨骨折，由于胫骨的位置比较浅，并且表面只有皮肤进行覆盖，中 1/3 区域属于薄弱性环节，在进行激烈的足球运动比赛中，运动员做出铲球、拼抢等动作，若不注意踢到对方的小腿，则容易造成下肢骨折的发生。

三、排球

排球运动是参与者以身体的任何部位（手和手臂为主）在空中击球，使球不落地，既可隔网进行集体攻防对抗性的比赛，也可不设网相互进行击球游戏的一种体育运动项目。排球常见运动损伤部位有肩关节、腰部、膝关节。常见的运动损伤有肩撞击综合征、肩袖损伤和半月板损伤。肩撞击综合征和肩袖损伤：多因扣球动作的挥臂鞭打产生。半月板损伤：半月板是膝关节的纤维软骨组织，有着促进润滑和承载负荷的作用，可以保证关节稳定性，出现半月板损伤，运动员会出现关节间隙疼痛，活动量越大，疼痛感越严重，致使腿部无力，在下蹲发力的基础上，疼痛感上升，会发出关节弹响声，甚至会有关节内积液出现。若是不及时治疗，则会缩减运动员职业寿命。另外，初学者在接球时易产生指关节挫伤。

四、乒乓球

乒乓球是运动员们各站球台一侧，用球拍击打在台上反弹的球过网，以落在对方台面为有效得分的运动项目。乒乓球常见运动损伤有腰部、膝关节、肩关节。常见的运动损伤有腰肌劳损和腰椎间盘突出症。腰肌劳损：又称为功能性腰痛，近年来发病有年轻化趋势，运动员中较多见，该病主要由于腰背部肌肉长时间紧张收缩，出现无菌性炎性反应，引起反复发作的一侧或双侧腰部酸痛、胀痛，疼痛可能在夜间或体位变换时加重，活动后缓解，可放射到骶尾部、臀外侧、大腿外侧至膝关节，但不放射到踝足部的症状。腰椎间盘突出症：是运动员常见的疾患之一，主要是因为腰椎间盘各部分（髓核、纤维环及软骨板），尤其是髓核，有不同程度的退行性改变后，在外力因素的作用下，椎间盘的纤维环破裂，髓核组织从破裂之处突出（或脱出）于后方或椎管内，导致相邻脊神经根遭受刺激或压迫，从而产生腰部疼痛，一侧下肢或双下肢麻木、疼痛等一系列临床症状。

五、羽毛球

羽毛球是一项隔网对抗型运动项目。羽毛球常见损伤部位有肩关节、肘关节、腕关节。常见的运动损伤有肱骨外上髁炎和肩袖损伤。肱骨外上髁炎：主要症状为肘关节外侧前臂伸肌起点处肌腱发炎疼痛。疼痛的产生是由于前臂伸肌重复用力引起的慢性撕拉伤造成的，用力抓握或提举物体时感到患部疼痛；错误使用项目器械也是致病因素之一。肩袖损伤：肩袖是覆盖于肩关节前、上、后方的肩胛下肌、冈上肌、冈下肌、小圆肌等肌腱组织的总称，肩袖损伤是指这四块肌肉受到损伤后，出现肌腱损伤甚至断裂，导致肩关节疼痛伴活动受限的疾病，是常见的影响肩关节功能的疾病之一，多因外伤导致。

六、网球

网球是球员在网球场上隔着球网用网球拍击打网球，目标是令对方无法将球按规则击回，以耐力和力量素质为主的运动项目。网球常见运动损伤部位有肩关节、肘关节、腕关节。常见的运动损伤有"网球肘"，即肱骨外上髁炎。之所以称之为"网球肘"，是因为在网球运动员中发病率极高。出现"网球肘"是因为反复对腕关节进行屈伸，特别是伸腕时还要将小臂用力前旋和后旋，在击球的一瞬间，关节通过球拍的传递承受了超负荷的冲击力，在承受冲击力之后还要发力将球击回，这样来回反复使得手腕及肘部肌腱纤维发生劳损，产生疼痛与活动受限。网球肘是过劳性综合征的典型例子。患"网球肘"后，在生活中牵涉肘部肌腱纤维的动作都会引发疼痛。

七、手球

手球是一种用手持球，运用移动、传球、接球、运球、射门、封抢断球等技术，以及各种攻防战术进行对抗的集体运动项目。手球常见运动损伤部位有膝关节和腰部。常见的运动损伤有半月板损伤和髌尖末端病。半月板损伤：手球要求运动员在运动时要将灵活性、稳定性和爆发力相结合，因此，下肢承重及膝关节应力扭转等原因可能会引起半月板损伤。髌尖末端病，反复的慢性髌腱过度负荷是引起该病的主要原因，巨大的牵拉力是导致髌腱损伤的主要原因，因训练安排不当，长期大量专项训练过多，导致髌腱的髌尖附着处受到反复牵拉而发生慢性劳损。

八、曲棍球

曲棍球是由运动员使用曲棍将球停住、传球，在跑动中运球和击球入对方球门的一项竞技运动。曲棍球常见运动损伤部位有颈椎、腰部和膝关节。常见的运动损伤为颈椎综合征，俗称颈椎病是一种以颈椎退行性改变为基础的疾患，主要由颈椎长期劳损、骨质增生，或椎间盘脱出、韧带增厚，致使颈椎脊髓、神经根或椎动脉受压，而出现的一系列功能障碍的临床综合征。腰椎间盘突出症也是曲棍球常见运动损伤之一。

九、棒球

棒球是以球棒击球进行攻守对抗的竞技项目。常见运动损伤部位有肩关节。在棒球运动中，肩部的损伤最为常见。常见的运动损伤有肩撞击综合征，棒球运动员在长期挥棒训练中较容易出现该类损伤。

十、垒球

垒球是在一块呈直角扇形的场地上进行比赛的集体竞赛项目，是由棒球演变而来的一种球类运动。常见的运动损伤部位有腰部。垒球的损伤机制与棒球类似，垒球投手与棒球投手不同的是，垒球手从下方出球，因此垒球运动员以腰部损伤居多。常见的运动损伤有腰肌劳损，又称为功能性腰痛，近年来发病有年轻化趋势，运动员中较多见。

十一、橄榄球

橄榄球是在长方形场地上，通过集体配合，射球入门得分或持球触得分区地面得分的对抗性运动。橄榄球常见运动损伤部位为头面部。常见运动损伤有脑震荡，临床表现为短暂性昏迷、逆行性遗忘，以及头痛、恶心和呕吐等症状，神经系统检查无阳性体征，是最轻的一种脑损伤，经治疗后大多可以治愈。其可以单独发生，也可以与其他颅脑损伤如颅内血肿合并存在。因此，在棒球运动中，发展全身素质及做好头部保护尤为重要。

第三节　体操运动

体操运动可分为基础体操和竞技体操两大类。基础体操包括保健体操，生产体操和运动的辅助体操；竞技性体操分为竞技体操、技巧运动和艺术体操。各种体操皆有各自的目的性和针对性，典型的还是竞技体操，它属于非周期性运动。

一、竞技体操

竞技体操包括的项目很多，在正式比赛中，男子有自由体操、单杠、双杠、鞍马、吊环、跳马 6 项；女子有自由体操、平衡木、高低杠和跳马 4 项。体操是发生运动损伤较多的运动项目，其原因主要是由于体操的动作技术较复杂，且大多在器械上完成，一旦失手就极易受伤。此外，如果器械不符合要求，保护与自我保护方法不当，训练安排不合理，如长时间大运动量的训练，会使运动员身体及精神疲劳，不仅会引起急性损伤，也可能造成慢性劳损。

（一）单杠

单杠是男子竞技体操项目之一。单杠整套动作都是由摆动动作组成，以各种握法不间断地完成动作，包括大回环、近杠动作、围绕身体纵轴的转体及飞行动作，并要求有一定难度的腾空动作等特殊要求。单杠常见运动损伤部位有肩关节和腕关节。常见的运动损伤有肩袖损伤和肱二头肌长头肌腱腱鞘炎。肱二头肌长头肌腱起于肩胛骨盂上结节，向下跨过肱肌头，藏于结节间沟的纤维管内；肱二头肌长头肌腱腱鞘炎是指肱二头肌长头肌腱的鞘内发生粘连、肌腱滑动发生障碍的一种病症；任何因素造成肱二头肌长头肌腱的急、慢性炎症，都可以引起肌腱鞘内充血、水肿、细胞浸润，甚至纤维化、腱鞘增厚、粘连形成，使肱二头肌长头肌腱在鞘内的滑动发生障碍，单杠运动中长期肩关节超长范围的转肩活动或一次突然的肩关节超长活动牵扯，可能会引起该运动损伤。

（二）自由体操

自由体操是竞技体操项目之一，要求运动员在规定的场地上徒手做翻腾、跳跃等成套技术动作，一般在音乐伴奏下进行。技术动作有支撑、水平支撑、手倒立、手翻、悬垂、旋翻、翻滚、摆动、腾跃、静止动作等。自由体操常见运动损伤部位有腕关节和踝关节。常见的运动损伤有跟腱炎和踝关节扭伤。跟腱炎：运动员在场地内完成体操套路时，跟腱及周围的腱膜承受了反复的过度牵张，导致劳损或发生部分纤维撕裂、充血、水肿、纤维变性，甚至钙化等现象，以局部疼痛、足跟不能着地、踝关节背伸疼痛加重等为主要表现的无菌炎症性疾病。踝关节扭伤：自由体操形式多样且丰富，跳跃、翻转动作几乎贯穿该运动项目，出于落地需求，为保证动作连贯性及保持身体平衡，运动员极易出现踝关节扭伤的问题，以旋后扭伤为多见，表现为距腓前韧带、跟腓韧带处压痛明显、踝关节压痛明显。此外，儿童训练中最易出现骨骺损伤的问题，这将会影响儿童骨骼正常发育，应合理安排儿童训练时长与强度。

（三）高低杠

高低杠是女子竞技体操特有的一个项目，它由一高一低两副杠组成，杠间距离可以调整。要求运动员在悬垂或支撑中进行各种屈伸、回环、摆越、换握、转体、倒立、腾越、空翻等动作，完成整套动作。高低杠常见运动损伤部位有肘关节和肩关节。常见的运动损伤有肱骨外上髁炎，高低杠运动员需要不断在双杠间来回变动，需要肩臂部肌肉长时间用力，长期如此，易形成此损伤。

（四）双杠

双杠是男子竞技体操项目之一，一套典型的双杠动作包括在支撑位置、倒立位置和挂臂位置的转换。运动员要在这些位置做摆动、摆越、屈伸、弧形摆动、回环、空翻和静止等动作。最后，整套动作的下法要求必须站在杠的一侧。常见的运动损伤部位为肩关节。双杠训练中肩关节受伤概率较大，如果肩关节力量不足，很容易造成肩部损伤，还可能由于肩部力量的不足导致身体重心不稳，造成其他部位损伤。常见的运动损伤有肩撞击综合征、冈上肌腱断裂，常见于以下三种情况：上臂外展而肌肉用力时，如双杠运动中，运动员在肩外展跌倒，手用力撑地或外力直接牵拉拖拽；上臂外力作用极度内收；在肩部受到直接暴力打击时。断裂时可出现钝挫声、锐痛、肱骨大结节（冈上肌肌腱止点）压痛明显，肩肱节律异常。

（五）吊环

吊环是竞技体操项目中的一种，运动员需要手握吊环完成成套且具技巧的动作。常见运动损伤部位有肩关节，运动员在吊环上做砸肩、转肩动作时，长期的过肩运动可能会引起肩关节的急、慢性损伤。常见的运动损伤为肩袖损伤。

（六）跳马

跳马是竞技体操项目的一种，要求运动员用手支撑跳马的背做各种动作。跳马的动作以各种手翻、水平腾越、近端垂直腾越为主，能增强肌腱、韧带和关节的力量，对发展下肢和肩带肌肉的爆发力有较大作用。常见的损伤部位有腕关节和踝关节。常见的运动损伤有腕舟骨骨折和踝扭伤。腕舟骨骨折：腕舟骨是腕骨的重要组成部分，是一个复杂的三维解剖结构，其周围有5个关节面，腕舟骨远侧关节面呈凹型与头状骨接触，近侧关节面凸出与桡骨相关节，远侧另两个关节面分别与大多角骨和小多角骨相连，内侧关节面与月骨相连，是远近排腕骨运动的杠杆，对腕关节的稳定性起重要作用，在马上做动作时，对腕关节稳定性发挥了极大作用。踝扭伤：踝关节损伤也是该项目运动员常见运动损伤，多为踝关节扭伤或挫伤，主要发生于踝关节跖屈内翻动作，尤其是外侧韧带复合体损伤。

二、技巧运动

技巧运动是以各种跟斗翻为主的运动项目，有单人、双人及多人技巧。常见运动损伤部位为腰部。在双人及多人技巧中，底座运动员负担过重，因此腰部都会承受很大的压力，在训练及比赛中极易伤腰。常见的运动损伤有第三腰椎横突综合征，又称为腰三横突周围炎或腰三横突滑膜炎，是指第三腰椎横突及周围软组织急、慢性损伤，刺激脊神经后支而引起的以腰臀腿部疼痛为主要症状的临床综合征。最突出的体征是第三腰椎横突处有明显压痛，甚至可触及条索状硬结。

三、艺术体操

艺术体操是利用绳、圈、球、棒、带 5 种道具完成各种跳跃、翻腾、转体、平衡等动作的女子项目。常见运动损伤部位为腰部，艺术体操下腰动作多、跟斗多，前空翻、后空翻、软翻等多，因此对腰的柔韧性、力量及灵活性要求高。运动员腰部肌肉易疲劳过度，致使肌肉、筋膜及韧带持续牵拉，使肌肉内的压力增加，血供受阻，这样肌纤维在收缩时消耗的能源得不到补充，产生大量乳酸，加之代谢产物得不到及时清除，积聚过多，会引起炎症、粘连。如此反复，会导致组织变性、增厚及挛缩，并刺激相应的神经引起腰部损伤。常见的运动损伤有腰肌劳损和急性腰扭伤。腰肌劳损：艺术体操下腰动作多且灵活，长期训练过程中可能引起该损伤。急性腰扭伤：艺术体操动作灵活且多变，运动过程中极易出现急性腰扭伤，运动员及团队应积极预防。

四、健美操

健美操是指在音乐伴奏下，以身体练习为基本手段、以有氧运动为基础，达到增进健康、塑造形体和娱乐等目的的一项体育运动，常采用徒手或轻器械进行练习。常见运动损伤部位有肩关节和膝关节。常见的运动损伤有前交叉韧带（ACL）损伤，ACL 位于膝关节内，是用于维持膝关节稳定性的重要结构，临床上常因外伤造成ACL 断裂导致膝关节失稳，从而影响患者膝关节的正常运动，表现为关节疼痛、肿胀、有松弛感和关节失稳，健美操节奏较快、动作利落且连贯，运动过程中频繁使用膝关节作为支撑点，易引起该损伤的发生。

五、蹦床运动

蹦床运动又称为回弹技巧运动，蹦床是以网紧紧连接在框架上的一种器材，如一块大型的跳板，可在上面做各种技巧动作。常见运动损伤部位有颈部和腰部。常见的运动损伤有腰椎间盘突出症。

第四节 水中运动

一、游泳

游泳运动包括蛙泳、自由泳、仰泳和蝶泳 4 种泳式，泳式不同，技术要求不同，运动时发生的损伤类型也不同。游泳的运动损伤多为劳损性损伤。损伤部位以腰、肩、膝、踝、颈、腕为主，故有命名为"游泳肩""蛙泳膝""游泳踝"等的运动损伤。由于水的浮力作用，游泳运动损伤的发病率比其他项目少。损伤部位依次为：腰背、四肢、肩颈、骨盆，且多为慢性或急性转慢性损伤。

（一）蛙泳

蛙泳是一种模仿青蛙游泳动作的游泳姿势。常见的运动损伤部位为膝关节。常见的运动损伤为蛙泳膝，是指膝关节内侧副韧带受到过度应力而导致的拉伤，这与蛙泳时蹬腿强调两膝和胫骨向外扭转，使脚和小腿内侧最大面积对准蹬水方向有关，这种扭转是反运动的，既要强调动作路线还要强调动作节奏。由于运动员的膝关节常处于内扣状态，且做快速鞭状蹬夹腿动作，膝关节的负荷自然较大，使膝关节局部组织受到牵拉力或摩擦引起微细损伤，并产生反应性炎症与组织再生。但是因为微细损伤的临床征象不明显，仍可继续进行训练。这时练习负荷对正常组织来说是合理的，而对损伤尚未修复的组织却是超负荷的，易引起再一次的微细损伤，如此重复下去，微细损伤便不断积累而加重，产生膝关节损伤。

（二）自由泳

自由泳，又称为"爬泳"，其动作结构比较合理、阻力小、速度均匀，是最省力、速度最快的一种游泳姿势。常见运动损伤部位为肩关节。自由泳的划水动作一般是大臂保持内旋姿势，带动小臂，用力向后推水，重复这一动作，在划水动作过程中肩关节后伸、内旋，导致肩峰与大结节相靠近，肩的反复旋转、摩擦撞击容易导致肩袖肌、肱二头肌与喙肩韧带损伤。常见的运动损伤有游泳肩，其最早被定义为游泳运动员的肩关节疼痛综合征，后来特指因游泳运动所导致的肩袖损伤、肩关节功能异常及肩撞击综合征。既往认为游泳肩是一种单纯肩峰下撞击综合征，当前研究发现游泳肩可能是继发于盂肱关节前向松弛、肩胛骨不稳定、肩关节周围肌群力量失衡的一种肩袖前向撞击综合征。

（三）仰泳

仰泳又称为背泳，是一种人体仰卧在水中的游泳姿势。常见的运动损伤部位有肩关节和踝关节。常见的运动损伤有肩部损伤和游泳踝。肩部损伤：主要为肩部肌肉拉伤、肩袖损伤及肩关节损伤。由于仰泳时需要频繁地划水，肩部肌肉、肌腱和关节承受巨大的压力易引发此类损伤。游泳踝：仰泳运动员向上踢水时膝关节微屈，约成140°，踝关节伸展，脚向内转，若踝关节灵活性差，易出现踝关节周围软组织损伤。

（四）蝶泳

蝶泳是由于运动员手掌完成的路线两侧对称，酷似蝴蝶的翅膀而得名。由于它的腿部动作酷似海豚，所以又称为"海豚泳"。常见的运动损伤部位为腰部。常见的运动损伤为腰肌劳损。蝶泳在游程中，是以横轴（腰际）为中心，躯干和腿做有节奏的摆动，发力点在腰腹部，以大腿带动小腿，两腿一起做上下的鞭状打水动作。然而，由分布在每节近脊椎的短小、腱样肌群所组成的腰背伸肌，其肌力远不及较粗的腹侧屈肌肌力，再加上蝶泳反复屈伸的躯干，加大化了这种平衡的破坏，使腰背肌肉负荷过大，这种肌群的损伤概率也会随着运动量或运动强度的增加而增加。

二、跳水

跳水是一项需从高处用各种姿势跃入水中或从跳水器械上起跳，在空中完成一定的动作姿势，并以特定的动作入水的运动。常见的运动损伤部位有头面部和肩关节。常见的运动损伤有视网膜剥离，该损伤是跳水运动员特有的损伤，跳水运动是头部先接触水面，水的表面张力造成的冲击力非常大，容易造成视网膜剥离伸直脱落，进入水中之后，眼睛也会长时间在水中，对眼睛伤害较大。此外，肩袖损伤也是跳水常见运动损伤之一。

三、花样游泳

花样游泳由游泳、技巧、舞蹈和音乐编排而成。运动员必须做出许多组推举、旋转、弯曲等动作，所有这些动作均在水中完成。花样游泳的常见运动损伤部位有颈部和腰部。常见的运动损伤为疲劳性骨膜炎，易发生于初参加训练或训练量突然猛增的运动员，多发生在胫骨、腓趾骨和尺桡骨处。疲劳性骨膜炎的发生是由于肌肉附着部的骨膜长期受到牵拉，肌张力过强，使该部位骨膜组织松弛或分离，骨膜淤血、水肿、血管扩张、血液溢出，造成骨膜下淤血，成为骨膜炎。

四、水球

水球是一种在水中进行的集体球类运动，其特点为强度大且全身各部位都需参与。常见的运动损伤部位有肩关节和腰部。常见的运动损伤为肩袖损伤，水球运动员在运动过程中，浮力既作为优势，有时也是运动员需要克服的因素之一，因此更加要求持球能力，即要求肩部力量。肩关节外展动作的加多可能会引起该损伤。此外，也极易因快速转身而失去平稳和稳定引起急性腰扭伤。

五、蹼泳

蹼泳是在游泳池中进行竞速潜水的运动项目。常见的运动损伤部位有腰部和踝关节。蹼泳的技术类似海豚，主要用运动员的腰发力，运动员的游进过程需要浅层肌群和深层肌群的协同发力，浅层肌群维持肢体运动过程中的基本形态，而深层肌群则负责肢体在保持正确动作形态过程中的稳定性。二者发展不平衡会导致如腰肌劳损、慢性下腰痛、椎间盘膨出等损伤问题的发生。由于蹼泳时踝足戴特制的纤维钢片脚蹼，紧紧捆绑在踝部，除了踝足运动时伸屈负荷大外，局部捆绑的挤压、摩擦也易导致损伤，以踝部滑膜炎、骨关节病多见，也可患有足趾伸屈肌腱鞘炎、胫前间隔综合征等。

第五节　水上运动

赛艇、皮艇、划艇和帆船等项目属于水上项目。这几项运动的共同特点是腰、膝部受力较大，故运动员均以腰部、膝部、肩部损伤为主。各运动项目之间由于运动员动作模式和运动中承受负荷部位的不同，伤病部位也存在较明显的差异。

一、赛艇

赛艇是由一名或多名桨手坐在舟艇上，背向舟艇前进的方向，运用其肌肉力量，通过桨和桨架简单杠杆作用进行划水，使舟艇前进的一项水上运动。常见的运动损伤部位有肩关节和腰背部。常见的运动损伤有"赛艇背"，主要指赛艇运动员的慢性背痛，主要包含三个特征：① 从事赛艇运动，或有类似的长期的背肌运动劳损史；② 广泛的背痛，多在斜方肌中下部、肩胛骨内侧缘与脊柱间、背阔肌中上部，可触及条索（张力较高的肌束）；③ 伴或不伴胸椎棘突的疼痛、压痛，伴发棘突的疼痛是病程较长的体现。

二、皮艇

皮艇有静水项目和激流项目之分。在天然或人工湖面进行的比赛，称为静水项目；在水流湍急的河道进行的比赛，称为激流项目。常见的运动损伤部位有肩关节和腰部。常见的运动损伤有肩袖损伤和腰背肌筋膜炎。肩袖损伤：皮艇运动员需要曲臂拉桨，长期如此易引起此损伤。腰背肌筋膜炎：有研究者对 31 名皮划艇运动员进行调查显示，发生腰背肌筋膜炎者有 14 人，约占 33%。

三、划艇

划艇与皮艇技术动作有很多相似之处，但也有其特殊的姿势要求：前腿弓、膝半屈用力、后腿跪在甲板上。常见的运动损伤部位有肩关节、腰部和膝关节。肩关节损伤在上肢过顶类运动项目中较为常见，而皮划艇运动则是肩关节损伤的高发运动项目。皮艇项目依赖于运动员腰部发力，再通过蹬腿、倒体、曲臂、拉桨等行为实现一套完整的动作，长期训练可能造成腰部损伤。划艇运动要求运动员直接跪于甲板上，膝关节直接受到摩擦，因此长期训练可能会造成髌前滑囊炎。

四、帆船

帆船是一项依靠自然风力作用于船帆上，由人操作船只行驶的一项集竞技、娱乐、休闲、观赏、探险等多种功能于一体的水上运动。常见运动损伤部位为腰部。常见的运动损伤为腰肌劳损。运动员操帆的过程包括拉帆、压舷，尤其在风力很大时要求运动员做压舷等动作，这需要经常转换体位，手操帆绳、脚蹬船舷，身体像弓一样悬在船外才能克服风的阻力，保持船的平衡，故腰部需要持续承受较大的力量，长期训练易出现腰部损伤。

五、冲浪

冲浪是一项水上运动，通常指在海浪上以冲浪板为工具，站立或躺在板上，利用海浪的推动力在水面上滑行的一种运动方式。常见的运动损伤主要集中在腰部和膝关节，尤其是下腰部区域。这是因为在冲浪板上常常需要保持背部伸展或弓背的姿势，从而致使脊柱周围肌肉处于紧张状态并过度使用。同时，单一方向的重复转动会引发一侧肌肉紧张及肌肉力量失衡。若运动员采用标准站姿（左脚在前），会更倾向于向左转；而若是 goofy 站姿（右脚在前），则更倾向于向右转。常见的运动损伤部位为膝部和踝部。膝关节的损伤，尤其是膝关节内侧较为频繁。内侧副韧带（MCL）和内侧半月板是最常见的损伤部位。膝关节损伤通常由海浪的冲击力或者一侧脚打滑而另一侧脚仍在板子上所导致。由于冲浪选手经常做空中动作，下落不稳使得踝关节也容易产生损伤，踝关节扭伤同样常见。因此，提高核心稳定性、髋关节灵活性以及下肢力量对于避免损伤的发生至关重要。

第六节　冰雪运动

冰雪运动项目分为冰上运动和雪上运动，冰上运动主要包括冰壶运动、冰球运动、短道速滑、速度滑冰、花样滑冰项目；雪上运动主要包括滑雪、雪车、雪橇及冬季两项项目。冰雪项目的训练和比赛具有较高的风险，需要高超的运动技巧和出色的身体控制能力。

一、冰上运动

冰上运动损伤的主要原因为遭受直接暴力或长期损伤累积等，损伤性质多为急性损伤。

（一）冰壶

冰壶是以队为单位在冰上进行的一种投掷性竞赛项目。常见的运动损伤部位有膝关节、肩部和腰部。由于冰壶运动中需要反复的弯曲和外展动作，膝关节承受较大压力，容易导致髌腱末端病和半月板损伤。投壶时需要用肩带动重达 20 kg 的冰壶，这要求要有较高的肩部肌肉力量，易引起肩袖损伤，尤其在力量不足的女运动员中更为常见。此外，腰肌劳损也是冰壶运动常见运动损伤之一。

（二）冰球

冰球是对技术要求很高的对抗性竞技项目，因而冰球运动的损伤尤为多发。冰球运动比赛过程中允许合理的身体碰撞与接触，更增加了发生外伤的风险。常见的运动损伤部位有头面部和下肢。常见的运动损伤有脑震荡、骨折，尤其是胫骨和/或腓骨骨折，因此运动员应提高自身能力，并佩戴好护具。

（三）短道速滑

短道速滑是在长度较短的跑道上进行的冰上竞速运动。短道速滑因运动速度快、运动强度大，导致运动损伤发生率较高。常见的运动损伤部位有膝关节和踝关节。常见的运动损伤有髌腱炎，由于在比赛及训练过程中，无论是滑行、蹬地还是转弯动作，均要以膝关节半蹲、踝关节背屈的姿势来控制身体保持重心，膝关节在这种状态下容易产生疲劳并引发损伤。

（四）速度滑冰

速度滑冰是一项利用冰刀在冰上滑行的冬季运动。常见的运动损伤部位有腰部和膝关节。速滑运动员需长时间保持弯腰前倾的姿势，腰背部易受劳损。速滑运动员要求膝关节处于半屈曲位发力，并在此位保持身体平衡，长期局部负荷过大，易引起膝关节损伤。

（五）花样滑冰

花样滑冰是由单人、双人或团体以冰刀在冰面上表演技术动作的运动。花样滑冰是一项对于艺术和技术要求极高的冰上运动，运动员需要通过旋转、跳跃等动作与音乐相配合的方式完成各种难度的动作。常见的运动损伤部位为踝关节，花样滑冰的跳跃动作多、难度大，对足踝的冲击力大，所以其损伤以足踝部最多。常见的运动损伤有踝关节扭伤或挫伤，主要发生于踝关节跖屈内翻动作，尤其是外侧韧带复合体损伤。

二、雪上运动

雪上运动引起损伤的主要原因为在高山上进行急速下滑导致出现猛烈撞击、摔倒及长期损伤积累等。

（一）滑雪

滑雪是运动员把滑雪板装在靴底在雪地上进行速度、跳跃和滑降的竞赛运动，项目历经近百年发展，可分为单板滑雪和双板滑雪，包含跳台滑雪、高山滑雪、自由式滑雪、越野滑雪、单板滑雪、俯式冰橇、无舵雪橇、有舵雪橇、北欧两项、现代冬季两项，共 10 个大项目。常见的运动损伤部位为头面部。滑雪运动多在高低不平的山地上进行，常有从高山急速下滑和跳板滑雪等动作，这些动作较难掌握，因而滑雪运动员可能发生各种损伤，有的严重运动损伤甚至危及生命。常见的运动损伤有脑震荡、骨折，这主要是由于运动中急性撞击引起的损伤，大多是尺骨骨折、尺桡骨合并骨折、胫骨骨折或胫腓骨合并骨折。

（二）雪车

雪车通常由 4 名运动员乘坐在一个特制的雪车在冰道上进行比赛，速度极快，危险性极高。起跑时，需要运动员用力助推雪车前行，舵手和刹车手都需要奔跑前进到适当位置跳入雪车中，以极低的姿势前进。常见的运动损伤部位为腰部，在进行起跑和冲刺阶段，运动员需要降低重心、核心发力，尤其是腰部力量对于全身稳定性的控制和维持，长期的负荷训练可能会引起腰部损伤。常见的运动损伤有腰肌劳损、肩袖损伤等。

（三）雪橇

雪橇是一项运动员在专设冰雪线路上进行的高速比赛。比赛时运动员仰卧在雪橇上，进行启动加速、滑行和刹车减速三个阶段。启动阶段是雪橇比赛中运动员唯一能通过做功来增加雪橇加速度和功率输出的阶段，最高时速可达 154 km/h。常见的运动损伤部位为头面部，雪橇由于速度快，容易发生头面部撞击伤。常见的运动损伤为骨折，尤其是头面部骨折及下肢骨折。

（四）冬季两项

冬季两项是结合越野滑雪和射击两种特点不同的竞赛项目而成的运动。要求运动员具有由动转静及由静转动的能力。

常见的运动损伤部位有肩关节和头面部。射击时，需要保持稳定的姿势，这可能导致肩关节肌肉和关节损伤，因为长期保持特定姿势会引起肌肉疲劳和过度使用损伤。跌倒时，如果没有佩戴头盔或其他保护装备，可能导致头面部骨折或擦伤。

第七节 其他运动项目

一、摔跤和柔道

摔跤是两人徒手相搏，按一定的规则，以各种技术、技巧和方法摔倒对手为胜的项目。柔道是一种以摔法和地面技为主的格斗术，通过把对手摔倒在地而赢得比赛，是奥运会比赛中唯一允许使用窒息或扭脱关节等手段来制服对手的项目，是一种对抗性很强的竞技运动。摔跤和柔道的急性损伤比慢性损伤更为常见。常见的运动损伤部位有膝关节和头面部。常见的运动损伤有"摔跤耳"，该损伤在摔跤竞技领域极为常见，是一种严重的耳部损伤。在摔跤、柔道等对抗竞技项目中，由于角斗双方要贴身近战，选手发力时会经常用头抵住对方，基于剧烈挣扎，裸露在外的耳朵会常常受到揉搓撞击。损伤初期，表现为耳朵软骨的折断破损或是耳膜受损，若急于再次参与训练，可能会导致耳软骨增生。训练时长较短的选手，软骨增生的情况较轻，主要表现为肿胀，但是长期的负荷训练，会使耳软骨反复受损增生，耳部轮廓逐渐发生改变，导致"摔跤耳"的形成。

二、拳击、散打和跆拳道

拳击、散打和跆拳道运动都属于接触性、对抗性强的竞技运动，双方都有强烈的身体攻击，故运动损伤多较为严重。

（一）拳击

拳击运动是戴着拳击手套进行格斗的运动项目，目标是要比对方获得更多的分以战胜对方或将对方打倒而结束比赛，与此同时比赛者要力图避开对方的打击，是国际上开展得十分普遍的项目。常见的运动损伤部位为头、颈、面部。拳击运动员颈、脑损伤占首位，而且损伤较重，有急性的脑外伤、急性硬膜下出血、脑震荡、脑挫伤，常致伤残甚至危及生命。头部经常被打击易致脑内组织有小出血点，久之脑软化，产生"拳醉"，即运动员发生步态蹒跚、神昏不清等症状，还可引起眼部及耳听力损伤。此外，在拳击训练及比赛过程中，对于面部的伤害较为直接，容易造成牙齿脱落、鼻梁损伤，以及对视力有一定的影响，当面部损伤较为严重时，将对拳击运动员的职业生涯造成影响。

（二）散打

散打是两人按照一定的规则，并运用传统武术中的踢、打、摔等攻防技法制服对方、徒手对抗的格斗项目，是中国武术的重要竞赛形式，分为古传散手、现代散打。

散打常见的运动损伤部位有膝关节和踝关节。在散打运动中，运动员通常需要采用踢、打、摔等技巧，巧妙、有力、快速地攻击对手。双方同时提腿的时候，如果判断力不足，便可能导致猛烈的碰撞，从而导致膝关节出现损伤。散打还有单腿支撑，甚至 360°转体等动作，所以，散打所发生运动损伤部位以踝关节损伤较多。

（三）跆拳道

跆拳道是现代奥运会正式比赛项目之一，是一种主要使用手及脚进行格斗或对抗的运动，特点是手脚并用，以腿为主。常见的运动损伤部位有膝关节和踝关节。常见的运动损伤有踝扭伤，导致踝关节运动损伤的原因主要有两方面，分别为跆拳道运动特征及踝关节的解剖结构。这是因为就踝关节的解剖结构而言，其内踝高于外踝关节，且外踝韧带力量不及内踝处三角形韧带强，故而极易造成踝关节内翻现象的发生。跆拳道运动涉及较多的踢腿技术动作，运动员在进行跳跃旋转时或腾空后蹬和后旋踢等动作时，运动员脚一旦离开地面，在旋转脚落地的瞬间，如果出现重心不稳的状况，就会驱使脚的前外侧着地，而导致外侧副韧带出现损伤。

三、武术套路

武术套路既有徒手拳术，也有器械的刀术、枪术等，还有对练的套路。由于武术套路包含多种形式，损伤类型和部位也各有不同。常见运动损伤部位有腕关节、腰部和膝关节。腕关节损伤主要是运动员在练习器械、武术双人对练、手掌撑地时发生扭伤或拉伤。运动员在练习刀类项目时，腕关节需要进行屈伸、内外旋等动作，腕骨及腕骨周围的韧带、肌肉受到摩擦、牵扯从而导致腕关节闭合性损伤。此外，在训练时，做侧手翻、扫堂腿、倒立等动作时需要手掌撑地，完全承受全身的重量，腕关节所承载负荷较大，长期训练易造成损伤。武术套路腰部动作多、跟斗多，前空翻、后空翻、软翻等多，因此对腰的柔韧性、力量及灵活性要求高。运动员腰部肌肉易疲劳过度，致使肌肉、筋膜及韧带持续牵拉，使肌肉内的压力增加，血供受阻，这样肌纤维在收缩时消耗的能源得不到补充，产生大量乳酸，加之代谢产物得不到及时清除，积聚过多，会引起炎症、粘连。如此反复，会导致组织变性、增厚及挛缩，并刺激相应的神经引起腰部损伤。运动员在训练中经常练习跳跃等腾空动作，起跳和下落都需要膝关节的发力与支撑，同时还伴有扭转等难度动作，如在做腾空飞脚动作时，上步后，双腿需微蹲，起跳时膝部迅猛发力；落地时屈膝马步定式。这些类似的动作都在一定程度上加大了对膝部的挤压力度，长期训练易造成运动员膝关节损伤。

四、击剑

击剑是从古代剑术决斗中发展起来的一项体育项目。常见的运动损伤部位有肩关节、腰部和膝关节。击剑运动员在比赛或训练中经常需要做出快速刺击动作，这可能会对肩关节造成压力，导致肩袖损伤。由于击剑运动中需要频繁的扭转和弯曲动作，腰部容易发生肌肉拉伤或腰椎间盘突出等问题。运动员在移动和进攻时需要快速改变方向，这会增加膝关节的压力，导致膝关节的扭伤、半月板损伤或韧带损伤。

五、举重

举重是以举起的杠铃重量为胜负依据的竞赛项目。常见的运动损伤部位有腕关节、肩关节和腰部。在举重运动中，腕关节需要承受巨大的力量，特别是在提铃或翻腕时，手腕的屈肌需要有很大的收缩力量，这可能导致腕关节肌腱撕裂或撕脱骨折，以及手腕部韧带的损伤。举重运动中的抓举动作，要求肩部、肘部及腰部做出突然的过度背伸，这容易导致肩关节损伤。在举重过程中，腰部伸肌需要发挥重要作用。不当的力量使用或技术失误可能导致腰部损伤。

六、射击与射箭

（一）射击

射击是使用枪支对预先设置的各种目标进行射击，以命中精度计算成绩的一项体育运动项目。射击的枪种及比赛种类很多，损伤相对较少。常见的运动损伤部位有肩关节、腰部、手腕和手指。射击运动中，长期肩关节超长范围的转肩活动或一次突然的肩关节超长活动牵扯致伤，可能会引起肱二头肌长头肌腱鞘炎。射击时需要保持稳定的站立姿势，腰部肌肉长时间紧张可能导致腰部疼痛、肌肉劳损等问题。射击时，手腕和手指需要承受枪支的重量，长时间重复射击可能导致手腕和手指关节磨损、疼痛等问题。

（二）射箭

射箭是指借助弓的弹力将箭射出，在一定的距离内比赛精准度的体育运动。常见的运动损伤部位有肩关节、腰部、腕关节和手指。常见的运动损伤有冈上肌断裂，冈上肌是肩关节外展的启动肌肉，射箭开弓过程中，右侧肩关节处于内收位，肩关节经冠状面做上举动作，此时冈上肌肌腱容易受到喙肩弓及肩峰下滑囊的撞击和挤压，射箭运动员日常需要重复几百次这样的动作，很容易出现肌肉的疲劳和损伤，如果得不到休息和治疗，会出现冈上肌末端钙化、撕裂。射箭时需要保持稳定的站立姿势，腰部肌肉长时间紧张可能导致腰部疼痛、肌肉劳损等问题。射箭时，手腕和手指需要承受弓弦的拉力，长时间重复射箭可能导致手腕和手指关节磨损、疼痛等问题。

七、自行车运动

自行车运动分场地与公路两种。急性损伤较多见，主要因为比赛时运动员距离太近撞车摔倒所致，场地不平也是重要致伤原因。常见运动损伤部位有腕关节、腰部和膝关节。常见的运动损伤有尺神经麻痹，自行车运动中常见于豆骨部与车把压迫时间过久，压迫尺神经，通常表现为手部小肌肉萎缩、无力，手指精细动作减退或不能，尺侧腕屈肌麻痹，桡侧腕屈肌拮抗致手偏向桡侧；拇指收肌麻痹、拇展肌拮抗致拇指维持外展位；屈肌减退、伸肌过度收缩使掌指关节过伸，末指节屈曲呈爪形手，伴小鱼际肌及骨间肌萎缩。前臂中 1/3 和下 1/3 受损伤及尺神经时仅见手部小肌肉麻痹，感觉障碍主要表现为手背尺侧、小鱼际肌、小指和无名指尺侧半感觉减退或消失。骑行过程中，腰部肌肉长时间紧张，可能导致腰部疼痛、肌肉劳损等问题。骑行时，膝关节位置不佳或过度使用可能导致髌腱炎、半月板损伤等问题，表现为膝前痛、膝关节外侧疼痛等。

八、登山运动

登山运动是在特定要求下，从低海拔地形向高海拔山峰进行攀登的一项体育活动。常见的运动损伤部位有踝关节。常见的运动损伤有踝扭伤，主要发生于踝关节跖屈内翻动作，尤其是外侧韧带复合体损伤。山地户外运动的场所都是在丛林、山路，特点是道路不平、路面湿滑，在冬季的时候登山，气温低，道路可能有积雪，易出现意外而引起踝关节扭伤。

九、滑板运动

滑板运动是冲浪运动在陆地上的延伸，集滑雪、轮滑、体操于一体，又称为"陆面冲浪"运动。常见的运动损伤部位有踝关节、膝关节、腕关节和手部。常见的运动损伤有踝关节扭伤，滑板运动形式多样且丰富，跳跃、翻转动作几乎贯穿该运动项目，出于落地需求，为保证动作连贯性及保持身体平衡，运动员极易出现踝关节扭伤的问题，以旋后扭伤为多见，表现为距腓前韧带、跟腓韧带处压痛明显，踝关节压痛明显。膝关节在滑板运动中容易受到损伤，尤其是在运动员摔倒或做出高难度动作时，可能会造成半月板撕裂、前交叉韧带损伤等。滑板运动中，运动员需要用手腕和手指支撑身体，长时间的压迫和震动可能导致手腕的挫伤、腱鞘炎或手指的骨折。

十、街舞

街舞是体育与街头表演相结合的舞蹈，以身体动作舞蹈为基本内容，配合街舞风格音乐，单人或集体配合，是一项既有娱乐健身作用，又有表演性的体育运动。常见的运动损伤部位有踝关节、膝关节、腰部、腕关节和手部。街舞中频繁的跳跃、旋转和快速移动可能导致踝关节扭伤或拉伤。由于街舞中经常需要弯曲和伸展膝关节，尤其是在落地时，可能会对膝盖造成冲击，易导致半月板损伤、韧带损伤或滑膜炎。街舞中的某些动作可能需要弯曲或扭转腰部，这可能导致急性腰扭伤。街舞中经常需要用手腕和手指支撑身体，这可能导致手腕的挫伤或腱鞘炎。

本章即测即评

思考题

1. 浅述标枪运动员肘关节损伤与其专项技术之间的关联。
2. 试述游泳踝的特点及其防治措施。
3. 比较网球肘和羽毛球肘产生机制的差异。

实践训练

实践训练解
题思路

　　一名篮球运动员发现自己在运动后出现膝关节疼痛，在上、下楼梯时疼痛更为明显。该名运动员可能患有哪种运动损伤？如何进行检查？试讨论该种运动损伤发生的可能机制。

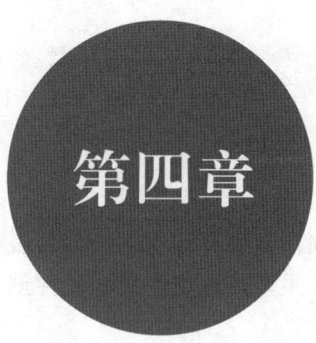

第四章　头颈部损伤与康复

章前导言 ···

　　头部的皮肤、肌肉和脑颅骨围成颅腔，其内容物包括脑组织、脑脊液、血液，颅腔对脑起到重要的保护作用。颈部解剖结构复杂，主要解剖结构包括颈椎，对颈椎起稳定作用的韧带和椎间盘，主要关节包括寰枕关节、寰枢关节和钩椎关节，颈部肌群主要由颈肌浅群和颈肌深群及舌骨上、下肌群组成。颈部有众多重要的血管、神经经过。颈椎横突孔内有椎动脉走行，椎间孔内有神经根穿出。颈椎活动度大，稳定性差，这可以保证头部在颈部肌肉的作用下完成不同方向的灵活运动。头颈部的解剖学和力学特点导致了这一部位受伤后，累及组织多，症状复杂，有些损伤可能危及生命。本章重点介绍体育运动中常见的脑损伤、颈部肌肉损伤、颈椎病和颈部挥鞭样损伤。

学习目标 ···

1. 了解头颈部的解剖学特征及常见运动损伤的处理原则。
2. 熟悉头颈部常见运动损伤的基本症状和体征。
3. 掌握头颈部常见运动损伤的损伤机制和康复训练方法。
4. 培养学生在实践中发现问题并解决问题的能力，使其懂得脚踏实地的重要性，促进学生在实践中成长。

第一节　脑损伤

运动性脑损伤分为急性损伤和慢性损伤两类。急性脑损伤常见有脑震荡、脑挫裂伤、颅内血肿等；慢性脑损伤主要为慢性创伤性脑病。本节主要讲述脑震荡和慢性创伤性脑病。

一、脑震荡

头颈部解剖
特征

脑震荡是指脑组织在外力作用下发生的一系列复杂的病理改变，从而出现短暂且可恢复的神经系统功能障碍。脑震荡属于最轻微的一种脑损伤，经合理治疗后大多数伤者可以痊愈。脑震荡可以单独发生，也可合并颅内血肿等其他颅脑损伤，临床上应注意鉴别诊断。脑震荡多发生于棒球、垒球、拳击、自行车、冰雪等运动项目。

（一）损伤机制

导致脑震荡发生的主要原因是头部受到直接暴力撞击或间接暴力震动。直接暴力撞击如棒垒球运动员头部被球棒击打，或被重而急的球击中，或运动中摔倒头部着地，更多则见于拳击运动中选手被击中头部等。间接暴力震动多见于运动中人体从高处落下臀部着地，其反作用力传递到头部而引起传导性损伤。

脑震荡的损伤机制至今仍有许多争议。一般认为，头部受到猛烈的撞击时，脑脊液经脑室系统突然快速移动，导致颅内压的瞬间变化；或脑干受到了机械性牵拉或扭转等机械应力的刺激，引起的暂时性中枢神经功能障碍。临床资料显示，脑震荡可能是最轻的弥漫性轴索损伤。

（二）症状体征

1. 意识障碍

损伤后立即出现，程度轻、时间短，可以短至数秒钟或数分钟，但一般不超过半小时。

2. 认知功能障碍

主要表现为近事遗忘、精神恍惚、定向力障碍、注意力不集中、记忆力下降、回答问题迟钝、重复语句等。其中，近事遗忘又称为逆行性遗忘，是脑震荡的重要特征，即伤者清醒后对受伤当时的情况及受伤经过不能表述，但对受伤前发生的事情却能清楚地回忆。

3. 情绪障碍

主要表现为烦躁、易怒、悲伤、忧郁、恐惧、情绪化、神经质等。

4. 睡眠障碍

主要表现为嗜睡或失眠等。

5. 其他症状

常伴有头痛、头晕、恶心、平衡障碍、视物模糊、厌食、呕吐、耳鸣、畏光、对噪声过度敏感、感觉减退等症状。

大部分患者的症状能在伤后 7~10 天内缓解，但有些严重的患者其症状可能持续数周、数月，甚至更长时间都无法完全缓解。儿童青少年的脑震荡症状通常比成年人持续更长时间，且恢复较慢。

（三）处理原则

（1）患者伤后应留院观察 2~3 天，定时观察意识、瞳孔和生命体征的变化，注意观察是否有剧烈头痛、呕吐和躁动不安等症状。必要时应做进一步检查，如 X 射线、CT 及腰穿等检查，以便及时发现可能并发的颅内血肿。

（2）患者应卧床休息 7~14 天。治疗和休息期间应避免过度使用脑，饮食清淡，作息规律，尽量减少外界刺激。

（3）临床症状明显者，应给予对症支持治疗。

二、慢性创伤性脑病

慢性创伤性脑病是指头部多次、反复受到外力打击而引起的一种迟发性、慢性脑损伤，又称为拳击者脑病或拳击醉态综合征。多见于拳击和自由搏击等项目，特别是职业拳击运动员。

（一）损伤机制

拳击训练及比赛中，运动员头颈部经常受打击是其致病的重要原因之一。其病理变化为受伤初期脑组织有小出血点及软化，久之积累成广泛的脑内小疤痕，出现脑萎缩。

（二）症状体征

患者头部有长期反复受外力打击的训练史。初起症状多出现在下肢，表现为走路蹒跚不稳、动作迟缓、惧怕比赛。随着病情继续发展，则可能出现手足震颤、记忆力减退、言语不清，甚至出现不自主地点头动作及行走困难等典型的帕金森症候群。

CT、MRI 及脑电图是较好的检查方法。

（三）处理原则

本病的治疗除了给予大量维生素及神经营养药物等支持治疗，一般无特效的治疗方法。

第二节　颈部肌肉损伤

颈部肌群分为颈浅肌群和颈深肌群。颈浅肌群主要包括颈阔肌和胸锁乳突肌，颈深肌群主要包括斜角肌、头颈夹肌和肩胛提肌。在体育运动中，容易发生损伤的颈部肌肉有胸锁乳突肌、斜角肌、肩胛提肌和头颈夹肌。本节主要讲述斜角肌损伤和头颈夹肌损伤。

一、斜角肌损伤

斜角肌为颈部深层肌肉，位于脊柱颈部的两侧，由前、中、后斜角肌组成。前斜角肌起于第 3~6 颈椎横突前结节，止于第 1 肋骨斜角肌结节；中斜角肌起于第 2~7 颈椎横突前结节，止于第 1 肋骨中部上方（肌纤维由内上斜向外下）。后斜角肌起于第 5~7 颈椎横突后结节，止于第 2 肋骨（图 4-2-1）。斜角肌的主要功能是可以使头部侧屈、回旋及前屈。若颈部固定，该肌收缩可上提第 1、2 肋，帮助呼吸。

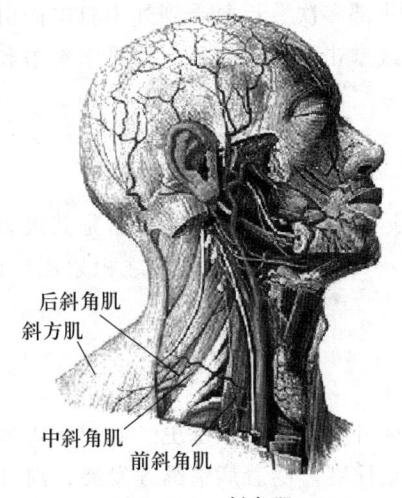

后斜角肌
斜方肌

中斜角肌
前斜角肌

图 4-2-1　斜角肌

（一）损伤机制

斜角肌损伤可分为急性损伤和慢性损伤。急性损伤多因头颈后伸、侧屈位猛力扭转所致，如足球运动中运动员头球摆动。慢性损伤多因头颈在侧屈或某个姿势固定位持续时间过长，斜角肌处于偏离中立位的紧张状态，造成过度疲劳而损伤。

斜角肌损伤的机制主要是水肿、痉挛、代偿性肥大，导致斜角肌间隙变小，锁骨上动静脉、臂丛神经受压，出现相应血管神经症状。

（二）症状体征

患者颈肩臂部疼痛，疼痛可向上肢扩散，或伴有患肢感觉异常、发凉等症状。严重病例或病程久者，可见握力下降，手部肌肉萎缩等症状。

检查时，可在锁骨上窝处触及肌肉钝厚、变硬、压痛并向上肢放散。臂丛神经牵拉试验阳性。

（三）处理原则

一般采用被动拉伸，训练激活相应肌肉，也可以采用局部推拿及针灸治疗。如是斜角肌与臂丛神经的相对位置异常，经多次手法治疗无效，可考虑手术松解。

二、头颈夹肌损伤

头夹肌在胸锁乳突肌上端的深面，起于第1~3胸椎棘突和第3~7颈椎项韧带，止于乳突后侧部和上项线的外侧部；颈夹肌在头夹肌的外侧和下方，起于第3~6胸椎棘突，止于第2~3颈椎横突后结节。一侧夹肌收缩使头转向同侧，双侧收缩使头颈后伸（图4-2-2，图4-2-3）。

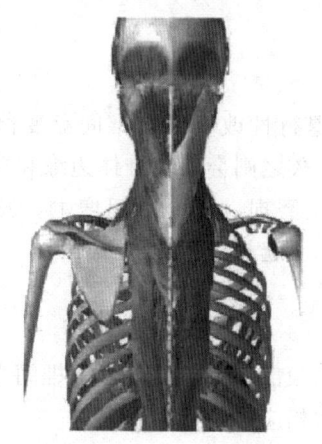
图4-2-2　头夹肌

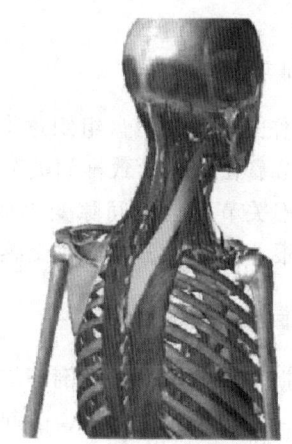
图4-2-3　颈夹肌

（一）损伤机制

颈部急性扭伤后，颈椎椎体内外平衡失调而错位、椎间孔变小时，使第2~5颈神经后支受到压迫或刺激，导致头颈夹肌痉挛。

慢性损伤主要由于长期伏案工作，低头屈颈，导致头颈部夹肌在较长时间处于过度紧张状态，造成局部组织水肿渗出，刺激肌肉发生痉挛。

（二）症状体征

颈部疼痛伴有活动功能障碍，前屈后伸时疼痛加重，起卧床困难，颈胸交界处有明显压痛，有时在局部还可扪及条索状或块状物等。

（三）处理原则

一般使用被动拉伸，激活训练头颈夹肌及其功能相关肌群，也可以采用局部针灸、推拿、理疗等治疗方法。

第三节　颈椎病

颈椎病是指因颈椎间盘退行性改变及其继发性椎间关节退行性改变所导致的脊髓、神经、血管等结构受压而表现出的一系列临床症候群。多发于 30～60 岁人群，发病率随年龄的增长而增高。轻者头、颈、肩、臂疼痛麻木，重者可致肢体瘫痪。对于运动人群来说，颈部负荷增加，累积性损伤而造成退行性改变，多见于击剑、摔跤、射击、射箭等项目运动员。

一、损伤机制

（一）颈椎退行性改变

随着年龄增长，颈椎间盘组织逐渐出现退行性改变，使椎间盘变薄，椎间隙变窄，韧带、关节囊松弛，导致椎间关节不稳，久之则会出现椎体边缘和关节面的骨质增生；同时钩椎关节面也因间隙变小而易发生磨损，从而引起增生。发展到一定程度，压迫神经根、椎动脉、脊髓或交感神经，引起相应症状和体征。

（二）颈椎急性损伤

各种急性损伤，如扭伤、跌倒等均可造成颈部韧带、关节囊、椎间盘等软组织不同程度的损伤，颈椎稳定性下降，引起颈椎病相应的临床症状。

（三）颈椎慢性损伤

运动训练时头部长时间保持在一个特定姿势，导致疲劳积累，颈椎内外环境平衡失调，促使颈椎发生代偿性骨质增生，刺激或压迫颈部相应组织，出现颈椎病的一系列症状。例如，射击射箭运动员瞄准击发时，或击剑运动员颈部频繁旋转和面罩的持续负载。

二、症状体征

颈椎病的症状依据病变部位、受压组织及压迫轻重的不同而不同。依据临床症状分为 4 种主要类型：神经根型、脊髓型、椎动脉型和交感神经型，但临床多见混合型。

（一）神经根型

1. 症状

（1）疼痛。表现为颈部疼痛伴上肢放射性痛，咳嗽、打喷嚏、排便、深呼吸可使疼痛加重。头颈部的活动或某种姿势和体位的改变，往往能加重或缓解疼痛，或引起突然的放射痛。

（2）麻木及感觉异常。多出现于手指和前臂。有的患者上肢和手部因颈部活动或某一姿势改变时麻木加重，大部分患者夜间症状加重。

2. 体征

椎间孔挤压试验、颈椎分离试验、臂丛神经牵拉试验阳性。

（二）脊髓型

1. 症状

主要表现为病变平面以下缓慢肢体麻木、发冷、疼痛，步态不稳，步态异常等。初期常呈间歇性，劳累、行走过多等可使症状加剧，易出现胸部束带感，呼吸困难。严重者出现膀胱、直肠问题，个别患者有性功能障碍。

2. 体征

表现为病变水平以下肢体呈不完全痉挛性瘫痪，肌张力增高，肌力减退，腱反射亢进，浅反射减弱，并出现病理反射。

3. 临床检查

脊髓造影和 MRI 可以显示脊髓受压情况。

（三）椎动脉型

1. 症状

（1）眩晕。突然转头或体位改变时发生眩晕或眩晕加重，伴耳鸣、耳聋、恶心、呕吐、眼震等症状。

（2）猝倒。头部突然姿势改变时，容易引发猝倒，醒后神志清楚，不伴有肢体功能障碍。体位性猝倒是椎动脉型颈椎病特有的症状。

（3）头痛。是椎-基底动脉供血不足引起侧支循环血管扩张的一种血管性头痛。头痛呈发作性或持续性，晨起或活动后加重。

（4）视觉障碍。由于大脑后动脉缺血，继发视觉中枢缺血性病损，引起视力减退、视物模糊、复视、眼前闪光、暗点、暂时性视野缺损甚至失明等视力障碍。

2. 体征

椎动脉扭转试验阳性。

（四）交感神经型

主要表现为交感神经兴奋或抑制症状，其中交感神经兴奋症状表现为视物模糊、视力下降、瞳孔扩大或缩小、产生头痛或偏头痛、耳鸣、听力下降、发音障碍等症状。抑制症状表现为头晕、眼花、流泪、鼻塞、心动过缓血压下降和胃肠胀气。面部出现发热、充血、麻木等症状。

三、处理原则

非手术治疗对大多数有症状的颈椎病患者有良好的疗效。一般使用被动拉伸、激活训练颈深肌群或颈部姿势控制训练；也可以采用局部针灸、推拿、理疗等治疗方法，包括颈椎牵引、颈围颈部制动、颈部理疗、改善不良工作体位和睡眠姿势。神经根型、椎动脉型和交感神经型早期主要采用非手术治疗，而且多数通过非手术治疗可以治愈。必要时可应用非甾体抗炎药和肌肉松弛剂、神经营养药等。

手术治疗多用于脊髓或神经根明显受压，影响正常生活和工作的患者；或神经根型疼痛剧烈，保守治疗无效者。

第四节　颈部挥鞭样损伤

颈部挥鞭样损伤是指头颈突然的过伸或过屈，导致颈部软组织承受过度应力而造成的骨或软组织损伤。常见于汽车或摩托车运动中急停时，或运动员比赛、训练中头部受到意外打击时。

一、损伤机制

头颈部在惯性的作用下，发生突然的过伸或过屈，导致肌肉撕裂、椎间盘周缘损伤和小关节的急性骨折或损伤等，甚至引发颈椎不稳。颈部软组织损伤可能是引起头痛及颈痛的主要原因。

二、症状体征

（一）症状

1. 颈部疼痛

颈后区钝痛，活动时疼痛加剧，可向头、肩、臂或肩胛间区放射，大多在1~2周自行缓解。

2. 头痛

枕部或枕下疼痛，并可向前颞部、眼眶及头顶区放射。

3. 其他症状

部分伤者可能有背痛和上肢放射痛，出现吞咽困难、头晕、视力障碍、颞下颌关节功能障碍，以及斜颈、前胸痛等症状。部分伤者还可能出现记忆力下降、行为和情绪异常等症状。

（二）体征

多数患者可出现感觉、运动功能障碍。X 射线检查时常无明显异常发现，颈椎椎前软组织阴影增宽时，应注意有无前纵韧带损伤，必要时应进行 MRI 检查。

三、处理原则

颈部挥鞭样损伤一般不会造成生命危险，但比较常见。关于挥鞭样损伤的治疗，目前尚无统一意见。绝大多数患者临床症状较轻，一般可选择非手术治疗的方法，缓解患者的疼痛尤其是颈痛症状。可采用常规物理因子治疗，应尽早开始功能锻炼，治疗效果不佳者考虑手术治疗。

第五节　头颈部损伤的运动康复与训练

颈部的肌肉主要分布在颈前三角区和颈后三角区两个地带，所参与的主要活动是支撑头部或摆动头部。头部的活动包括屈（头向前）、伸（头向后）、侧屈和侧伸（头向后上方）及旋转。由于颈部肌肉是左右成对进行的，因此所有的颈部肌肉都参与侧屈和侧伸运动。例如，右胸锁乳突肌有助于右侧屈，左胸锁乳突肌有助于右侧伸。

人们做牵伸训练时很少会考虑颈部肌肉，直到颈部僵硬时才意识到颈部柔韧性的问题。颈部僵硬通常与不正确的睡姿有关（如长时间坐飞机），同时任何身体活动都可能导致这一症状。做任何体育锻炼时，头部都应该放在比较平稳的位置，因此，对于头部位置起重要作用的运动（如打高尔夫球），或头部的快速运动对追踪物体的飞行很重要的运动（如使用球拍的运动）来说，僵硬的颈部会对运动产生消极的影响。颈部的柔韧性不好，通常是因为颈部保持在某一位置的时间过长。另外，锻炼后，颈部肌肉劳累也会使颈部僵硬。

由于颈部旋转时，所有的颈部肌肉都参与，因此牵伸颈部的肌肉比较容易。选择具体的颈部牵伸训练时，首先要考虑的问题是伸或屈是否会引起更严重的僵硬。一旦在屈或伸的活动中，柔韧性有了改善，就可以增加一些侧向运动的牵伸。

牵伸可以降低肌肉的紧张程度，肌肉的紧张程度降低后，身体会通过将肌肉绷得更紧与之抗衡。所以，肌肉的激活和训练要同时进行，只有让肌肉学会协同用力，正确用力，同时又保持正确的肌张力，才能够使颈部从肌肉层面保持良好的健康状态。

一、拉伸方法

（一）胸锁乳突肌

胸锁乳突肌的胸骨头起自胸骨柄前面，锁骨头起自锁骨内 1/3 段上缘，两头间的三角形间隙恰在胸锁关节上方，在体表即锁骨上小窝。该肌行向上后外方，止于乳突外面及上项线外侧 1/3。作用是使颈屈曲、对侧旋转。

1. 坐位被动拉伸（以右侧为例）

拉伸者采用坐姿，头部保持中立位，挺胸收腹，双肩下沉，下颌微收。辅助者用右手掌根部位压住拉伸者右侧锁骨内侧 1/2，将其胸锁乳突肌锁骨部固定。拉伸者头部向左侧侧屈至极限后，向右侧缓慢转动再还原反复进行 15~30 次（图 4-5-1）。注意：头部在向右侧转动的过程中，右侧下颌骨微微向上抬起。

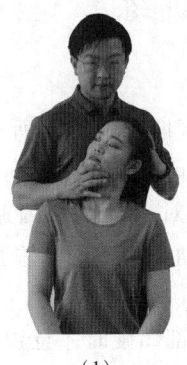 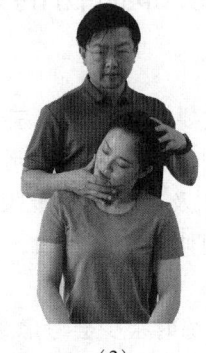

（1）　　　　　　　　　　　　　　（2）

图 4-5-1　胸锁乳突肌坐位被动拉伸

2. 自主 PNF 拉伸（以左侧为例）

拉伸者取坐姿，头部保持中立位，挺胸收腹，双肩下沉，下颌微收。用右手掌根部压住自己头部的左侧上方。头部向右侧侧屈至极限后，向左侧缓慢转动对抗右手的压力，坚持 5~10 s 再还原，反复进行 15~30 次。注意：第三步头部在向左侧抗阻转动的过程中，左侧下颌骨微微向上抬起。

（二）斜方肌

斜方肌根据其肌纤维走向分成上、中、下三部分。斜方肌起自上项线、枕外隆凸、项韧带及全部胸椎棘突，止于锁骨外 1/3 处、肩峰、肩胛冈。上部肌束收缩可上提肩胛骨，下部肌束收缩可使肩胛骨下降，全肌收缩可使肩胛骨向脊柱靠拢。

自我拉伸（以左侧为例）

拉伸者双脚分开，相互平行，并保持其间距与肩同宽，身体直立，右手放置于头部左侧，微微发力。将头部向右侧移动，直到颈部左侧感觉到明显的拉伸感即可。将脸部转向右侧肩部，使得颈部持续感受到拉伸感。保持该动作不变，持续 15 s。换另一侧，按照原顺序重复该组动作（图 4-5-2）。

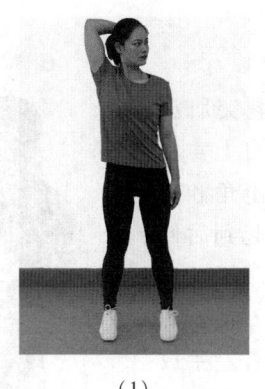 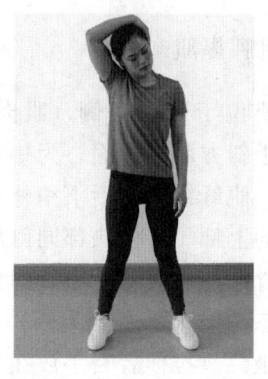

（1）   （2）

图 4-5-2　斜方肌自我拉伸

（三）斜角肌

前、中、后斜角肌，均起自颈椎横突，纤维斜向外下，分别止于第 1、第 2 肋骨。前斜角肌起于第 3~6 颈椎横突前结节，止于第 1 肋骨的上缘里面，使颈同侧屈，对侧旋，前屈，上提第 1 肋骨；中斜角肌起于第 2~7 颈椎横突后结节，止于第 1 肋骨上缘外面，使颈同侧屈，对侧旋，前屈，上提第 1 肋骨；后斜角肌起于第 5~7 颈椎横突后结节，止于第 2 肋骨侧面，使颈同侧屈、对侧旋、前屈、上提第 2 肋骨。

1. 坐位主动拉伸（以右侧为例）

拉伸者坐位。右手掌根压实左肩，左手压在头部偏右侧，左手用力将头向左侧侧屈，持续 5~10 s 再还原，反复进行 15~30 次（图 4-5-3）。

2. 主动动态拉伸（以左侧为例）

拉伸者取站立位。头部保持中立位，下颌微收，两肩下沉，挺胸收腹，背部挺直。右手掌根压实左肩以固定附着于肋骨上的斜角肌。头部向右侧缓慢侧屈至极限同时略向左侧旋转后，持续 5~10 s 再还原，反复进行 15~30 次，可以充分地伸展斜角肌的前中后束（图 4-5-4）。

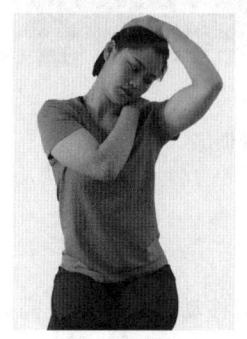 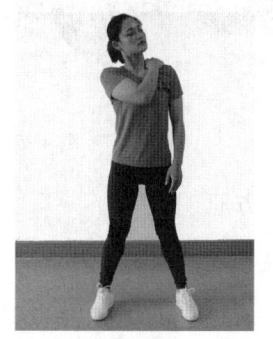

图 4-5-3　斜角肌坐位主动拉伸　　　　图 4-5-4　斜角肌主动动态拉伸
（以右侧为例）　　　　　　　　　　（以左侧为例）

坐位主动拉伸（以右侧为例）

主动动态拉伸（以左侧为例）

（四）肩胛提肌

被动动态拉伸（以右侧为例）

肩胛提肌位于颈项两侧，肌肉上部位于胸锁乳突肌深侧，下部位于斜方肌的深面，为一对带状长肌，起自上4块颈椎的横突，肌纤维斜向后下稍外方，止于肩胛骨上角和肩胛骨脊柱缘的上部。可使头部同侧屈，同侧旋转，起到后伸及上提肩胛骨并使肩胛骨下回旋的作用。

被动动态拉伸（以右侧为例）

拉伸者坐位。拉伸者右手放在自己左肩。辅助者左手放在拉伸者偏右侧头部，另一手放在拉伸者右肩。辅助者使拉伸者头向左侧旋转并侧屈，持续5~10 s再还原，反复进行15~30次（图4-5-5）。

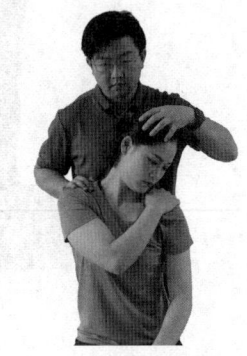

图4-5-5　肩胛提肌被动动态拉伸（以右侧为例）

二、激活与力量训练

（一）胸锁乳突肌

1. 激活

练习者取站立位。挺胸收腹，头部直立，吸气时下颌收紧，呼气时保持下颌收紧，同时头部垂直向上主动提升，反复呼吸10~15组。

2. 力量训练

练习者取仰卧位，头部伸出床沿悬空。保持头部与躯干一条直线同时下颌收紧，保持10~20 s等长抗重力收缩，以抵抗重力（图4-5-6）。

胸锁乳突肌力量训练

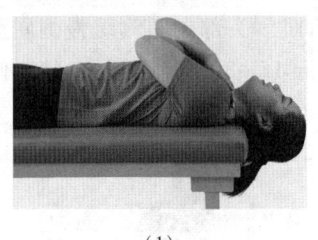
（1）

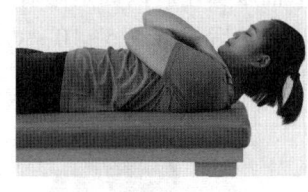
（2）

图4-5-6　胸锁乳突肌力量训练

（二）斜方肌

斜方肌力量训练

力量训练

练习者双手握持哑铃，两肩分别尽力向两耳方向移动，肩抬到最高处时，保持收缩5~10 s后，缓慢下放，放到最低点时，感觉到双肩充分向下伸展。练习时要确保两肩上下运动（图4-5-7）。

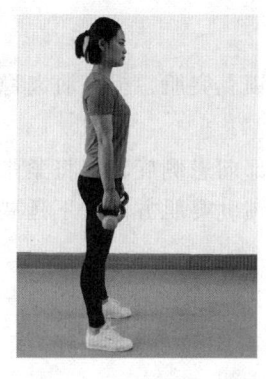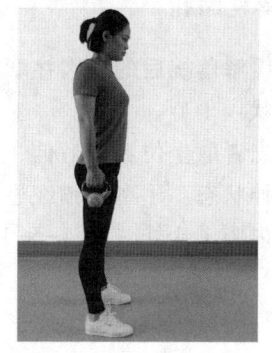

（1） （2）

图 4-5-7　斜方肌力量训练

（三）斜角肌

激活

练习者双手握持弹力带，绕于枕后，将弹力带水平前拉，头部保持直立位，下颌收紧，保持 5~10 s（图 4-5-8）。

斜角肌激活

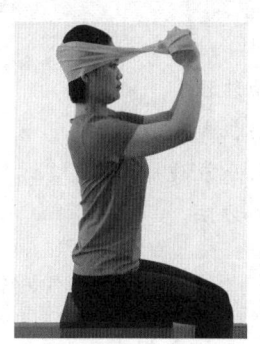

图 4-5-8　斜角肌激活

三、贴扎方法

（一）头前伸导致颈部不适的纠正性贴扎

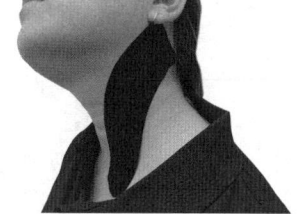

目的：缓解头前伸姿势带来的颈部不适。

肌贴形状：Y 型、X 型

方法：患者取坐位，低头，X 型贴锚点在颈部不适的正中处，尾分别向四边以 10% 的拉力延展贴扎。Y 型贴锚点置于 T_3 棘突处，即头夹肌起点的下方，尾分别向两边乳突方向，以 20% 的拉力延展贴扎（图 4-5-9）。

图 4-5-9　头前伸导致颈部不适的纠正性贴扎

头前伸导致颈部不适的纠正性贴扎

（二）落枕贴扎

目的：缓解落枕后的肌肉痉挛，放松紧张的胸锁乳突肌，提高肌肉稳定性。

肌贴形状：Ⅰ型。

方法：患者取坐位，头后伸，向健侧侧屈，面部向患侧旋转，将紧张的胸锁乳突肌保持在拉伸状态。Ⅰ型贴锚在患侧乳突处，沿胸锁乳突肌方向向下延展，止于胸锁关节及锁骨内侧1/3处（图4-5-10）。

落枕贴扎

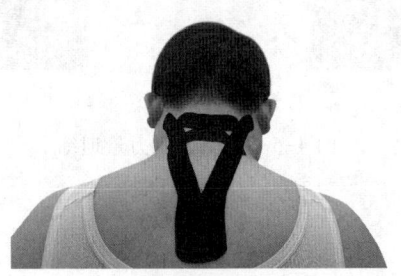
图 4-5-10　落枕贴扎

思考题

本章即测即评

1. 脑震荡患者如何进行现场处理？
2. 慢性创伤性脑损伤的损伤机制是什么？
3. 简述颈椎病的类型及其临床表现。
4. 简述颈部常见肌肉的拉伸方法。

实践训练

实践训练解题思路

男性游泳运动员，某日训练后感觉右侧颈肩臂部疼痛无力，右侧上肢上举时，疼痛减轻，臂丛神经牵拉试验阳性。请根据描述，回答以下问题：

1. 初步诊断为何损伤？
2. 如何进行运动康复训练？

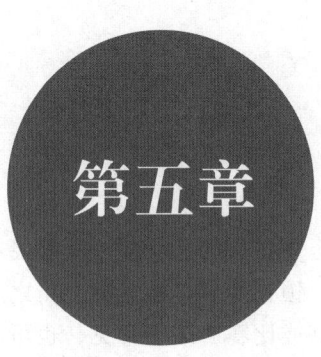

第五章　肩部损伤与康复

章前导言 ···

　　几乎所有的体育运动都离不开肩部和手臂部的运动。肩部连接上肢与躯干，解剖结构复杂，由盂肱关节、肩锁关节、胸锁关节、肩胛胸壁间关节等多个关节组成，周围肌肉和韧带数量较多。肩部运动形式具有复杂性和多向性，相邻关节较多，活动范围大，是上肢灵活运动的基础，也是运动损伤的多发部位。《内经·举痛论》中有关于肩部损伤的记载。本章重点介绍体育运动中常见的锁骨骨折、肩关节脱位、肩袖损伤、肩峰下滑囊炎等。

学习目标 ···

1. 了解肩部的解剖学特征及肩部常见运动损伤的处理原则。
2. 熟悉肩部的常见运动损伤基本症状体征。
3. 掌握肩部运动损伤的发病机制和康复训练方法。

第一节　锁骨骨折

　　锁骨是唯一直接与躯干相连的上肢骨，具有固定上肢、支持肩胛骨、便于上肢灵活运动的功能，同时也对上肢大血管、神经具有保护作用。锁骨骨折是常见的骨折之一，多数为闭合性骨折。一般以马术、摩托车和自行车训练或比赛中最为常见，也可见于橄榄球、足球等身体对抗性运动项目。

一、损伤机制

　　引起骨折的原因可分为直接暴力和传导性暴力两种因素，其中绝大多数锁骨骨折由传导性暴力所致。锁骨发生骨折后，因上肢重力和锁骨周围肌肉收缩的影响，骨折近端由于胸锁乳突肌作用向后、向上移位，骨折远端由于肢体重量及胸大肌的牵拉向下、向前移位。

（一）直接暴力

　　常见于橄榄球、足球等身体对抗性运动项目。由于锁骨直接受到撞击，容易发生粉碎性骨折。锁骨骨折后，若移位明显，则容易引起臂丛神经损伤。

（二）传导性暴力

　　多见于从高处跌落，肘或肩部外侧着地，冲击力沿着骨、关节传导到肩锁关节和胸锁关节，使弯曲的锁骨受到挤压而形成骨折。

二、症状体征

（一）症状

　　伤后即引起患侧上肢活动痛，疼痛局限于锁骨及其关节部位。少数伤者疼痛可累及上肢或头颈部。

（二）体征

　　骨折部隆起、肿胀、压痛，或出现骨摩擦音。但对于儿童青枝骨折应需要特别注意识别。部分患者可能会合并关节脱位、血管损伤及神经损伤。

　　1. 关节脱位

　　根据肩锁、胸锁关节的间隙，可以初步判定是否有关节脱位及半脱位。

　　2. 血管损伤

　　根据患侧上肢的尺桡动脉搏动，肢端皮肤温度与色泽，可初步判断锁骨下血管是否损伤。

3. 神经损伤

根据手臂部痛觉或异常感觉的部位，可以初步判定是否有臂丛神经损伤。

三、处理原则

（一）一般处理

儿童的青枝骨折和成年人的无移位骨折可不做特殊治疗，仅用三角巾悬吊患肢3~6周即可开始活动，可使用热疗改善血液循环，加快损伤愈合。

（二）康复训练

在患肩固定及限制活动期间，要进行患侧肢体的抗阻训练。复位固定的患者一般采用去枕平卧位，肩部垫一软枕，使肩部保持后伸位置。康复早期，治疗师协助患者做肘、腕、指的屈伸动作；解除固定后，可逐渐做肩关节的全范围锻炼，防止肩关节因固定时间过长导致的活动功能受限。

（三）其他方法

1. 手法复位法

主要适用于锁骨中段骨折的治疗。成年人锁骨骨折后由于受肌肉和体重牵拉的影响，一般在采用手法牵引整复的基础上，再进行"∞"字绷带或锁骨带及双圈固定，固定时间一般为5~6周。

2. 手术复位

有以下情况者，采用手术治疗，术后用三角巾悬吊4周。

（1）合并有锁骨下神经血管损伤。

（2）骨折端间有软组织嵌入，影响骨愈合。

（3）开放骨折。

（4）多发骨折时，尤其同一肢体多发骨折时，可选择性应用。

第二节　肩关节前脱位

肩关节脱位通常是指盂肱关节脱位，其发生率占全身关节脱位的40%以上，这与肩关节的解剖特点和活动形式有关。肩关节的肩胛骨盂窝浅、肱骨头大、关节囊松弛，加之肩胛骨自身发生升降、旋转等动作，在受到强大的外力作用时，容易发生肩关节脱位，多见于举重、投掷、体操等运动项目。

按肱骨头脱出关节囊外的位置与方向，肩关节脱位分为肩关节前脱位和肩关节后脱位，以肩关节前脱位最为常见。肩关节脱位若在首次治疗不当，则可能发生习惯性

肩关节脱位
拓展阅读

肩关节脱位。

一、损伤机制

（一）间接暴力

间接暴力是肩关节前脱位发生的主要原因。例如，运动过程中突然跌倒，上肢处于外展、外旋位，手掌或肘部着地。此时，肩关节前下方的关节囊等组织处于拉伸紧张状态，肩峰可形成一个支点顶住肱骨的颈部，肱骨头朝向关节囊前下方，来自地面的作用力则可通过肱骨传导至关节囊，当外力超过关节囊的强度时，肱骨头可冲破关节囊的束缚，而发生肩关节前脱位。

（二）直接暴力

直接暴力包括从肩关节后方撞击肱骨头，使肱骨头冲破关节囊前方而脱出关节囊外导致关节脱位；或肩部肌肉突然强力收缩，发生肩关节脱位；或癫痫发作等情况下的上臂极度后伸，也会发生肩关节前脱位。

二、症状体征

（一）症状

外伤后，伤肢呈被迫体位，关节功能障碍，弹力性固定，臼内空虚感，以及疼痛、肿胀、压痛、皮下瘀血等。

（二）体征

1. 功能障碍

肩关节功能障碍是多方向活动受限，主动及被动活动均受限。患者拒绝做任何上臂内收或内旋动作，常将身体倾向伤侧，以保持上臂于下垂位。

2. 肩部畸形

患侧肩部及上肢与正常人比较：① 肩部失去正常膨隆丰满的外形，肩峰明显突出，下部空虚，形成"角肩"或"方肩"畸形；② 自肩峰到肱骨外上髁的距离比健侧长，伤侧上臂处于内旋位并与躯干稍分开而保持 $20° \sim 30°$；③ 大多数病例均可在肩关节前方、腋下或锁骨下处触及球形肱骨头。

3. 杜加征阳性

杜加征阳性是判断肩关节脱位的特殊体征，X 射线检查不仅可以诊断脱位的类型，而且可以明确是否有骨折等并发症的发生。

三、处理原则

由于肩部组织受力较大，脱位同时可能合并肱骨解剖颈骨折、臂丛神经和血管及软组织损伤，宜及早治疗。

（一）一般处理

首先，进行闭合复位，"∞"绷带固定，然后对症处理。症状较轻者，最初 24～48 h 局部冰敷，然后可以采用热疗法及活血止痛的药物，减轻疼痛和肿胀，患肢用三角巾悬吊，直至疼痛消失。一般而言，复位后关节相对稳定者，仍需固定 4 周左右，防止后遗习惯性脱位。

（二）康复训练

肩关节前脱位的患者复位后需要进行运动康复训练，基本原则如下：
（1）肩关节稳定性训练以肩胛胸壁关节稳定性训练为主。
（2）肩关节灵活性训练以盂肱关节的灵活性训练为主。

（三）其他方法

1. 手法复位
手法复位一般对周围组织损伤小，无后遗症和并发症，是治疗肩关节前脱位的首选方法，大部分患者通过手法治疗可以直接复位，最常用的方法是手牵足蹬法。
2. 手术复位
以下情况宜采用手术复位：
（1）肩关节前脱位合并神经、血管损伤，最常见的为臂丛神经及腋动脉损伤，应手术切开，解除压迫，修复损伤的血管和神经。
（2）肩关节前脱位合并肱二头肌长头肌腱或肩袖断裂，阻碍肱骨头复位，导致闭合复位失败的患者。
（3）肩关节脱位合并肱骨大结节撕脱骨折，影响关节复位者。
（4）肩关节前脱位合并肱骨外科颈或肱骨头骨折者。

第三节　肩袖损伤

肩袖是人体肩胛下肌、冈上肌、冈下肌和小圆肌 4 块肌肉及其肌腱，分别从肩关节的前方、上方、后方依次包绕肱骨头，形成"袖状"结构，又称为肌腱袖。运动性肩袖损伤在不同年龄均可发生，多见于游泳、羽毛球、排球、网球、标枪等运动项目。肩袖易发生损伤部位依次为冈上肌、肩胛下肌、冈下肌和小圆肌，或多块肌肉同时累及。

肩袖的结构
与功能

一、损伤机制

肩袖损伤常见的机制有血运学说、退变学说、撞击学说和创伤学说。

（一）血运学说

肩袖损伤的原因

由于肩袖在肱骨头部是上方腱组织，在上臂处于内收、中立位等休息体位时，呈现紧张状态，而且承受肩峰的压迫，冈上肌呈缺血状态。冈上肌、冈下肌止点处均有明显的缺血表现，这些乏血管区是导致肩袖退变和撕裂的内在因素。

（二）退变学说

肩袖损伤随着年龄的增长而概率增高，肩袖组织变性、钙化、弹性下降，肌纤维在止点处排列紊乱，断裂及有骨赘形成等，成为肩袖断裂的重要原因。从事体力劳动者和优势手一侧更易发生肩袖损伤。

（三）撞击学说

撞击学说认为，肩袖损伤是由于肩峰下发生撞击所致，这种撞击大多发生在肩峰前1/3部位和肩锁关节下面喙肩弓下方，依据撞击征发生的解剖部位而将其分为冈上肌腱出口部撞击征和非出口部撞击征，冈上肌腱在肩峰与大结节之间通过，肱二头肌长头腱位于冈上肌深面，越过肱骨头上方止于顶部或肩盂上粗隆。肩关节运动时，这两个肌腱在喙肩弓下往复移动，肩峰及肩峰下结构的退变或发育异常，或因动力原因引起的盂肱关节不稳定，均可导致冈上肌腱、肱二头肌长头腱及肩峰下肌腱的撞击性损伤。

（四）创伤学说

创伤学说认为，劳动作业、运动训练及其他外在暴力等，都可成为引发肩袖损伤的因素。创伤可根据致伤暴力大小而分为重度暴力创伤与反复的微小创伤，后者在肩袖损伤中比前者更重要，日常生活活动或运动中的反复微小损伤造成肌腱内肌纤维的微断裂，这种微断裂若无足够的时间修复，将进一步发展为部分或全层肌腱撕裂，这种病理过程在从事投掷运动的职业运动员中较为常见。

二、症状体征

（一）症状

疼痛是肩袖损伤的早期主要症状，初期呈间歇性，在劳作后及夜间患侧卧位症状加重，休息后减轻。

（1）冈上肌损伤发病缓慢，肩部外侧渐进性疼痛，上臂外展 60°～120°（疼痛弧）时肩部疼痛剧烈，在冈上肌止点处常有压痛，压痛点随肱骨头的旋转而移动。

（2）冈下肌、小圆肌损伤，肩胛冈下疼痛，在冈下窝及肱骨大结节处有明显压痛，压之酸胀明显，并向上肢放射，影响肩关节活动，尤其是肩外展、外旋困难。

（3）肩胛下肌损伤，肩关节慢性活动痛，内旋时疼痛加重。肩胛下肌撕裂产生的疼痛，通常发生在肩关节水平以下的手臂运动中。

（4）伴有慢性肩峰下滑囊炎的患者，疼痛呈持续性和顽固性。

（5）肩袖失能超过一个月及慢性肩袖损伤时，冈上肌、冈下肌可呈现失用性肌萎缩。

（二）体征

1. 肩袖肌群肌力减弱

这是肩袖损伤的重要体征。肩袖损伤还可能导致肱骨头接近关节盂中心的稳定性下降。在肩关节松弛状态下进行肩关节抽屉试验，可感觉到肱骨头在关节盂的移动，冈上肌的急性撕裂可能导致复发性的前方失稳。

2. 肩袖损伤常见的特殊检查

（1）冈上肌试验。肩关节空罐/满罐试验、坠臂试验。

（2）冈上肌撞击试验。Hawkins 撞击试验。

（3）冈下肌-小圆肌。肩关节外旋不足试验（Lag 试验）。

（4）肩胛下肌检查。离背试验（Lift-off 试验）。

3. 其他检查

盂肱关节造影安全简单，可明确判定肩袖的损伤程度和具体部位；X 射线检查一般无特异性改变，但可排除肩部骨折或脱位。

三、处理原则

（一）一般处理

肩袖不完全损伤，可行非手术治疗。如热敷、超声、中频电治疗等；必要时可口服非甾体抗炎药，疼痛较为严重时，可应用局部封闭注射，保守治疗无效，考虑关节镜下修补术。

（二）康复训练

强化肩部力量，改善神经肌肉控制，增强肩关节稳定性，逐渐恢复各项功能活动；进行肌肉激活、力量训练和拉伸等。

（三）其他方法

肩袖大部分撕裂及完全断裂者，诊断明确，应及早手术。术后肩用"人字"石膏固定于外展前屈外旋位 6~8 周，以后加强肩部的功能锻炼，防止肌萎缩。对陈旧损伤疼痛严重、功能障碍者，可切除粘连后再进行手法治疗。

第四节　肱二头肌长头腱损伤

肱二头肌长头腱起自肩胛骨盂上结节处，向外紧贴肱骨头关节面进入结节间沟。结节间沟中的肱二头肌长头腱的重要作用之一是向下压住肱骨头，确保肩关节活动过程中的稳定性。肱二头肌长头腱周围有滑膜鞘包绕，结节间沟被肱横韧带所覆盖。肱二头肌收缩或肱骨转动（肩关节内、外旋），肱二头肌长头腱和肱横韧带之间会产生摩擦，导致损伤的发生。

一、肱二头肌长头腱腱鞘炎

（一）损伤机制

肱二头肌长头腱腱鞘炎多见于羽毛球、标枪、吊环、单杠、举重及排球等运动项目。这些项目的运动员肩关节超常范围转肩，如标枪的投掷、羽毛球的引拍扣杀等动作，以及体操吊环、单杠、高低杠中的转肩动作等，均可使肱二头肌长头腱在结节间沟中横行或纵行滑动，长期反复则可导致肌腱及其周围组织发生退变、粘连等。尤其是当结节间沟有先天性变异，或因肱骨外科颈骨折，使沟底变浅，表面粗糙，更易导致肌腱的损伤。

另外，任何肩关节及其周围的慢性炎症，都可伤及肱二头肌长头腱的腱鞘，导致肱二头肌长头腱腱鞘炎症的发生。

（二）症状体征

1. 症状

患者肩前部疼痛，压痛点较局限在结节间沟处。肩关节活动时，除上臂外展、上举、在向后伸做"反弓"时疼痛外，其他方向活动时疼痛均不明显或不发生疼痛。

2. 体征

（1）压痛。肱骨结节间沟及其肱二头肌长头腱处压痛是本病主要体征。有时可触及局部条索状物，提物或使肱二头肌收缩并克服阻力（屈肘或前臂旋后）时，均可使结节间沟处产生疼痛，或疼痛加剧。

（2）屈肘抗阻力试验。当抗阻力屈肘及前臂旋后时，在肱二头肌长头腱处出现剧烈疼痛，即为屈肘抗阻力试验阳性。

X 射线检查一般无异常改变，严重时可有骨质疏松，或发现肌腱有硬化的现象。

（三）处理原则

1. 一般处理

休息、制动。急性期最好停止训练，用三角巾将上肢悬吊，限制各种引起疼痛的活动。可选用湿热敷、超声、中频电治疗等物理因子治疗，必要时口服非甾体抗炎药，减轻疼痛。

2. 康复训练

可进行肩袖及肩带肌的力量训练，对肩关节不稳引起的炎症通常有较好的疗效。

3. 其他方法

经半年以上保守治疗无效，且症状严重者，可考虑手术治疗。

二、肱二头肌长头腱脱位

（一）损伤机制

肱二头肌长头腱的脱位可分为习惯性和外伤性两种。

1. 习惯性

多见于先天性肱骨小结节发育不良，结节间沟内侧壁坡度变小；或因关节退行性改变，结节间沟底部骨质增生，沟床变浅；或因胸大肌和肩胛下肌止点撕裂或松弛，肱二头肌腱长头弛缓或延长，引起肱二头肌长头腱脱位。

2. 外伤性

多见于肩关节脱位或骨折的并发症，如肩关节脱位、肱骨大结节或肱骨外科颈骨折等引起结节间沟上肱骨横韧带撕裂，肱二头肌长头腱自沟内脱出；还可见于标枪等投掷运动项目，如标枪投枪时的肩于外展、外旋位时突然发力，使肱骨突然内旋，肌腱从结节间沟内向前滑动，强力撞击肱骨横韧带而使其断裂，导致肱二头肌长头腱脱位。

（二）症状体征

1. 症状

（1）习惯性肱二头肌长头腱脱位。肱二头肌长头腱部位经常性酸痛，活动后加重；上臂屈伸无力，在抗阻力下屈肘或屈肩时肩前部疼痛明显。

（2）外伤性肱二头肌长头腱脱位。多伴有其他严重性损伤，如肩关节脱位或肱骨外科颈骨折等；或有投掷动作后，立即感到肩前部疼痛、肩关节活动受限，被动活动则加重疼痛。

2. 体征

（1）习惯性肱二头肌长头腱脱位，肩前压痛明显。由于肩外展、外旋和后伸时，肱二头肌长头腱滑过小结节而发出的"弹响"，也是诊断本病的重要体征。上臂进行外展、内收或旋转活动时，肩前肱骨头处可摸到来回滑动的条索状物（肱二头肌长头腱），按之疼痛并向上肢内侧扩散，但肌肉强壮者不易摸到。

（2）外伤性肱二头肌长头腱脱位，导致肩关节活动受限。上臂呈内旋位，肩关节的外展、内收、外旋、内旋等各方向的活动均明显受限。

X 射线显示结节间沟较浅，或有结节间沟的沟缘骨唇，均可帮助诊断。

（三）处理原则

1. 一般处理

急性损伤病例，应冰敷、压迫止血。损伤较轻者，可采用非手术治疗，用三角巾悬吊，固定肩关节于内旋、肘屈位 2~3 周。疼痛剧烈者，可采用普鲁卡因局部封闭。习惯性或外伤性肱二头肌长头腱脱位，均可采用手法治疗。

2. 康复训练

急性症状消退，立刻开始主动活动。绝大多数脱位都是长头腱向内滑过肱骨小结节，治疗时应先使患肩内收、内旋以使该腱放松。

3. 其他方法

反复脱位而手法治疗无效病例，可考虑手术治疗。

第五节　肩峰下滑囊炎

肩峰下滑囊位于人体肩峰、喙肩韧带和三角肌深面筋膜的下方，肩袖和肱骨大结节的上方。滑囊内部有滑液膜覆盖，主要功能是避免肩关节外展时肱骨大结节与肩峰下面发生摩擦。正常情况下，滑囊内上、下两壁贴得很紧，滑囊内几乎没有液体成分存在。肩峰下滑囊炎常见于从事排球、游泳、投掷等运动项目的运动员。

一、损伤机制

肩峰下滑囊一方面协助上述两层肌肉运动顺利进行，另一方面保证冈上肌顺利通过肩峰下进行外展运动。当过度活动或慢性劳损后，滑囊内积液增多，滑囊呈现出囊状结构，妨碍上臂外展和肩关节的旋转活动。

冈上肌肌腱卡压是引起肩峰下滑囊炎最常见的原因，因为冈上肌肌腱在肩峰下滑囊的底部，当冈上肌肌腱发生损伤时，肩峰下滑囊同时受影响。一方面，当肩部遭受明显的直接外力或间接外力撞击时，滑囊壁受损，组织液渗出，滑囊内液体增多，形成急性滑囊炎；另一方面，肩部过度的外展、上举及旋转动作，导致肱骨大结节与肩峰之间的滑囊受到长期反复挤压，并摩擦冈上肌，可引起囊壁增厚、变性及粘连等退行性改变，导致肩峰下滑囊及其周围软组织炎症发生。

二、症状体征

（一）症状

肩部广泛疼痛，肩关节运动受限和局限性压痛是肩部滑囊炎的主要症状。疼痛多为逐渐加重，以及肩部过度活动时加重或夜间疼痛明显，尤其在肩关节外展和外旋动作时（挤压肩峰下滑囊）疼痛加重。

（二）体征

肩关节的肩峰下、大结节等处有压痛点，可随肱骨的旋转而移位。当滑囊肿胀积液时，整个肩关节区域和三角肌部均有压痛。若滑囊积液或增厚时，局部可触及囊性包块。晚期可见肩胛带肌肉萎缩。

三、处理原则

（一）一般处理

1. 急性期

应以制动、止痛，防止滑囊粘连和恢复肩关节的功能为原则。局部肿胀疼痛明显者，可穿刺滑囊，抽出液体，并同时进行局部包扎、压迫。

2. 慢性期

可以采用推拿或热敷、超短波等物理疗法。

（二）康复训练

慢性期可进行肩部功能训练，通过局部肌肉功能训练以改变肩峰相对位置，减轻卡压症状。

（三）其他方法

若滑膜已经增厚，或伴有肩袖部分断裂，非手术疗法无效时，可实施滑囊切除手术。无论是急性还是慢性滑囊炎，在肿胀消除后，都应及早进行肩关节功能锻炼，防止肌肉萎缩和滑膜粘连。

第六节　体育运动特定肩关节损伤

体育运动作为人们生活的重要组成部分，在人们的健康生活中占有着重要的地位，如何科学运动成为当前研究的热点。由于肩关节的活动具有复杂性和多向性的特点，成为运动损伤的多发部位。

一、投掷肩

投掷肩主要是指从事投掷项目的运动员，在投掷训练过程中过度使用肩关节而造成的肩关节及其周围组织的慢性复合性损伤。广义的投掷肩是指盂肱关节的损伤及其周围相关关节和组织的损伤。狭义的投掷肩是指由于肩关节过度使用，造成盂肱关节

投掷肩（SLAP损伤）

组织结构的损伤，以疼痛和功能受限为主要临床症状。

投掷运动主要易造成三角肌前部、肱二头肌及肩袖的损伤，投掷后则可能使关节囊后部撕裂。棒球、网球等运动主要易造成肩关节囊后部损伤和肩袖的撕裂；铁饼、铅球、标枪投掷后产生巨大的离心力，引起肩关节周围肌肉收缩，可导致肩胛骨的固定肌损伤，如菱形肌、前锯肌损伤。

投掷运动动
作分析

（一）损伤机制

长期投掷动作会使优势侧肩关节内旋肌（如肩胛下肌、大圆肌）肌力、肌张力相对增加，肩关节肱骨头相对移至关节盂后上方，导致外展外旋时出现不稳现象。应力加于后方关节囊，使其增厚挛缩，同时发生前方关节囊松弛。肱骨近端骨骺增宽、肱骨增长，肱骨后倾角增大，使运动弧发生变化，肩关节内旋受限。肩胛骨在躯干力量传递到肱骨时起到关键作用，运动员过度投掷运动，削弱了后方肩袖和肩胛骨稳定肌群，会出现肩胛骨不对称现象。

反复的投掷动作容易导致肩关节较广泛的损伤。在减速阶段，反复巨大的牵引力作用于盂肱关节，在击发阶段，为产生更大的力，肱骨头转移到更后上方的位置，从而改变了盂肱关节的动力学结构。这种适应性结构改变，导致肩关节内部撞击、盂唇损伤及肩袖损伤。投掷运动造成的损伤也往往导致肩关节不稳，或伴有关节盂唇损伤（SLAP 损伤），在投掷结束期，疼痛往往与肩袖或关节囊病变有关。

（二）症状体征

1. 症状
投掷肩的最主要症状是肩关节疼痛。
2. 体征
肩锁关节、肱二头肌长头及喙突压痛。盂肱关节和肩胸关节在主动和被动活动时的活动度异常，肩关节松弛，内旋肌肌力增强等肌肉力量适应性改变。在进行如下特殊检查时，可能会有阳性体征。
（1）肩关节抽屉试验阳性。
（2）肩关节凹陷试验阳性。
（3）惊惧试验阳性。
（4）尼尔氏（Neer's）撞击试验阳性。

超声检查对肩袖及盂唇损伤有一定的准确率，X 射线、MRI 及关节镜探查，是发现和评估肩袖及盂唇损伤的辅助手段。

（三）处理原则

除了急性的肩关节前向脱位，投掷肩等其他的各种损伤首先都应该采取保守治疗。治疗目的有 5 个方面：缓解疼痛，恢复活动度，改善力量不足，恢复正常的肌肉运动协调性，使运动员的运动功能重新回到伤前水平。
1. 一般处理
可采用的方法包括：休息，避免进行使疼痛加重的运动，适当地使用非甾体抗炎药，冰敷，其他治疗方法（如理疗）。对于采用以上方法治疗后效果不明显的运动员，在一些特殊情况下，可以采用局部注射类固醇皮质激素治疗。

2. 康复训练

肩关节的稳定性训练是功能训练的重点。对于肩关节活动范围受限尤其是伴有内旋受限的运动员，应该采用拉伸后方关节囊改善肩关节内旋受限，加强肩袖力量训练。

肩关节周围肌肉力量练习的根本目的就是防止肌肉萎缩和恢复肩关节的动力性稳定。

3. 其他方法

如果患者经过 3 个月的治疗没有明确的效果，或 6 个月仍不能恢复到原来的运动能力，同时也没有消除疼痛，可以认为保守治疗无法缓解病情。此时，则建议进行肩关节 MRI 或 MRI 造影检查。如果 MRI 发现明确的肩袖下表面损伤，而且查体后撞击试验阳性，则需要进行手术处理。

二、游泳肩

游泳运动员因上肢进行大量重复发力动作，引起的肩峰下撞击综合征和肩袖肌腱炎，以及与此相关的肩关节功能紊乱，称为游泳肩。

（一）损伤机制

运动损伤的基本病理过程是正常组织遭受不同程度撕裂。一般来说，慢性肩关节损伤是个累积过程，是反复的微小损伤累积形成的疲劳性损伤，存在个体差异。

长时间大运动量的游泳运动可能引起盂肱关节松弛。游泳者肩关节内旋肌力很强，外旋肌力正常，内、外旋肌力比值异常。有研究发现，患有游泳肩的运动员外旋肌耐力和内旋肌耐力比值，比无肩痛游泳运动员和非游泳运动员更低，一旦比值低于 50%，外旋肌耐力就不足以保持摆臂阶段正确的技术动作，更容易出现撞击症状。肩关节在做外展运动时，手臂将会打开，远离躯体，血液进入肌腹内部血管；而在做回收运动时，手臂会逐渐靠近身体，肱骨头将肌腹内部的血液挤出。游泳者内、外旋肌力的不平衡，导致肩关节处于长期缺血的状态，容易引起肱二头肌肌腹和冈上肌肌腹炎性反应，影响肩关节功能。

游泳动作分析

（二）症状体征

1. 症状

最主要症状是肩前部疼痛，功能受限，几乎与肩峰撞击征和肩袖肌腱炎完全相同。同时伴有肩部乏力，肩关节不稳定感觉。

2. 体征

肩关节前侧或前外侧的压痛，盂肱关节松弛，盂肱关节和肩锁关节的主动活动度和被动活动异常。肩关节抗阻外展试验阳性，尼尔氏撞击试验阳性。

另外，超声检查对肩袖及盂唇损伤有一定的准确率，X 射线、MRI 及关节镜探查，已经成为最重要的辅助检查手段。

（三）处理原则

1. 康复训练

肩胛骨稳定肌力量训练是功能训练的重点。肌肉力量练习的根本目的就是防止肌肉萎缩，恢复肩关节的动力性稳定。

通过增加冈下肌、小圆肌和肩胛下肌的力量来控制肱骨头向前位移；通过内收肌练习改变肱骨头对关节盂的位置；通过牵拉关节囊后部，能够有效增加肩胛下间隙。

2. 其他方法

参见"投掷肩"。

第七节　肩关节损伤的运动康复与训练

肩关节是一个球窝结构，称为盂肱关节，周围由肩袖肌群、三角肌、胸大肌、斜方肌、背阔肌等包绕。肩关节肌肉错误的用力方式容易引发肩胛胸壁关节和盂肱关节相对位置的变化，从而引发肌肉失衡，导致病损。正确的拉伸和训练肩关节周围肌群是预防与促进肩关节运动性疾病康复的重要手段。

一、拉伸方法

（一）三角肌

三角肌在肩部皮下，肌束分为前、中、后三个部分。起点：前部肌束起自锁骨外侧半，中部肌束起自肩峰，后部肌束起自肩胛骨。止点：肱骨三角肌粗隆。

1. 主动拉伸前侧肌束（以右侧为例）

拉伸者取站立位，右臂伸直，肩关节外旋、后伸，左手向后抓住右侧手臂协助内收拉伸。同时保持头部直立，下颌收紧（图5-7-1）。

主动拉伸前侧肌束

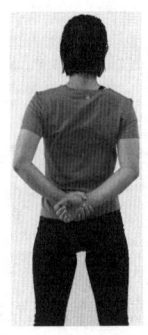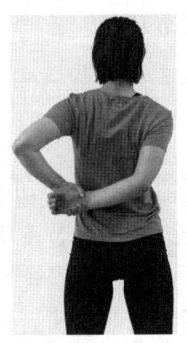

图5-7-1　三角肌主动拉伸前侧肌束

2. 主动拉伸后侧肌束（以右侧为例）

拉伸者取站立位，右臂伸直，肩关节内旋、前屈，左手向后抓住右侧手臂协助内收拉伸。同时保持头部直立，下颌收紧（图5-7-2）。

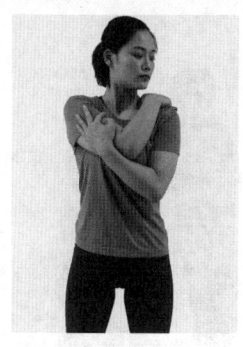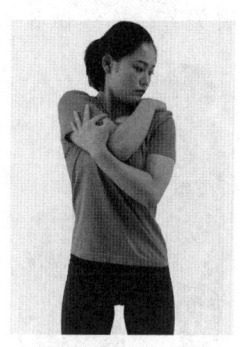

图5-7-2　三角肌主动拉伸后侧肌束（以右侧为例）

（二）肩袖肌群

肩袖的肌肉包括冈上肌、冈下肌、小圆肌和肩胛下肌。这些肌肉都起于肩胛骨的不同区域，嵌入肱骨头，它们汇聚于盂肱关节囊的地方形成了一个包围关节的肌腱袖。它们都起着使肱骨头在关节窝内保持稳定的重要作用。除稳定作用之外，每一块肌肉又对肱骨动作起着不同的作用：冈上肌起于肩胛骨上缘，嵌入肱骨头，它会帮助三角肌使肱骨外展（手臂向侧面抬高的动作，如侧平举）。在肱骨外展动作的前15°，它的作用更大。冈下肌在肩胛骨后部和肱骨头上有好几个附着点。这块肌肉负责多个肱骨动作，包括外旋、水平外展、伸展。小圆肌起于冈下肌在肩胛骨后部所在处的稍偏下方，嵌入肱骨头。和冈下肌一样，它也负责多个肱骨动作，包括外旋、水平外展、伸展。同时还负责保持盂肱关节后方的稳定性。肩胛下肌是唯一起于肩胛骨前部的肩袖肌肉，因此它隐藏在胸腔后方，被几块更大的肌肉遮住。由于嵌入肱骨头，它负责使肱骨内旋、内收（使手臂向着身体移动的动作，如钢索夹胸）、伸展、保持稳定（尤其是在关节窝前方和下方）。

1. 主动拉伸冈上肌

站立位，一侧肩关节外旋30°，充分在躯体后方内收，对侧手协助内收拉伸冈上肌。

2. 主动拉伸冈下肌

站立位，肩关节外展90°，内旋到最大后水平内收，对侧手协助内收拉伸冈下肌。

（三）胸大肌

位于胸廓前上部的肌肉，通常称为胸肌，呈扇形，起自锁骨内侧半，胸骨和第1~6肋软骨，肌束向外侧集中，止于肱骨大结节嵴。近固定、向心收缩时，肩关节旋内；远固定时，拉躯干向手臂靠拢。胸小肌的功能是使肩胛前引和肩胛下压，建议做双杠臂屈伸练习肌肉力量。一般练习胸大肌的动作都或多或少会练到胸小肌，所以无须专门锻炼。

主动拉伸

拉伸者肩关节外展至最高点，辅助者固定拉伸者的手臂，拉伸者主动在此体位下，向后伸展肩关节，连续做8~10组（图5-7-3）。

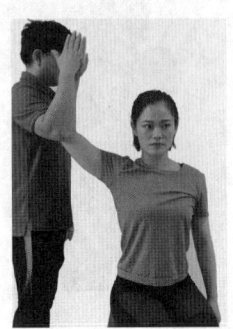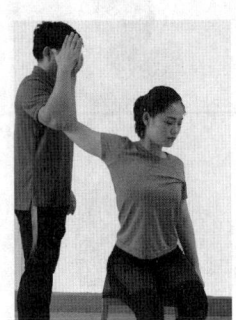

图5-7-3　胸大肌主动拉伸

（四）前锯肌

前锯肌位于胸廓侧壁，上部为胸大肌和胸小肌所遮盖，是将肩胛骨内侧向前拉的胸部肌肉，每组两块的前锯肌从胸前部的肋骨开始，围绕体侧延伸到肩胛骨。

前锯肌可将肩胛骨内侧向前拉而外翻，使肩部抬高，前锯肌是块扁肌，以多个锯齿状肌齿起于上8个或9个肋骨的外侧面。止于肩胛骨的内侧和下角的前面。

近固定时，可使肩胛骨前伸，上回旋；拉肩胛骨向前和紧贴胸廓时，下部肌束使肩胛骨下角旋外，助臂上举；前锯肌的上部和中部把肩部往前拉，辅助如俯卧撑、卧推之类的运动。

侧卧位被动拉伸

拉伸者取侧卧位，面对辅助者。辅助者将双手分别从上部和下部握住拉伸者肩胛骨，辅助者在拉伸者呼气时将其肩胛骨向中线、头部被动回旋，吸气保持，持续牵伸8~10次（图5-7-4）。

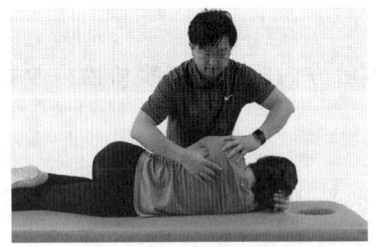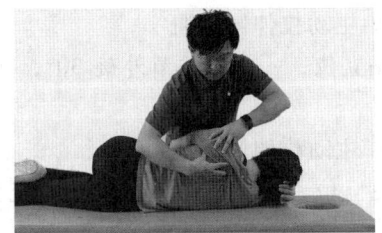

图5-7-4　前锯肌侧卧位被动拉伸

（五）背阔肌

背阔肌是指位于胸背区下部和腰区浅层较宽大的扁肌。起自7~12胸椎棘突、全部腰椎的棘突、骶正中棘和髂嵴后部。止于肱骨结节间沟底，由胸背神经支配。具有伸展、内收、内旋肱骨的作用，攀爬时拉起肢体，可辅助吸气。

主动拉伸

拉伸者屈髋屈膝于地面，两臂尽量前伸，低头胸部贴地。呼气时，两肩前伸，臀部下压，胸椎向上背弓；吸气时，胸椎下压，胸部尽量贴地（图5-7-5）。

主动拉伸背阔肌

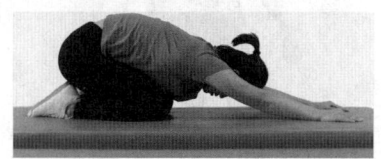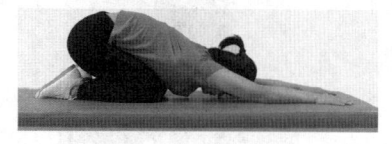

图 5-7-5　背阔肌主动拉伸

主动激活

拉伸双侧肩部缓慢外展，使两侧三角肌进行收缩，持续 3~6 s 后再还原，拉伸者在整个过程中正常呼吸。

二、激活与力量训练

（一）三角肌

1. 激活

抗阻力激活。拉伸者取站立位，两手分别握住弹力带的两端，使弹力带与地面保持平行。肩关节从 0°外展至 30°，保持 3~6 s 回到原位，拉伸者在整个过程中正常呼吸（图5-7-6）。

三角肌激活

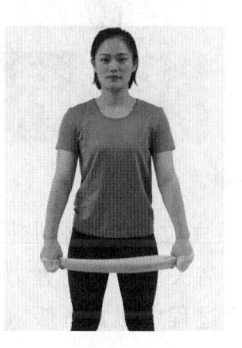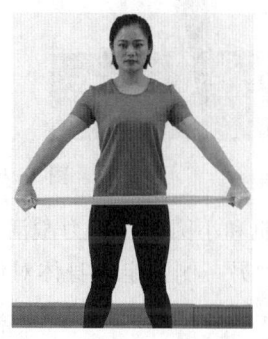

图 5-7-6　三角肌激活

2. 力量训练

（1）坐姿肩上杠铃推举（三角肌前束、中束）。起始姿势：两手握住横杠，与肩同宽，把杠铃提起至肩上，掌心向上。挺胸紧腰，目视前方。动作过程：呼气时，把杠铃从前方向上推起，直至两臂在头顶上方伸直，稍停顿后呼气，恢复至起始位。训练 4~6 组，每组 8~15 次。

（2）站姿哑铃双臂侧平举（三角肌中束）。起始姿势：自然站立，两臂自然下垂于体侧，双手各持一只哑铃。动作过程：练习者呼气时双手持哑铃同时向两侧外展；呼气时恢复至起始位置。训练 4~6 组，每组 8~15 次（图5-7-7）。

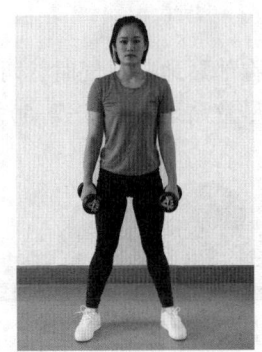
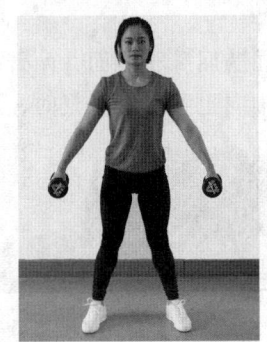

图 5-7-7　站姿哑铃双臂侧平举

（二）肩袖肌群

激活

（1）冈上肌抗阻力激活。练习者取站立位，两手分别握住弹力带的两端。肩关节从 30°外展至 60°或 90°，保持 3~6 s 回到原位，练习者在整个过程中正常呼吸（图 5-7-8）。

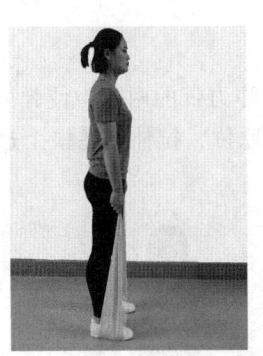
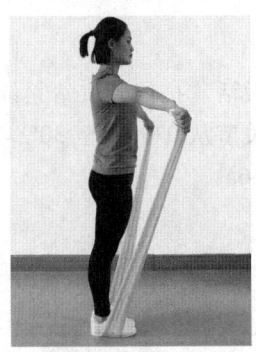

图 5-7-8　肩袖肌群激活

（2）冈下肌和小圆肌抗阻力激活。练习者取站立位，一手屈肘握住弹力带一侧，手臂紧贴躯干，另一侧固定于身体对侧的物体上。肩关节外旋将弹力带尽可能向外拉至最大范围，保持 3~6 s 回到原位，练习者在整个过程中正常呼吸（图 5-7-9）。

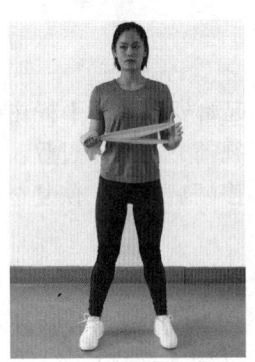
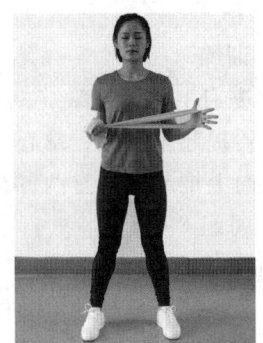

图 5-7-9　冈下肌和小圆肌抗阻力激活

（3）肩胛下肌抗阻力激活。练习者取站立位，一手屈肘握住弹力带一侧，肩关节内旋将弹力带尽可能向内拉至最大范围，保持3~6 s回到原位，练习者在整个过程中正常呼吸（图5-7-10）。

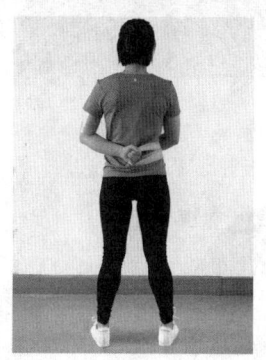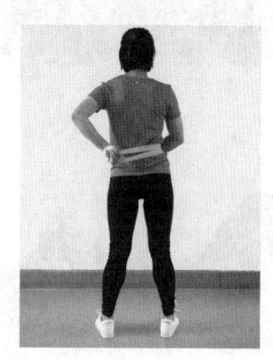

肩胛下肌抗阻力激活

图 5-7-10　肩胛下肌抗阻力激活

（三）胸大肌

1. 激活

抗阻力激活。练习者取站立位，双手各持一根弹力带，双肘微屈，肩关节水平前屈90°。辅助者站其后方，双手协助练习者从身体外侧拉住弹力带，牵拉施加适当阻力。练习者胸大肌水平收缩使肩关节内收，拉伸弹力带至最大范围，保持3~6 s回到原位，练习者在整个过程中正常呼吸（图5-7-11）。

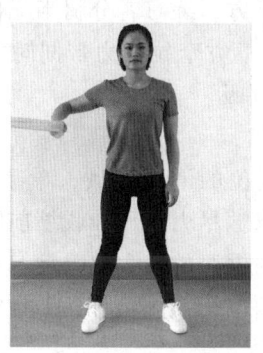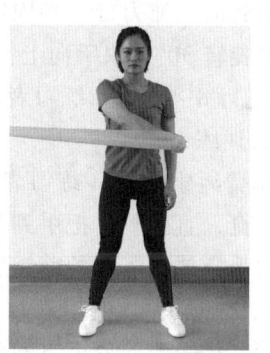

胸大肌抗阻力激活

图 5-7-11　胸大肌抗阻力激活

2. 力量训练

（1）上斜哑铃卧推。锻炼上部胸大肌。练习者在 30°~45° 斜板上成仰卧位，双臂屈肘握持哑铃，同时伸臂向上推举至最大范围，保持 3~6 s 回到原位，练习者在整个过程中正常呼吸（图5-7-12）。

上斜哑铃卧推

（2）下斜哑铃卧推。锻炼下部胸大肌。练习者成仰卧位，双臂屈肘握持哑铃，同时伸臂向前上方推举至最大范围，保持 3~6 s 回到原位，练习者在整个过程中正常呼吸（图5-7-13）。

下斜哑铃卧推

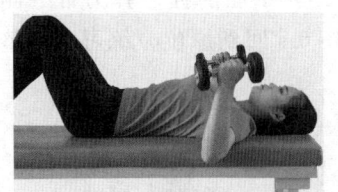 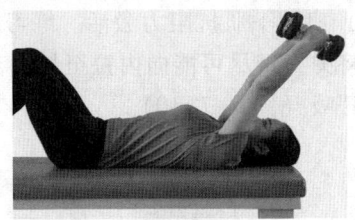

图 5-7-12　上斜哑铃卧推

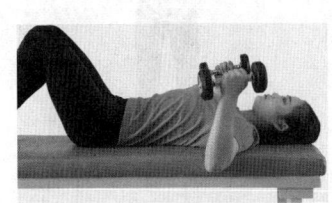 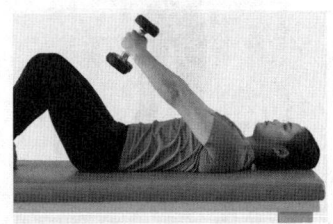

图 5-7-13　下斜哑铃卧推

（3）蝴蝶机飞鸟。锻炼胸沟分离度。练习者调整座位高度，使把手与肩在同一高度，双臂保持微弯状态，胸大肌收缩使肩关节内收至最大范围，充分挤压胸大肌，保持 3~6 s 回到原位，练习者在整个过程中正常呼吸。

（四）前锯肌

1. 激活

抗阻力激活。弹力带一端固定于练习者一侧后上方，练习者分腿半跪位，躯干向弹力带一侧旋转 30°，双手向上抓住弹力带后，向前下方牵拉弹力带同时向对侧转体 30°，连续进行 8~10 个，练习者在整个过程中正常呼吸。

2. 力量训练

（1）单臂绳索下拉。练习者面对调节到最高挡位的滑轮器械，单手握住把手，保持手臂伸直，直接下拉把手到膝关节上端，动作末端尽力挤压和收缩前锯肌。可以把另一手的手指放在练习的前锯肌上，感受并确保前锯肌的最大化收缩。

（2）前锯肌转腰。练习者双手前伸持轻哑铃或杠铃片，保持手臂伸直，转动上体，将杠铃片从一侧的后上方转到另一侧前下方。

（五）背阔肌

1. 激活

抗阻力激活。练习者三点支撑跪位，一侧肩关节外展屈肘位，将手放于耳后，向后伸展并旋转肩部至最大范围，保持 3~6 s 回到原位，练习者在整个过程中正常呼吸。

2. 力量训练

坐姿下拉。练习者成坐姿面对下拉机，双手分开向前方握住手柄，与肩同宽或稍宽，身体稍向后倾，向后下拉手柄至上胸部，肘关节屈曲并越过身体至身体后侧最大范围，保持 3~6 s 回到原位，练习者在整个过程中正常呼吸（图 5-7-14）。

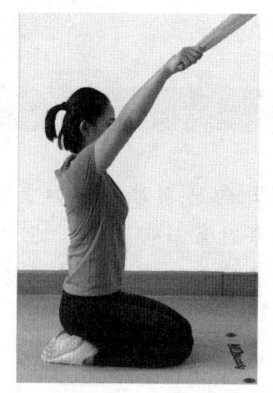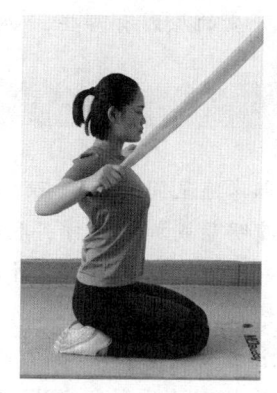

背阔肌力量
训练

图 5-7-14　背阔肌力量训练

三、贴扎方法

（一）三角肌贴扎

目的：增加肩关节外展肌群力量，降低冈上肌肌力不足患者的代偿。

肌贴形状：Ⅰ型。

方法：患者取坐位，贴布一侧锚点放在三角肌粗隆处，分别向锁骨外侧 1/3 处及肩胛冈外侧 1/3 处，以 20% 拉力延展贴扎。

三角肌贴扎

（二）肱二头肌贴扎

目的：肱二头肌长头肌腱腱鞘炎患者，稳定肌腱，促进肱二头肌肌纤维募集。

肌贴形状：Ⅰ型。

方法：患者取坐位，肘关节伸直。贴布一侧锚点直接给予 10% 拉力，贴扎在腱鞘处，稳定肌腱。以 20% 拉力向下延展贴扎，尾于桡骨内侧肱二头肌止点处。

肱二头肌贴
扎

（三）"游泳肩"贴扎

目的：促进游泳肩患者胸大肌-肱二头肌链更多肌纤维募集。

肌贴形状：Ⅰ型。

方法：患者取坐位，一条Ⅰ型贴布锚贴于胸大肌胸骨下端起点处，另一条Ⅰ贴布锚贴于胸大肌锁骨内侧起点处。患者肩关节外展，掌心向前，两条贴布以 20% 拉力向肱二头进行延展贴扎，尾于肱二头肌中段。

胸大肌肱二
头肌贴扎

思考题

1. 肩关节损伤多发的原因是什么？
2. 为什么在进行某类运动时易发生肩关节脱位，影响因素有哪些？
3. 简述肩袖损伤的原因和机制。
4. 肱二头肌长头腱损伤的原因有哪些？

本章即测即
评

5. 投掷肩产生的原因有哪些，如何进行处理？

实践训练

实践训练解
题思路

　　某男，肩部疼痛呈间歇性，在运动后及夜间卧向患侧时症状加重，休息后减轻；肩上举时，疼痛明显或加重；打羽毛球高球和扣杀时常肩部疼痛，减少打高球和杀球后症状会减轻一些。主动肩上举、外旋、外展功能均会受限，但被动活动范围无明显受限，无肌萎缩。

　　（1）请说出损伤的部位和原因。

　　（2）请说出处理的原则和方法。

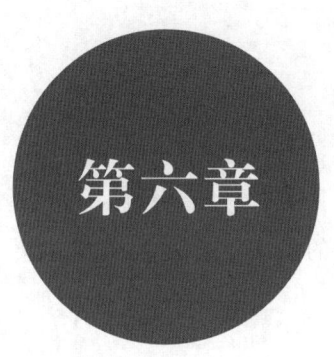

第六章　肘臂部损伤与康复

章前导言 ⋯⋯⋯⋯⋯⋯⋯⋯⋯⋯⋯⋯⋯⋯⋯⋯⋯⋯⋯⋯⋯⋯⋯⋯

　　人体肘关节是将身体核心部位与肩部之间的力量传递到手部的重要部位。对于以上肢为主的运动项目，如棒球、垒球、体操、投掷、高尔夫球、羽毛球、乒乓球、网球、举重等，肘臂部损伤发生率可达70%以上。了解肘臂部的解剖生理，对理解与掌握肘臂部损伤机制、评估与防护至关重要。本章主要介绍桡骨小头半脱位、肱骨内上髁炎、肱骨外上髁炎、桡管综合征、尺侧副韧带损伤、旋前圆肌综合征、肘尺管综合征等内容。

学习目标 ⋯⋯⋯⋯⋯⋯⋯⋯⋯⋯⋯⋯⋯⋯⋯⋯⋯⋯⋯⋯⋯⋯⋯⋯

1. 了解肘关节、前臂的解剖学特征。
2. 熟悉肘关节、前臂部常见运动损伤的诊断与评估、处理方法。
3. 掌握肘关节、前臂部常见运动损伤的原因与损伤机制、防护与康复训练方法。

第一节　桡骨小头半脱位

桡骨小头半脱位是儿童常见的肘部损伤之一，最集中的发病年龄为 4~6 岁，又称为牵拉肘，也可见于 14 岁以下的青少年运动员。

一、损伤机制

桡骨环状韧带与尺骨的桡骨切迹共同围成一个纤维骨环，包绕着桡骨头的柱状唇，桡骨环状韧带占纤维骨环的 3/4，可以适应椭圆形桡骨头的转动，桡骨环状韧带被肘关节外侧和内侧韧带的前部纤维所加强，防止桡骨头脱出（图 6-1-1）。

桡骨小头半脱位发生的机制，一是解剖特点所致。幼儿时期，特别是 4 岁以下，桡骨头的周径比桡骨颈周径小，桡骨环状韧带不能牢固保持桡骨头的位置，当受到牵拉时，桡骨头自环状韧带下滑移，使桡骨环状韧带嵌在肱桡关节间；4 岁以后桡骨头逐渐发育，韧带也增厚增强，发生半脱位也明显减少。二是外力因素所致，在强大的纵向（轴向）牵拉下，如提拉幼儿手臂或用手臂引体向上时，桡骨头会被牵拉至桡骨环状韧带下方；或肘关节位于伸直位，前臂旋前位牵拉手臂时，桡骨环状韧带可在桡骨颈的附着处发生撕裂，使桡骨头从撕裂的韧带处脱出（6-1-2）。

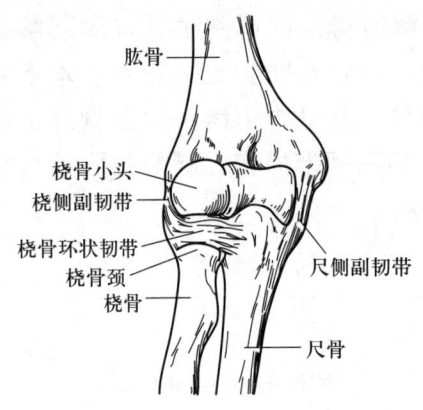

图 6-1-1　桡骨小头与环状韧带

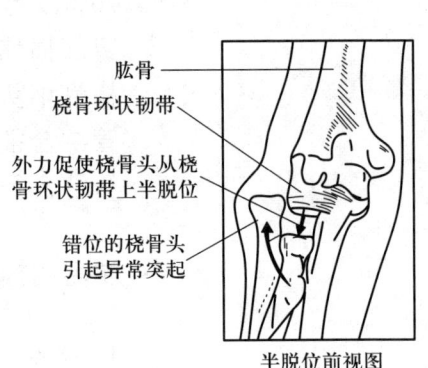

图 6-1-2　桡骨头半脱位机制

另外，青少年运动员因前臂过度旋前也可致桡骨小头半脱位，一般会伴有韧带撕裂。

二、症状体征

（一）症状

手臂有被牵拉的动作，因肘部疼痛，固定于半屈曲旋前位，活动障碍，有时肘部有"弹响"。

（二）体征

前臂旋前位，肘关节半屈曲，桡骨头部位有压痛，皮肤无红肿，肘关节屈曲稍受限，前臂旋后明显受限。

一般幼儿无须进行 X 射线检查，青少年肘关节骨折时可进行 X 射线检查。

三、处理原则

（一）一般处理

手法复位是主要处理方法。具体方法：一手握住患者前臂及腕部并轻轻屈肘，另一手握住肱骨下端及肘关节，将前臂快速旋转到完全旋后位。当桡骨头复位时，可感觉或听到弹响，此时疼痛立即消除，患者可以使用患肢。有时桡骨头脱位时间长，复位后需要一段时间后症状才能消除。复位后无须特殊固定，三角巾悬吊 1 周即可。避免再次牵拉，否则容易造成习惯性的脱位。若反复多次发生脱位时，复位后需石膏托固定 2 周。

（二）康复训练

（1）肘关节周围紧张肌肉筋膜的手法放松。找到局部皮肤肌肉紧绷或高张力的部位，进行软组织松解。手法处理力度不宜过重，以感受到张力降低或消失为宜，停留 20~30 s。

（2）肘关节的自主训练。以肘关节屈伸训练为主，患者取站立位，两足间距与肩等宽，手抓握一哑铃，做肘关节屈伸运动，动作节奏匀速有控制，往复数次。

（三）其他方法

青少年运动员发生桡骨小头半脱位，若手法复位失败，需手术切开桡骨环状韧带进行桡骨小头复位并修补桡骨环状韧带。术后需进行康复训练，增加肘关节活动度。

第二节　肱骨内上髁炎

肱骨内上髁炎，又称为前臂屈肌总腱损伤或尺侧屈腕肌损伤，因常见于高尔夫球运动员，俗称为"高尔夫球肘"。既往认为该病是机械性微损伤导致的无菌性炎症，而近年来认为是继发于劳损、疲劳、缺血性改变的肌腱退行性改变。常见于高尔夫球、棒垒球、投掷、网球及攀岩等项目的运动员，也见于肘部活动多的手工劳动者如修理工、家庭妇女等人群。肱骨内上髁肌肉附着点，如图 6-2-1 所示。

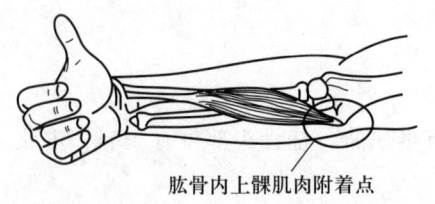

肱骨内上髁肌肉附着点

图 6-2-1　肱骨内上髁肌肉附着点示意图

一、损伤机制

肱骨内上髁是前臂屈肌与旋前圆肌的起点，急性损伤和慢性损伤均可造成肱骨内上髁炎症的发生。

急性损伤主要是当腕背伸、前臂半旋前位时，受到肘外翻应力，使紧张的屈腕肌群受到被动牵拉，造成前臂屈肌总腱在肱骨内上髁附着处损伤；慢性损伤多见于长期用力屈腕、屈指或前臂旋前动作，导致屈腕肌与旋前圆肌反复收缩，处于紧张状态，导致肱骨内上髁或屈肌总腱微小损伤，或出现在损伤组织修复过程中形成瘢痕粘连、挛缩，这是高尔夫球肘慢性损伤的主要原因。

二、症状体征

（一）症状

肘部损伤或有慢性劳损史，肘关节内侧疼痛或酸痛，或沿旋前圆肌与桡侧屈腕肌走行向下放射，前臂屈曲、旋前、屈腕等活动后加重。急性发作时提重物、拧毛巾等动作不能完成，早期肘关节活动无明显障碍，后期逐渐出现屈腕肌挛缩而影响关节活动。

（二）体征

（1）压痛部位位于肱骨内上髁。肘关节无肿胀，关节活动正常。后期可伴局部肿胀和皮温升高，可出现屈腕肌挛缩，而使肘关节活动受限，不能完全伸直。

（2）屈腕抗阻试验阳性。

（3）X 射线检查一般无异常改变，特殊情况下如病史长、症状严重等，也可进行 MRI 检查。

三、处理原则

（一）一般处理

休息制动，急性期可以局部冷敷；非急性期可以局部热敷、外用药物如活血止痛类的膏药、油类等。疼痛缓解后，物理因子治疗可采用局部电、超声、激光治疗。针刺、推拿对恢复也十分有效。

（二）康复训练

（1）肘关节周围紧张肌肉筋膜的手法放松。同"桡骨小头半脱位"方法。找到局部皮肤肌肉紧绷或高张力的部位，进行软组织松解。手法处理力度不宜过重，以感受到张力降低或消失为主，停留 20~30 s。

（2）肘关节松动技术。肱尺关节分离松动以增加肱尺关节的屈伸，挤压肱桡关节以纠正桡骨的远端位置障碍，内侧滑动以增加肱尺关节的屈伸和外翻，外侧滑动以增加肱尺关节的屈伸和内翻，内侧分离以增加肱尺关节的屈伸。

（3）肘关节主动功能训练。拉伸疼痛区域的练习：将手臂向前伸展，并将手掌向外翻转。用另一只手拉住手掌，并慢慢向前轻轻伸展，直到感到轻微的拉伸。保持 15~30 s，重复 2~3 次。

尺侧腕屈肌拉伸：坐于适宜高度的椅子上，把患侧手平放于桌子或椅子上。用健侧手抓住患侧小指位置，缓慢拉伸手腕向内。此时保持前臂伸直，保持 10 s 后，缓慢放下，如此重复 5 次。

其他前臂、上臂及手部肌肉牵伸练习和力量训练，详见本章第八节。

（三）其他方法

（1）必要时口服非甾体抗炎药止痛。

（2）反复发作，保守治疗无效，严重影响肘关节功能者，需手术治疗，使屈肌总腱附着点松解等。

第三节　肱骨外上髁炎

肱骨外上髁炎是由于前臂伸肌总腱附着处劳损所致，又称为"网球肘"，因网球运动员多发而得名，乒乓球、羽毛球、击剑等项目运动员也很常见。该病的发生与年龄、运动年限相关，发病率随着年龄增长与运动年限的延长而增高。日常生活中凡需反复用力伸腕活动者，均易引发（图 6-3-1）。

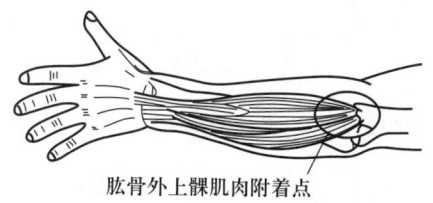

肱骨外上髁肌肉附着点

图 6-3-1　肱骨外上髁肌肉附着点示意图

一、损伤机制

肱骨外上髁是前臂伸肌的起点，包括桡侧腕长伸肌、桡侧腕短伸肌、指总伸肌、尺侧腕伸肌和旋后肌等。经常反复伸、屈腕关节，尤其是用力伸腕又需同时前臂旋前、旋后活动，引起伸腕肌群反复收缩或受到牵扯，导致其肌腱、肱骨外上髁及其周围组织发生充血、水肿、粘连、增生甚至钙化等病变。例如，网球运动中的反手击球过多或回击急球、乒乓球中"下旋"等动作，球的反冲击力作用于腕伸肌，使其反复牵拉而发生劳损。其他运动如高尔夫球、投掷、击剑、棒球等运动员发生肘外侧疼痛也很多见。除运动员人群，手工操作的劳动者、家务劳动者也经常发生。

二、症状体征

（一）症状

患者多无明显外伤史，但患肢常有过度运动史与提搬重物史。初期肘外侧酸痛和轻微疼痛，或仅在用力伸腕和前臂旋前、旋后活动时局部疼痛。休息后症状可逐渐缓解，运动后逐渐加重。病情发展时，疼痛加重，肘外侧持续性疼痛，并可向前臂放射；肘关节运动受限，严重时患肢无力，不能完成拧毛巾、反手击球、提拿重物等动作。

（二）体征

（1）压痛部位位于肱骨外上髁的背侧、肱桡关节和桡骨小头处，以桡侧腕短伸肌起点处即肘关节外上方压痛明显。肘关节无肿胀，关节活动正常。

（2）前臂伸肌牵拉试验阳性（Mills征阳性）。

（3）抗阻力伸腕试验阳性。

（4）X射线检查一般无异常改变，重者可出现肱骨外上髁骨质增生。MRI可见桡侧腕短伸肌水肿，甚至部分断裂。

三、处理原则

（一）一般处理

同"肱骨内上髁炎"处理方式。

（二）康复训练

（1）肘关节周围紧张肌肉筋膜的手法放松。同"桡骨小头半脱位"方法。找到局部皮肤肌肉紧绷或高张力的部位，进行软组织松解。手法处理力度不宜过重，以感受到张力降低或消失为主，停留20~30 s。

（2）肘关节松动技术。肱尺关节分离松动以增加肱尺关节的屈伸，挤压肱桡关节以纠正桡骨的远端位置障碍，内侧滑动以增加肱尺关节的屈伸和外翻，桡骨向后滑动以增加肘部伸展和前臂旋前，桡骨向前滑动以增加肘关节屈曲和前臂旋后。

（3）肘关节主动功能训练。拉伸疼痛区域的练习：① 将手臂向前伸展，并将手掌向外翻转。用另一只手拉住手掌，并慢慢向前轻轻伸展，直到感到轻微的拉伸。保持 15~30 s，重复 2~3 次；② 将手臂向前伸展，并将手掌向内翻转。用另一只手拉住手背，并慢慢向前轻轻伸展，直到感到轻微的拉伸。保持 15~30 s，重复 2~3 次。

哑铃旋后练习：网球肘发病时旋后肌会出现劳损，需要进行针对性训练。准备 1 kg 小哑铃，坐在椅子上，肘放在膝关节上，用手握住哑铃的一个头，上下旋转哑铃，注意要保持上臂、肩部和肘关节不动，只用前臂肌肉发力。重复 20 次为 1 组，每天 2 组。

捏毛巾练习：网球肘会引起握力下降，通过锻炼前臂的手指屈肌来提高握力。方法：准备一条毛巾，卷起来，用手捏住，前臂放在桌上，用力捏毛巾，保持 10 s，放松为 1 次，重复 10 次为 1 组，每天 2 组。

拧毛巾练习：离心收缩训练。准备一条干毛巾卷起来，用两个手抓住毛巾两端，像拧湿毛巾一样用力拧，两个手向反方向旋转。重复 10 次，再切换方向，再重复 10 次为 1 组，每天 2 组。

（三）其他方法

（1）必要时口服非甾体抗炎药止痛。

（2）反复发作，保守治疗无效，严重影响肘关节功能者，需手术治疗，采用伸肌总腱附着点松解等。

第四节　桡管综合征

桡管综合征是桡神经卡压性病症的一种，是桡神经在肘部受到卡压所导致的该神经支配区域肌肉感觉与运动障碍的综合征，是一种常见的运动损伤。

一、损伤机制

桡神经在肘部旋后肌远端所过的间隙为桡管，桡管位于桡骨近端前侧，长约 4 cm。最常见的发病机制是桡神经在桡管中卡压，导致神经支配的肌肉出现运动、感觉障碍。多种原因可以导致桡管综合征，如外伤、骨折、局部封闭后遗症等。凡需反复用力旋转前臂、屈肘旋后运动过多或过于剧烈的运动项目易发生此病，如乒乓球、羽毛球、网球、投掷、棒垒球、攀岩、击剑等项目运动员（图 6-4-1，图 6-4-2）。

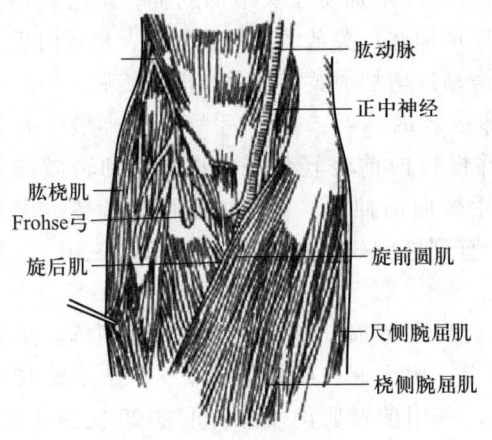
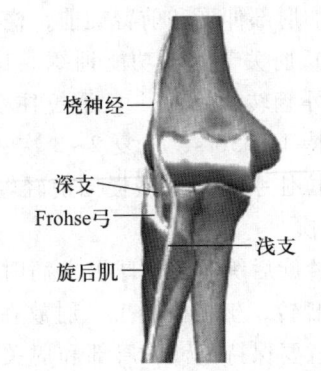

图 6-4-1　肘前解剖与旋后肌弓　　　　　图 6-4-2　旋后肌弓与桡神经位置关系

二、症状体征

（一）症状

患者起病缓慢，一般无明显外伤史，但多伴有前臂及肘关节过度使用史。肘外侧疼痛不适，范围较大，疼痛性质为钝痛、酸痛，疼痛可向上臂或前臂放射，常常夜间疼痛加重（图 6-4-3）。可逐渐发生肌力减弱，伸肌无力，手掌、拇指、手腕的伸展活动无力，晚期可有大鱼际肌的萎缩。

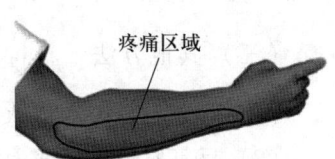

图 6-4-3　桡管综合征
疼痛区域

（二）体征

（1）压痛。肱骨外上髁远端 2 cm、内侧 2 cm 处伸肌的深层有明显的压痛点。

（2）桡管压迫试验阳性。方法：受试者坐位，前臂旋前，肘伸直，检查者按压患者肱骨外上髁下方 4~5 cm 处触压痛为阳性，此处为骨间后神经（桡动脉深支穿旋后肌至前臂后区，改称为骨间后神经）。穿过 Frohse 弓的部位，可触及一滑动的小束，检查时应进行双侧对比（图 6-4-4）。

（3）前臂抗阻旋后时疼痛加重。

（4）中指伸指试验阳性。

（5）感觉功能无明显异常。

（6）神经电生理检查很少呈现阳性表现。

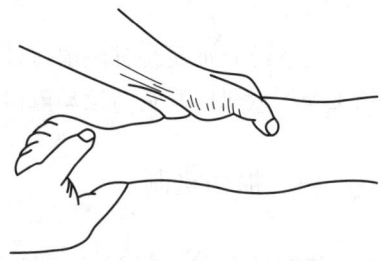

图 6-4-4　桡管压迫试验

三、处理原则

（一）一般处理

制动休息，将患者前臂固定于伸腕、屈肘、前臂后旋位，最大限度地减轻桡管的张力，达到减轻神经卡压的目的；物理因子治疗可采用局部中频电、磁疗、中药药透等理疗方法；针灸取曲池、手三里、合谷、支沟、外关等穴，对缓解症状有效，推拿手法可起到放松紧张肌肉的作用等。

（二）康复训练

（1）肘关节周围紧张肌肉。同"桡骨小头半脱位"方法。找到局部皮肤肌肉紧绷或高张力的部位，进行软组织松解。手法处理力度不宜过重，以感受到张力降低或消失为主，停留 20~30 s。

（2）肘关节松动技术。肱尺关节分离松动以增加肱尺关节的屈伸，内侧滑动以增加肱尺关节的屈伸和外翻，肱桡关节分离以增加肱桡关节屈伸和旋后/旋前的整体灵活性，桡骨向后滑动以增加肘部伸展和前臂旋前，桡骨向前滑动以增加肘关节屈曲和前臂旋后。

（3）桡神经牵伸。对于有神经症状的患者可以进行正中神经测试和神经牵拉，每组牵拉 15~30 s，每天不要超过 6 组。

桡神经牵拉：肩关节外展 10°，肘关节完全伸直，肩关节内旋、前臂旋前、腕关节屈曲、手指弯曲。

（4）肘关节主动功能训练。手腕屈伸练习：患者手臂放松，以正常姿势使手掌向下；然后开始像旋转瓶盖动作，紧握拳头，再抬起手掌。保持 20~30 s 为一组，每次做 3~5 组。

哑铃旋后练习：同"肱骨外上髁炎"方法。

其他前臂、上臂及手部肌肉牵伸练习和力量训练，详见本章第八节。

（三）其他方法

（1）口服维生素 B 族等营养神经的药物。

（2）早期若有伸指无力或不能、肘部顽固性疼痛，可行松解术；保守治疗无效，病程长，并出现伸肌明显萎缩，一般 1 年半以上可考虑肌腱移位术等。

第五节　尺侧副韧带损伤

尺侧副韧带损伤是肘关节内侧不稳定的重要原因，多为合并性损伤。在体操、标枪、棒球、举重、排球等运动项目的运动员中较常见。

一、损伤机制

肘关节尺侧副韧带起自肱骨内上髁，向下止于尺骨半月切迹边缘，其主要功能是限制肘关节外翻（前臂外展），防止向侧方移位。其损伤机制为肘关节突然外展（伸直或屈曲为外翻）做强迫外翻运动，或肘关节以肱骨纵轴向做强力旋转时，使尺侧副韧带或关节囊内侧过度牵扯，引起尺侧副韧带损伤。

损伤的程度与暴力大小有关，部分纤维撕裂或完全撕裂，常合并有关节囊的损伤。暴力过大还可合并有肱尺关节损伤，以及桡骨小头等外侧稳定结构的损伤。例如，标枪运动员在投枪时，由于枪的反作用力使前臂突然外展；排球运动员拦网时，由于球的冲击力使肘关节突然外翻，可引起尺侧副韧带部分撕裂；体操运动员掉下器械时手掌撑地，前臂旋后，肘关节微屈位突然外展，可引起尺侧副韧带的完全或部分撕裂。也有长期从事投掷等运动造成的慢性劳损性损伤，最终会导致韧带或关节囊的松弛、钙化，从而影响肘关节内侧不稳定（图 6-5-1）。

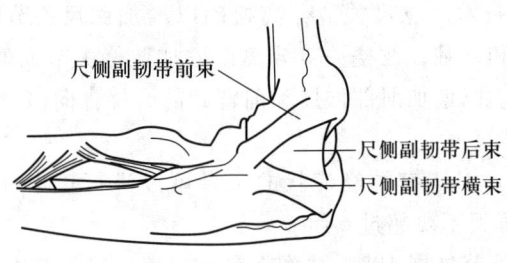

图 6-5-1　尺侧副韧带示意图

二、症状体征

（一）症状

患者多有明显的外伤史，如跌倒时手掌撑地，手臂成伸直外展位，或后伸位致伤。肘关节内侧轻微肿胀，肘关节不能完全伸直或屈曲，主动活动时疼痛。

（二）体征

（1）局部压痛明显，压痛点多位于尺骨半月切迹与肱尺关节间隙处（内上髁远端 2 cm）。

（2）肘关节被动外翻活动时疼痛剧烈，韧带断裂时可见异常外翻活动，外翻角度一般在 30°以上，并有明显肿胀。

（3）外翻应力试验阳性。

（4）X 射线检查可排除肱骨内上髁等处骨折，MRI 检查可较为准确地显示韧带损伤的部位、程度。

三、处理原则

（一）一般处理

急性期或损伤现场，立即停止训练或比赛，肘关节制动，颈腕吊带外固定，局部加压包扎、冰敷等；韧带仅部分撕裂，症状较轻者，保持肘关节屈曲 70°～90°，石膏托或支具固定 3 周；急、慢性损伤均可局部外敷消肿止痛药物；物理因子治疗可采用局部电疗、蜡疗、超短波等理疗仪治疗；针刺局部腧穴对恢复有效，常选用曲泽、少海穴。

（二）康复训练

（1）肘关节周围紧张肌肉筋膜的手法放松。同"桡骨小头半脱位"方法。找到局部皮肤肌肉紧绷或高张力的部位，进行软组织松解。手法处理力度不宜过重，以感受到张力降低或消失为主，停留 20～30 s。

（2）肘关节松动技术。肱尺关节分离松动以增加肱尺关节的屈伸，外侧滑动以增加肱尺关节的屈伸和内翻，内侧滑动以增加肱尺关节的屈伸和外翻。

（3）肘关节主动功能训练。拉伸疼痛区域练习、拧毛巾练习同"肱骨外上髁炎"方法。

双腕背伸锻炼：双手握住一直棍，双上肢前举与肩同高，双腕关节缓慢重复屈伸活动。每次维持 1～2 s，10 次为 1 组，每日 1 组。

负重屈腕锻炼：手握 0.5～1 kg 重哑铃，腕关节缓慢屈伸活动。每次维持 1～2 s，10 次为 1 组，每日 1 组。

负重伸腕锻炼：手握 0.5～1 kg 重哑铃，另外一只手辅助背伸后，腕关节缓慢屈曲。每次维持 1～2 s，10 次为 1 组，每日 1 组。

其他前臂、上臂及手部肌肉牵伸练习和力量训练，详见本章第八节。

（三）其他方法

韧带损伤严重者即前束与后束均断裂时，症状严重，被动外翻畸形明显，宜采用手术治疗，韧带修补或重建。

第六节　旋前圆肌综合征

旋前圆肌综合征是正中神经在肘部受到旋前圆肌卡压而产生的系列症状。在以上肢运动为主的运动项目如棒球、举重、投掷、体操、乒乓球等中较常见，在机械工或木匠中也有发生。

一、损伤机制

旋前圆肌是上臂浅层肌肉，起于肱骨下段，止于尺骨内侧，作用是使前臂旋前。正中神经大部分位于旋前圆肌平面，在前臂近 1/3 处支配旋前圆肌、桡侧腕屈肌、掌长肌、指浅屈肌（图 6-6-1）。

旋前圆肌综合征的损伤机制为正中神经的近端通过旋前圆肌两个头之间时神经受到卡压所致。旋前圆肌综合征常常发生于前臂反复旋转及用力屈曲手指的动作之后，如手中握重物时扭转腕关节，一般常见于慢性劳损，急性损伤较为少见。

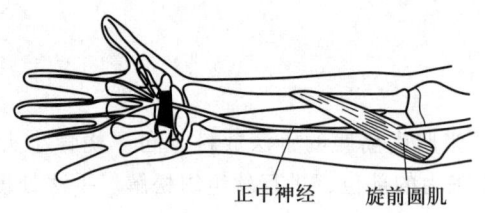

正中神经　　旋前圆肌

图 6-6-1　旋前圆肌与正中神经

二、症状体征

（一）症状

患者前臂近端掌侧有酸痛感，以旋前圆肌区域疼痛为主，抗阻力旋前、屈腕时疼痛加重。疼痛可向肘部、上臂放射，也可向腕部放射。手掌桡侧、桡侧三个半手指（小指及无名指尺侧除外）麻木或刺痛感，反复前臂旋前运动感觉障碍加重；手指活动不灵活，拇、示指屈曲无力，正中神经支配的手内在肌，如大鱼际肌等无力或萎缩。

（二）体征

（1）压痛部位分布在旋前圆肌周围，触诊有僵硬感。

（2）手掌桡侧、桡侧 3 个半手指感觉异常，反复旋前动作可诱发麻木疼痛。

（3）Tinel 征在前臂掌侧近 1/3 处阳性，但Phalen 征阴性。

（4）旋前圆肌激发试验阳性（图 6-6-2）。

（5）前臂旋前及屈腕肌力下降。

（6）肌电图（EMG）检查提示正中神经在旋前圆肌处卡压。

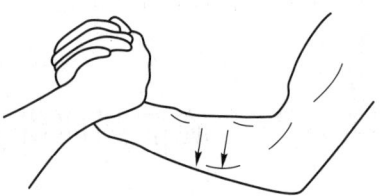

图 6-6-2　旋前圆肌激发试验

三、处理原则

（一）一般处理

早期局部制动，患肢休息，避免做加重症状的动作。患肢可固定于伸腕、屈肘、前臂旋后位，减轻神经压迫，也可冰敷缓解疼痛及肿胀，或外敷消肿止痛药；物理因子治疗可采用局部微波、红外、中药药透等理疗方法；针灸取曲池、手三里、孔最、列缺等穴，对缓解症状有效；推拿手法可通过放松紧张的肌肉来减轻症状。

（二）康复训练

（1）肘关节周围紧张肌肉筋膜的手法放松。同"桡骨小头半脱位"方法。找到局部皮肤肌肉紧绷或高张力的部位，进行软组织松解。手法处理力度不宜过重，以感受到张力降低或消失为主，停留 20~30 s。

（2）肘关节松动技术。肱尺关节分离松动以增加肱尺关节的屈伸，内侧滑动以增加肱尺关节的屈伸和外翻，肱桡关节分离以增加肱桡关节屈伸和旋后/旋前的整体灵活性，压迫肱桡关节以纠正桡骨的远端位置障碍，桡骨向后滑动以增加肘部伸展和前臂旋前，桡骨向前滑动以增加肘关节屈曲和前臂旋后。

（3）正中神经牵拉。对于有神经症状的患者可以进行正中神经测试和神经牵拉，每组牵拉 15~30 s，每天不要超过 6 组。

正中神经牵拉：肩关节依次外展 110°和 10°，肘后伸、前臂旋后、腕后伸、手指伸展。

（4）肘关节主动功能训练。适当进行旋前圆肌牵伸，详见本章第八节。

（三）其他方法

（1）必要时口服非甾体抗炎药、维生素 B 族等营养神经的药物。

（2）保守治疗无效或症状严重者，应进行手术探查，松解压迫的束带及解除卡压的病因。

第七节 肘尺管综合征

肘尺管综合征是尺神经在肘部尺管或尺神经沟内受压所产生的一组症状，发病率仅次于腕管综合征的常见周围神经卡压综合征，又称为迟发性尺神经炎。多见于以前臂运动为主的运动项目，也见于肘部骨折的并发症。

一、损伤机制

肘部尺管由尺侧腕屈肌、肱骨头、尺骨鹰嘴之间的纤维性筋膜组织（弓状韧带），与肱骨内上髁后的尺神经沟围成的骨性纤维鞘管组成，内侧为肱骨内上髁，外侧为尺骨鹰嘴，管底为尺神经沟，内上髁与鹰嘴之间由腱膜覆盖（图6-7-1）。

肘尺管综合征是尺神经在肘部尺管内受卡压所致。尺神经在肘管内既要穿过筋膜和骨骼构成通道，又要适应肘关节屈伸活动时的压力，加上正常肘关节有10°～15°的外翻携带角的影响，尺神经很容易受到挤压。

引起肘尺管综合征的常见原因为过度肘部活动，慢性患者占大多数。可急性起病，多有职业病史，尤其是屈肘工作者。肘部运动中特殊的姿势引起局部压迫，如自行车运动员在骑行过程中，必须躬身将身体重心前移，而支撑手掌的车把正好压迫肘部附近的尺神经；射击运动员由于射击规范动作

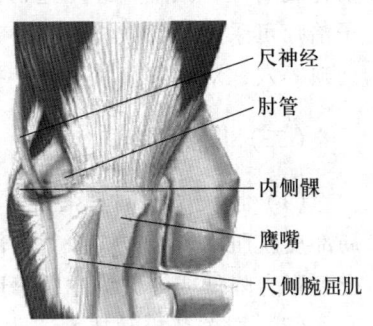

图6-7-1　肘管与尺神经

的要求，以及使用枪支不同、射击姿势不同也会产生不同程度的尺神经损伤，如立位托枪时，屈肘90°，伸腕，前臂旋后姿势引起尺神经受到牵拉、固定用的支撑皮带拉得过紧、立射时左手托枪，右手支撑于腰带上，可压迫右肘尺神经；举重、投掷等项目的运动员由于肘管形态改变对尺神经产生压迫，如肘骨关节病、尺侧腕屈肌等导致肘管变形；由于肘关节内侧失稳所导致的这种损伤，在网球运动员中很常见。急性损伤如肘关节后脱位、肱骨内上髁骨折、尺侧腕屈肌腱附着处及尺侧副韧带的损伤也可引起尺神经压迫。

二、症状体征

（一）症状

症状轻者，自觉小指指腹麻木、不适。典型症状表现为手背尺侧、小鱼际、小指及环指尺侧半感觉异常首先发生，通常为麻木或刺痛。病程较长或严重者可出现手无力，精细动作不灵活，特别是小指对掌无力及手指收展不灵活。

（二）体征

（1）压痛，尺神经沟饱满，局部有压痛和叩击痛。

（2）手部小鱼际肌、骨间肌萎缩，环指、小指呈爪状畸形（图6-7-2）。

（3）夹纸试验（Froment征）阳性（图6-7-3），尺神经沟处Tinel征阳性（图6-7-4），屈腕抗阻试验阳性。

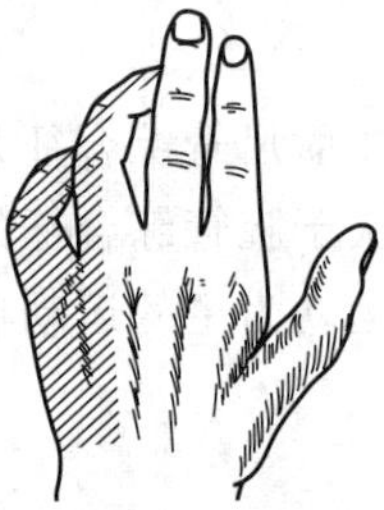

图6-7-2　爪形手畸形

（4）小指外展抗阻时，小指不能主动外展。

（5）肌电图检查可见尺神经受损表现。合并有肘外翻，尺神经沟处增厚或有包块，需做 X 射线检查。

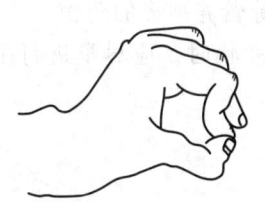

图 6-7-3　夹纸试验（Froment 征）

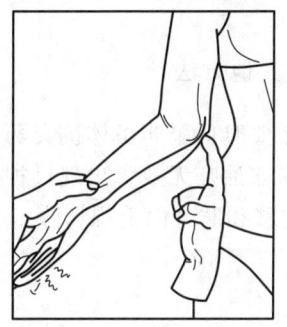

图 6-7-4　Tinel 征（尺神经沟）

三、处理原则

（一）一般处理

适用于早期、症状较轻的患者，如肘关节反复屈伸所导致的症状间断性出现的患者。

制动休息，避免做引发或加重症状的动作，防止肘关节长时间过度屈曲。夜间使用夹板，肘关节微屈位，治疗时长为 2~3 个月；针灸取少海、小海、尺泽、后溪等穴，对缓解症状有效。

（二）康复训练

（1）肘关节周围紧张肌肉筋膜的手法放松。同"桡骨小头半脱位"方法。找到局部皮肤肌肉紧绷或高张力的部位，进行软组织松解。手法处理力度不宜过重，以感受到张力降低或消失为主，停留 20~30 s。

（2）肘关节关节松动。肱尺关节分离松动以增加肱尺关节的屈伸，内侧滑动以增加肱尺关节的屈伸和外翻，外侧滑动以增加肱尺关节的屈伸和内翻，内侧分离以增加肱尺关节的屈伸。

（3）尺神经牵拉。对于存在神经症状的患者可以进行尺神经测试和神经牵拉，每组牵拉 15~30 s，每天不要超过 6 组。

尺神经牵拉：肩关节外展 10°~90°，肘屈曲、前臂旋后、腕后伸桡偏、手指伸展。

（4）肘关节主动功能训练。拉伸疼痛区域的练习：将手臂向前伸展，并将手掌向外翻转。用另一只手拉住手掌，并慢慢向前轻轻伸展，直到感到轻微的拉伸。保持 15~30 s，重复 2~3 次。

尺侧腕屈肌拉伸：坐于适宜高度的椅子上，把患侧手平放于桌子或椅子上（将手掌放于外面）。用健侧手抓住患侧小指位置，缓慢拉伸手腕向内。此时保持前臂伸直，保持 10 s 后，缓慢放下，如此重复 5 次。

功能锻炼的重点在于尺侧腕屈肌、旋前圆肌、指浅屈肌的力量训练。详见本章第八节。

（三）其他方法

（1）必要时口服非甾体抗炎药，维生素 B 族等营养神经的药物。

（2）保守治疗无效，出现尺神经麻痹等严重症状时，应尽早进行手术探查，采用尺神经前移和肱骨内上髁切除术等。

第八节　肘臂部损伤的运动康复与训练

肘关节是由人体的上臂与前臂的相互结合所形成。此关节的动作为前臂的屈曲、伸展、旋前和旋后等。肘关节由肱骨的远端和桡骨、尺骨的近端三部分组成。表面结构包括内、外上髁和尺骨鹰嘴，屈肘 90° 时三者呈一个等腰三角形。整个肘关节由三个不同的关节组成，即肱尺关节、肱桡关节及桡尺近侧关节。肘关节的许多肌肉运动仍源自肩关节，有助于整个手臂运动的肌肉，包括三角肌、肱三头肌、肱二头肌、肱肌，前臂包括肱桡肌、肘肌、旋后肌、旋前方肌、桡侧腕长伸肌和短伸肌等肌群。

一、拉伸方法

（一）肱二头肌

肱二头肌拉伸

肱二头肌位于上臂前侧，整肌呈梭形。肱二头肌有长、短二头，故名肱二头肌，长头起于肩胛骨盂上粗隆，短头起于肩胛骨喙突。长、短二头于肱骨中部汇合为肌腹，下行至肱骨下端，集成肌腱止于桡骨粗隆和前臂筋膜。

近固定时，肱二头肌使前臂在肘关节处屈和旋外，使上臂在肩关节处屈。远固定时，肱二头肌使上臂向前臂靠拢。作用：屈肩、屈肘及使前臂旋后。当肱二头肌收缩时，使肘关节屈曲；当肱二头肌舒张时，使肘关节伸展或前臂下垂。

1. 主动门框拉伸

拉伸者利用一个水平面，如栏杆、舞蹈把杆或是椅子的后背，也可以将门关上用门把手练习。拉伸者站立（或单腿跪地），上臂伸直，掌心向内，使上臂尽可能远地伸向后方，保持躯体直立。将伸展的上臂放松置于水平面上或抓住门把手。从起始姿势开始，手向下压（即屈肩、屈肘），肱二头肌等长收缩 10 s。等长收缩之后，上臂伸向背后更远处。为了完成这一牵伸练习，可能需要采用半跪到合适的姿势。

2. 自我拉伸

拉伸者挺胸收腹，肩部自然放松，掌心朝向天花板，手臂向后抬至上臂前侧（肱二头肌）有牵伸感即可。

（二）肱三头肌

肱三头肌在上臂后面延伸，可伸直或伸展该臂，它有三个头，一个附着在肩胛骨上，另两个附着在肱骨上。长头起自肩胛骨关节盂的下方；外侧头起自肱骨后面桡神经沟的外上方；内侧头起自桡神经沟内下方，三头合成一个肌腹，以扁腱止于尺骨鹰嘴。肌肉的远端有一条有力的腱在肘处附着在尺骨上。如果尽量伸直手臂，就会感到这条腱绷紧了。当肱三头肌收缩时，使肘关节伸直或前臂下垂；当肱三头肌舒张时，使肘关节弯曲。

（1）主动拉伸法。拉伸者双脚分开，相互平行，并保持其间距与肩同宽，将左臂抬起，于头部后方弯曲。保持肩部处于放松状态，将右手放置于左臂肘关节处，轻轻向下拉动。继续拉动左臂肘关节，直到小臂出现明显的牵伸感为止。保持该动作不变，持续 15 s，然后重复该组动作。换另一边按原动作顺序做该组动作。

肱三头肌主动拉伸法

（2）被动拉伸法。辅助者位于拉伸者体侧，将其左臂抬起，于头部后方弯曲。保持肩部外展状态，辅助者将右手放置于拉伸者左臂肘关节处，左手轻轻向下拉动拉伸者的手。直到小臂出现明显的牵伸感为止。保持该动作不变，持续 15 s，然后重复该组动作。

（三）肱桡肌

肱桡肌位于前臂前面桡侧皮下，为长而扁的梭状肌，用力屈肘时可显见此肌外形。起点：起于肱骨外上髁上方。止点：肌束越过肘关节冠状轴前方，止于桡骨茎突。功能：近固定收缩时，使肘关节屈。当前臂于旋内位时，它可使前臂旋外；而前臂于旋外位时，则该肌有使前臂旋内的作用。正常情况下，此肌使前臂处于"正中"位置，可以把该肌看成为一块"调节肌"。远固定收缩时，可使上臂向前臂靠拢。

1. 直臂抓杠

拉伸者两臂伸直吊在单杠上。松开一只手再以"L型握法"重抓杠。在肱桡肌处感觉到拉伸。如果对这项牵伸练习感到很不舒服，可以站在椅子上以减小强度。

2. 跪地伸臂

拉伸者四肢着地跪在地上，屈腕，两掌放在地上，手指指向身体。呼气，身体后倾。

（四）前臂屈肌群

前臂的肌肉组织浅层结构：前臂前区皮肤较薄，移动度较大。浅筋膜中尺侧有贵要静脉及其属支，以及前臂内侧皮神经；桡侧有头静脉及其属支，以及前臂外侧皮神经；正中神经和尺神经的掌支均于屈肌支持带近侧浅出深筋膜。深层结构：筋膜前臂前区的深筋膜薄而韧，近肘部有肱二头肌腱膜加强；远侧部在腕前部加厚，形成厚而坚韧的扁带，称为屈肌支持带。肌肉前臂肌前群共有9块，分为3层：浅层从桡侧到尺侧依次为肱桡肌、旋前圆肌、桡侧腕屈肌、掌长肌及尺侧腕屈肌；中层只有指浅屈肌；深层桡侧为拇长屈肌，尺侧为指深屈肌，两肌远侧深面为旋前方肌。旋前圆肌：两头分别起自肱骨内上髁与尺骨冠突，二者之间有正中神经穿过，尺头的深面有尺动脉穿过。肌纤维斜向下外，止于桡骨中1/3的外面及后面，此处近端有旋后肌附着，远端有旋前方肌附着。当桡骨骨折时，骨折线在旋前圆肌止点以上或以下，其错位结果不同。掌长肌：肌腹很短，肌腱细长，可屈腕并紧张掌腱膜。临床上可取其腱作肌腱移植用。

1. 前臂拉伸

拉伸者坐姿或站姿，一臂举至头上耳侧，手靠在肩胛骨上。辅助者一手抓住拉伸者手腕，另一手固定其肘部。当辅助者轻轻抬起其肘关节并向下拉其手腕时，呼气。

2. 两掌相对拉伸

拉伸者两手掌掌心相对，或两手掌掌背相对。手掌朝上，掌心相对，以便牵伸屈肌肌群；手掌朝下，掌背相对，以便牵伸伸肌肌群。

二、激活与力量训练

（一）肱二头肌

1. 激活

（1）抗阻力激活。练习者两手各持一哑铃，放于体侧，屈臂将哑铃举起，前臂与上臂尽量靠拢，直接向上对抗阻力，避免身体摇晃，然后缓慢放下，练习者在整个过程中正常呼吸。

（2）自主激活。练习者双手握拳，放于体侧，屈臂使前臂与上臂尽量靠拢，保持6 s后然后缓慢放下，避免身体摇晃。

2. 力量训练

哑铃站立弯举（手心向内）

（1）哑铃站立弯举（手心向内）。练习者身体直立，两手同肩宽，反握哑铃，放于大腿前。屈臂将哑铃举至胸前，使肱二头充分收缩，稍停，然后缓慢放下。注意：上举哑铃时不要扣腕，两上臂紧靠体侧，与地面垂直。上举时不要耸肩或借助身体后仰。

（2）哑铃站立弯举（手心向外）。练习者身体直立，两手同肩宽，反握哑铃，放于大腿前。屈臂将哑铃举至胸前，使肱二头充分收缩，稍停，然后缓慢放下（图6-8-1）。注意：上举哑铃时不要扣腕，两上臂紧靠体侧，与地面垂直。上举时不要耸肩或借助身体后仰。

（3）哑铃弯举。练习者两手各持一哑铃放于体侧，屈臂将哑铃举起，前臂与上臂尽量靠拢，稍停，然后慢慢放下哑铃至两臂完全伸直。注意：上体保持正直，不要借助腰部力量完成动作；哑铃放下不要向后摆动。

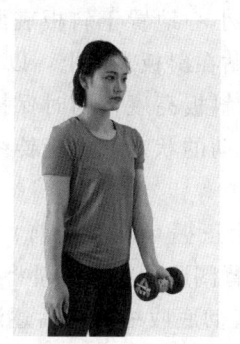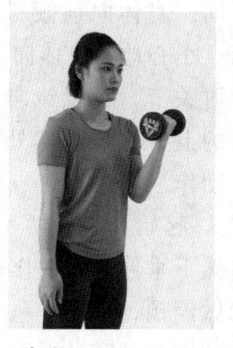

哑铃站立弯举（手心向外）

图 6-8-1　哑铃站立弯举

（二）肱三头肌

1. 激活

（1）抗阻力激活。练习者仰卧位，治疗者向练习者左手后背施加适当阻力，练习者向后伸，使肩部外展对抗阻力。确保肱三头肌收缩的同时，伸直手臂向后对抗，练习者在整个过程中正常呼吸。

（2）自主激活。练习者双手握拳，放于体侧，用力后伸和外展手臂，保持 6 s 后然后缓慢还原，练习者在整个过程中正常呼吸。

2. 力量训练

（1）坐姿哑铃推举。练习者双手持一对哑铃坐在健身凳的一端，将哑铃至于肩部上方边缘，掌心朝前。向上并稍向内举起哑铃，直至双臂近乎伸直，但又不过于绷紧，在最高点哑铃应彼此接近但不发生碰撞，然后沿原路线放低哑铃至肩部。也可锻炼到肩中部和前部肌群、斜方肌下部。

（2）仰卧直臂上拉（肱三头肌长头）。练习者双手持一对哑铃仰卧于健身凳上，双脚放在地面或凳上，把哑铃举到头部正上方，掌心相对，肘关节微屈。保持肘部弯曲程度不变，把哑铃尽量放低至头部后方，然后把哑铃拉回到头部上方，练习过程中哑铃之间的距离保持不变。注意：回拉时，不要将手臂拉回到与地面垂直的角度，垂直手臂无法感受到重力造成的阻力，肌肉就不会受到拉力，没有拉力，锻炼效果会大打折扣。

（三）肱桡肌

1. 激活

（1）抗阻力激活。练习者手臂处于屈曲旋后位，治疗者向练习者左手施加适当阻力，练习者用力旋前，使手臂内旋对抗阻力。确保肱桡肌进行收缩，练习者在整个过程中正常呼吸。

（2）自主激活。练习者手臂握拳，处于屈曲旋前位，练习者用力旋后，使手臂尽量旋后然后还原，保持 6 s 后然后缓慢还原，练习者在整个过程中正常呼吸。

2. 力量训练

（1）俯卧屈肘。练习者身体俯卧于斜板上。双手分别紧握一副哑铃，将双手掌心调整至相对的方向。身体向前倾斜，将哑铃小心地置于斜板表面。将哑铃向下移动，离开斜板表面，小心地将身体向下移动，贴在斜板表面上。以上为该组动作的初始环节。弯曲双臂肘关节，将哑铃向上移动至斜板高度，同时保持双手手掌朝向上方，但是保持双臂的上臂部位仍然处于静止不动的状态。将哑铃缓缓下移至初始位置，然后重复该组动作。

（2）引体向上。起始姿势：两手用宽握距正握（掌心向前）单杠，略宽于肩，两脚离地，两臂自然下垂伸直。动作过程：用背阔肌的收缩力量将身体往上拉起，当下颌超过单杠时稍做停顿，静止 1 s，使背阔肌彻底收缩。然后逐渐放松背阔肌，让身体缓慢下降，直到恢复至完全下垂，重复再做。可以弯曲膝关节、将两小腿向后交叉，使身体略微后倾，能更好地锻炼背部肌肉。呼吸方法：身体上拉时吸气，下垂时呼气。

（四）前臂屈肌群

1. 激活

（1）抗阻力激活。练习者手臂和手腕处于伸直位，治疗者向练习者左手施加适当阻力，练习者用力屈腕屈肘，使腕靠近前臂，前臂靠近上臂对抗阻力。确保前臂屈肌进行收缩，练习者在整个过程中正常呼吸。

（2）自主激活。练习者手掌处于伸直位，使手腕尽量屈曲至极限，保持 6 s 后缓慢还原，练习者在整个过程中正常呼吸。

直立位直臂上拉抗阻力激活

直立位直臂上拉主动激活

2. 力量训练

（1）哑铃腕弯举。练习者双手持一对哑铃，跪于健身凳一侧，前臂放在凳上，掌心朝上，悬于健身凳边缘。向上弯举哑铃，前臂及其他身体部位保持不动。稍做停顿，然后放低哑铃让其滚动到指尖，每次都要重复完整的练习，直到力竭。

（2）尺侧腕弯举。练习者两脚前后开立，一手放于体侧，一手持握一只哑铃放于体前侧，腕关节放松。随后收缩尺侧肌群，以腕关节为轴，向后上弯举哑铃，直至肱三头肌强烈收缩，然后还原再做（图 6-8-2）。主要发展前臂尺侧肌群，同时也发展了肱三头肌。

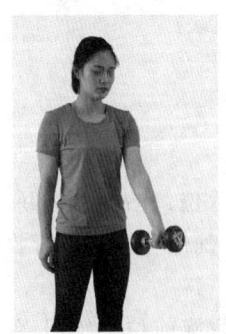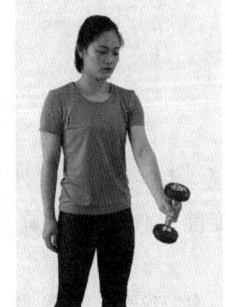

图 6-8-2 尺侧腕弯举

（3）桡侧腕弯举。练习者两脚前后开立，一手放于体侧，一手持握一只哑铃放于体前侧，腕关节放松。随后收缩桡侧肌群，以腕关节为轴，向前上弯举哑铃。主要锻炼桡侧肌群。

三、贴扎方法

（一）肱骨内上髁炎贴扎

目的：局部止痛，促进屈腕。

肌贴形状：X 型、Y 型。

方法：患者坐位，肘关节伸直。X 型贴从中间撕开，锚位于痛点处，4 个尾以 5% 的力向 4 个方向延展贴扎。Y 型贴布锚贴于第五掌骨掌侧基底，20% 拉力沿前臂屈肌方向延展贴扎，尾于内上髁屈肌前臂止点处。

肱骨内上髁炎贴扎

（二）肱骨外上髁炎贴扎

目的：局部止痛，促进伸腕。

肌贴形状：X 型、Y 型。

方法：患者坐位，肘关节伸直。X 型贴从中间撕开，锚位于痛点处，4 个尾以 5% 的力向 4 个方向延展贴扎。Y 型贴布锚贴于第二、三掌骨背侧基底，20% 拉力沿前臂伸肌方向延展贴扎，尾于外上髁伸肌前臂止点处。

肱骨外上髁炎贴扎

（三）旋前圆肌贴扎

目的：旋前圆肌综合征患者局部止痛，促进旋前功能。

肌贴形状：I 型

方法：患者坐位，肘关节伸直。I 型贴布锚贴于肘关节内侧旋前圆肌起点，20% 拉力沿前臂旋前原肌走向延展贴扎，尾于桡骨中段旋前圆肌前臂止点。

旋前圆肌贴扎

思考题

1. 什么是网球肘？其主要表现和常用治疗方法有哪些？如何进行运动康复训练？

2. 什么是高尔夫球肘？其主要表现和常用治疗方法有哪些？如何进行运动康复训练？

3. 桡管综合征、肘尺管综合征的损伤机制是什么？主要表现与运动康复训练方法是什么？

本章即测即评

实践训练

女性，18 岁，羽毛球运动员，训练年限 8 年。无明显外伤史，右侧肘关节疼痛，伸直受限，影响训练，加重 1 周。X 射线片提示肘关节骨质无异常。请根据以上情况，讨论该做哪些特殊检查确定其损伤部位，并为其制订运动康复训练方案。

实践训练解题思路

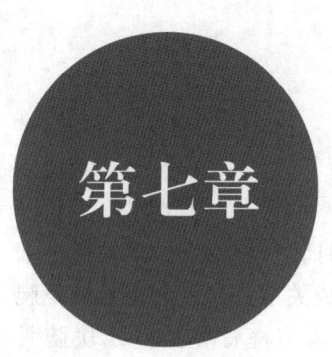

第七章 手腕部损伤与康复

章前导言 ....

　　许多运动项目需要手腕部的参与，手腕部解剖结构与功能复杂，精细程度高，如果运动技术运用不当，负荷过大，极易造成手腕部运动损伤，如乒乓球、羽毛球等持拍类项目；体操、排球、篮球等徒手类项目；滑雪、冰球等持杖类项目。运动中如果身体失去平衡，上肢支撑身体，使手腕部承受极大的冲击力，容易造成运动损伤。掌握手腕部常见运动损伤特点可以为有效预防锻炼人群的运动损伤及进行针对性地康复训练奠定坚实理论基础。

学习目标 ....

1. 了解手腕部解剖学特征及其运动损伤的处理原则。
2. 熟悉手腕部运动损伤的基本症状体征。
3. 掌握手腕部运动损伤的损伤机制及运动康复训练方法。

第一节　月状骨脱位

手腕部的解剖特征

月状骨位于腕骨的近侧列，从桡侧排列为第2块骨。月状骨侧面观呈半月形，掌侧呈较宽的四方形，背侧尖窄，与手舟骨和三角骨共同组成关节头，且与桡骨的桡腕关节面组合形成腕关节。月状骨脱位是指月状骨本身脱离与桡骨和其他四块腕骨（手舟骨、三角骨、头状骨、钩骨）的正常毗邻关系而发生了移位。

一、损伤机制

月状骨脱位多由间接外力引起。如练习者在运动过程中跌倒时手掌撑地，腕关节处于极度背伸位，身体自上而下的重力与自下而上的地面反作用力相互作用，使头状骨与桡骨远端互相挤压，桡骨与头状骨掌侧间隙增宽，从而使月状骨发生移位、旋转或完全脱位。月状骨脱位时，常合并与月状骨相连接的韧带撕裂，血液供应中断，或发生月状骨缺血性无菌性坏死（图7-1-1）。

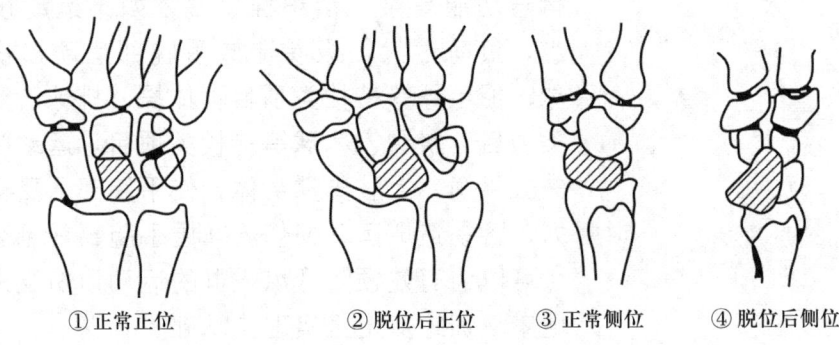

①正常正位　　②脱位后正位　　③正常侧位　　④脱位后侧位

图7-1-1　月状骨脱位示意图

二、症状体征

（一）症状

月状骨受伤后，患者腕部肿胀、疼痛、活动受限。腕部掌侧隆起，掌腕横纹处有压痛，可触及脱位的月状骨。由于脱位的月状骨压迫屈指肌腱，导致腕部活动受限，腕关节不能背伸，腕与手指呈半屈曲位，不能完全伸直。

（二）体征

1. 握拳叩击试验阳性

患者握拳时，第三掌骨头有塌陷，若纵向叩击第三掌骨头时，可引起腕部明显疼痛。若腕部偏向尺侧，叩击第四掌骨头时，有明显疼痛。

2. 正中神经压迫症状

患者有时可出现正中神经压迫症状，即出现桡侧三个手指的麻木，或有感觉障碍。

X 射线检查可提供确诊的依据。

三、处理原则

（一）一般处理

患者月状骨脱位时，现场应采取 PRICE 原则，予以冷敷、简单固定，及时送医，及早复位。

（二）康复训练

月状骨复位固定后将腕关节制动，应积极进行患侧上肢肩、肘、掌指、指间关节的功能活动训练。解除固定后进行手部相应运动康复，以腕关节灵活性训练为主。

第二节　掌指关节脱位

掌指关节是由近节指骨基底与掌骨头构成，属球窝关节，由于两侧韧带限制，不能完成旋转动作。掌指关节由于间接力量导致手指极度背伸时容易发生脱位，常见于篮球、排球、手球、体操等运动项目。

一、损伤机制

掌指关节脱位多发生在手指扭伤、戳伤或手指极度背伸时，发生部位多见于拇指和示指，发生于其他手指者少见，且多为掌侧脱位。当手指处在伸直位时，有暴力自掌侧向背侧推压手指，致使掌指关节的掌侧关节囊产生破裂，掌骨头突破掌侧关节囊的薄弱部分向掌侧突出，形成脱位（图 7-2-1）。

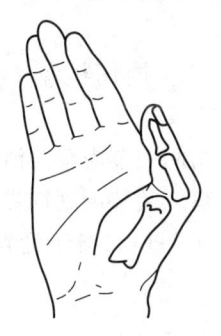

图 7-2-1　拇指掌指关节
脱位示意图

二、症状体征

（一）症状

伤后局部肿胀、疼痛，掌指关节活动受限，指间关节主动伸直困难。

（二）体征

受伤掌指关节的掌侧有掌骨头突出，近节指骨向背侧脱出，掌指关节呈过度背伸畸形，示指还可出现尺偏及指间关节半屈曲畸形，掌侧皮肤可呈现橘皮状皱纹。X射线检查可明确诊断。

三、处理原则

（一）一般处理

运动损伤发生后应采取 PRICE 原则，即刻冷敷，简单处置后及时送医治疗。背侧脱位可进行手法复位，手法复位失败时，不可反复多次整复，以免进一步损伤周围的组织。

（二）康复训练

掌指关节复位固定两周后患者可开始进行运动康复，重点在关节活动度训练。

第三节　指间关节脱位

指间关节由近节指骨滑车与远节指骨基底部构成，分为近侧和远侧指间关节。指间关节脱位较为常见，各手指的近侧或远侧指间关节均可发生，脱位的方向多为远节指骨向背侧移位或内、外侧移位。在篮球、排球及体操运动项目中较为常见。

一、损伤机制

指间关节为单向活动的屈伸关节，在关节极度过伸、扭转或侧方挤压时，可造成关节囊、关节侧副韧带损伤，重者韧带断裂，或伴有撕脱骨折，有时会造成关节脱位（图 7-3-1），指间关节脱位常与侧副韧带损伤同时发生。

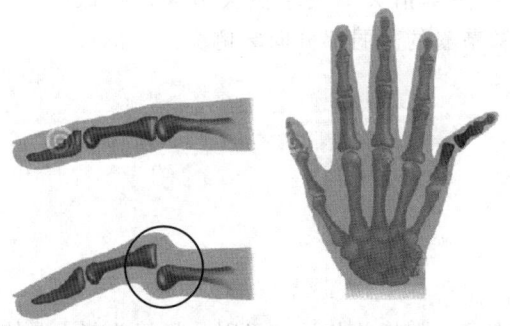

图 7-3-1　指间关节脱位示意图

二、症状体征

（一）症状

患者关节呈梭形肿胀，伴有疼痛、局部压痛、主动伸屈活动受限等症状。关节脱位有时伴有侧副韧带损伤，严重者侧副韧带断裂。如发生侧副韧带断裂，受累关节有异常侧方偏斜。

（二）体征

指间关节脱位时，指骨间解剖关系异常。手指 X 射线正侧位片可以发现指骨间关节有明显异常，结合手部的外伤史、伤后症状、体征，可明确诊断。

三、处理原则

（一）一般处理

（1）运动损伤发生后应采取 PRICE 原则，简单处置后及时送医治疗。非手术治疗方法多采用牵引推挤复位法，然后用固定器材将伤部置于手指的掌侧，固定患肢于轻度对掌位 1~3 周。

（2）对于手法复位失败者或复位后不能维持对位，以及陈旧性指间关节脱位或合并侧副韧带断裂者，可以采用手术治疗方法。

（二）康复训练

指间关节脱位运动康复重点在于关节活动度训练。

第四节　桡骨茎突狭窄性腱鞘炎

腱鞘炎多见于手部活动较多者，特别是用手指反复做伸、屈、捏、握操作的人易患此病，一般女性多于男性。拇长展肌腱为一扁平肌腱，拇短伸肌腱为一圆形肌腱，在桡骨茎突处的拇长展肌和拇短伸肌的肌腱通过一个"骨–韧带"管进入手部。该管由桡骨茎突处浅的凹形骨沟和覆盖其上的腕背韧带组成，非常坚厚，附于凹形骨沟的两侧缘，形成一个单独的纤维骨性鞘管。拇短伸肌及拇长展肌总腱鞘是发生腱鞘炎最多见的部位。

一、损伤机制

由于拇指或腕部活动频繁，肌腱出鞘管后折成一定角度分别止于拇指和第一掌骨。当拇指及腕活动时，此折角角度加大，使拇短伸肌和拇长展肌腱在桡骨茎突部腱鞘内长期相互反复摩擦，导致该处肌腱与腱鞘局部出现渗出、水肿和纤维化，鞘管壁变厚，肌腱局部变粗，造成肌腱在腱鞘内的滑动受阻（图7-4-1）。步枪运动员射击时的托枪动作、举重运动员的锁握动作，最易引起此症。

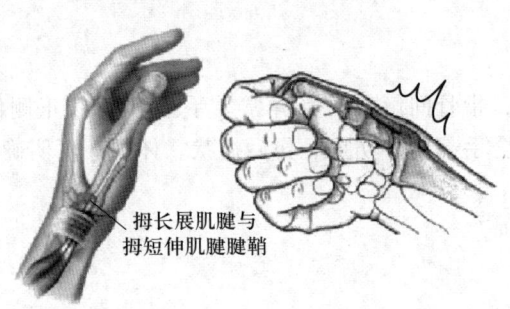

拇长展肌腱与
拇短伸肌腱腱鞘

图7-4-1　桡骨茎突狭窄性腱鞘炎示意图

二、症状体征

（一）症状

患者桡骨茎突部隆起、疼痛，并向手和前臂放射，腕部及拇指活动时疼痛加重。腕背伸、掌屈、拇指外展时，由于腱鞘内张力增加患者可产生疼痛或疼痛加剧。拇指活动无力，手握力减弱，不能提重物，特别不能做倾倒动作（如倒茶动作）。

（二）体征

检查可见患侧桡骨茎突有小的隆起，犹如豌豆大小的结节，压痛明显，痛点局部一般无肿胀或有轻微肿胀。拇指屈曲握拳尺偏试验阳性是诊断本损伤的重要依据。

三、处理原则

（一）一般处理

本病多为损伤慢性积累所致。急性期发作时可以冷敷、休息。疼痛严重时，可用夹板或硬纸板将腕关节固定于桡偏、拇指伸展位3~4周，以限制活动，可缓解症状。

常规物理疗法和药物封闭均可缓解症状或治愈，极个别顽固病例反复发作而非手术疗法无效者，才需手术治疗。

预防是关键，患者应避免手腕和拇指过度劳累。在平时的运动训练或工作中，最好以护腕或是绷带来固定患处，尽量避免腕部和拇指长时间活动，如挥拍、拧毛巾等活动。

（二）康复训练

桡骨茎突狭窄性腱鞘炎运动康复重点是关节活动度训练，可适当进行腕部肌肉牵伸训练和力量练习，尽量保持在无痛范围。

第五节　屈指肌腱腱鞘炎

屈指肌腱腱鞘炎又称为"扳机指"或"弹响指"。手指关节屈侧肌腱在凹侧急剧转折处需要有一个滑车装置即骨纤维管，以防止肌腱向屈侧弹出或向两侧滑移（图7-5-1）。此类损伤多见于第一掌骨头部的拇长屈肌腱的腱鞘和第二、三、四掌骨头指屈肌腱的腱鞘。射击、射箭等运动项目的运动员容易发生此类运动损伤。

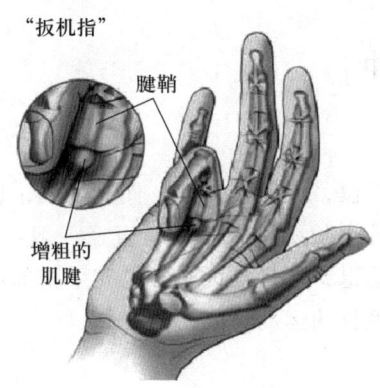

"扳机指"

腱鞘

增粗的
肌腱

图 7-5-1　屈指肌腱腱鞘炎示意图

一、损伤机制

屈指肌腱腱鞘炎是由于屈指肌腱与掌指关节处的屈指肌腱纤维鞘管反复摩擦，产生慢性无菌性炎症反应，局部出现渗出、水肿和纤维化，鞘管壁变厚，肌腱局部变粗，阻碍了肌腱在该处的滑动而引起的临床症状。

二、症状体征

（一）症状

屈指肌腱腱鞘炎多发于拇指，局部疼痛有时向腕部放射，少数患者为多个手指同时发病。患指屈伸功能障碍，晨起明显，活动后减轻或消失。

（二）体征

掌指关节屈曲可有压痛，有时可触到增厚的腱鞘、状如豌豆大小的结节。当弯曲患指时，该结节随屈肌肌腱上下活动，出现弹响。

三、处理原则

（一）一般处理

参照桡骨茎突狭窄性腱鞘炎的处理。

（二）康复训练

屈指肌腱腱鞘炎的康复训练主要分两个原则。第一是加强局部的力量，可以利用握力器进行抗阻训练。第二是对屈指肌进行局部拉伸，促进屈指肌的延展性。

第六节　腱鞘囊肿

腕部是腱鞘囊肿多发部位，一般是单发，偶有多发，且大小不等，任何年龄均可发生，女性多于男性。囊肿生长缓慢，圆形，直径一般不超过 2 cm，也有突然发现者。腱鞘囊肿少数可自行消退，也易复发。常见于手腕部活动较多的运动项目，如举重、羽毛球、篮球等运动项目的运动员。

一、损伤机制

腱鞘囊肿多因慢性劳损或局部创伤而导致营养不良，使腱鞘发生退行性改变而形成腱鞘囊肿。腱鞘囊肿或起源于腱鞘，或起源于关节囊及韧带。囊肿壁的外层由致密的纤维组织构成，囊内为无色透明胶冻样黏液。囊肿可以是偶然间发现，也可以由小到大，缓慢发展而成。腕背较小的囊肿，当腕掌屈时可出现，腕背伸时可隐没不见，偶有压迫神经而出现感觉障碍或肌肉麻痹（图 7-6-1）。

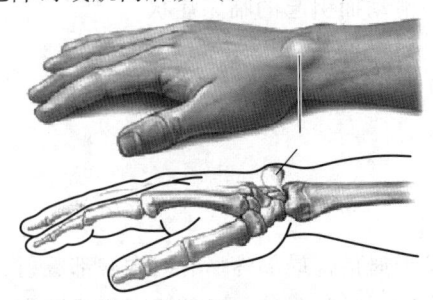

图 7-6-1　腱鞘囊肿示意图

二、症状体征

（一）症状

患者感觉囊肿局部轻度酸胀、疼痛，腕部无力。患部远端出现软弱无力感者，提示为囊肿与腱鞘相连。但也有部分病例，患者无任何不适感，仅感觉是一种累赘、不美观，腕部活动过度（由于内压加大）时，可出现酸胀无力感。囊肿小而张力大者，疼痛多较明显；囊肿大而柔软者，多无明显症状。

（二）体征

腱鞘囊肿最常见于腕背，其次多见于腕掌面偏桡侧。前期呈圆丘隆起突出皮肤，不与皮肤粘连，硬如骨质界限清楚，外形光滑，有波动感。后期囊壁肥厚，质地较硬，触之有轻度压痛。若囊肿生长于小鱼际近端或腕管内，可压迫尺神经或正中神经，会出现相应部位的肌肉麻痹或感觉异常。

若患者做 X 射线检查，无异常发现。

三、处理原则

（一）一般处理

（1）腱鞘囊肿可自行消失，但耗时较长。

（2）囊肿表浅有张力感可用叩诊锤击打，或用双拇指沿腱鞘走行方向，突然用力挤压，造成囊肿皮下破裂，囊内液体流出，囊肿消失，再进行轻推消肿，外敷药物，压迫包扎。

（3）若患者囊壁厚或囊肿较大，出现压迫神经等症状，可采用针刺、药物封闭或手术疗法。

（二）康复训练

腱鞘囊肿的运动康复以关节活动度训练为主，可适当进行腕部肌肉牵伸训练和力量练习，尽量保持在无痛范围。

第七节　腕关节三角纤维软骨盘损伤

腕关节三角纤维软骨盘损伤也被称为腕软骨盘损伤，多见于羽毛球、体操、排球和冰雪等运动项目的运动员。

一、损伤机制

腕关节三角纤维软骨盘损伤多发生于跌倒时手掌撑地、腕关节过度背伸、前臂旋前或向尺侧偏斜等扭转挤压的暴力。当前臂极度旋转时，尤其是处在腕背伸状态下的旋前时，会使尺桡骨的远端趋向分离，三角纤维软骨盘会被拉紧、扭动，如果旋转力或剪力作用过大，就会使三角纤维软骨盘挤压于尺骨与三角骨及月状骨之间，其附着处撕断或分离甚至使软骨盘本身撕裂，而桡尺远侧关节间也可产生不同程度的扭伤分离或脱位（图 7-7-1）。

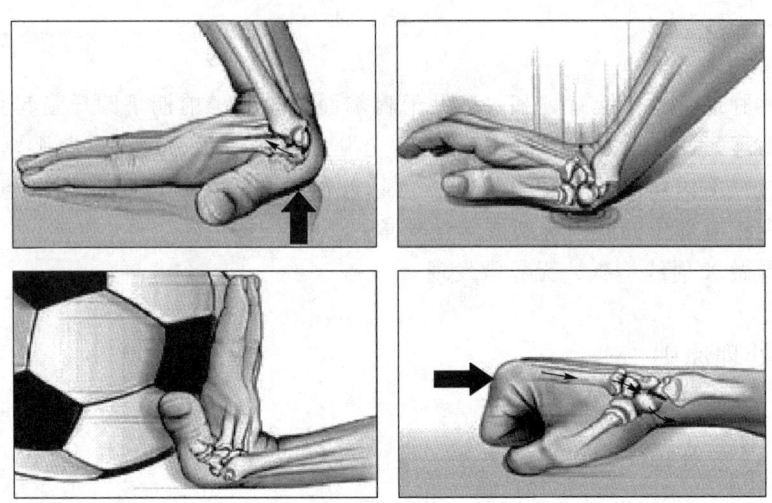

图 7-7-1　腕关节三角纤维软骨盘损伤示意图

二、症状体征

（一）症状

患部多呈现腕关节尺侧疼痛，腕部软弱无力，腕关节活动功能受限，当前臂旋转活动或抗旋转运动时引起疼痛，旋后时疼痛加剧。患肢不能持重物，不能做拧、扭等动作。

（二）体征

桡尺远侧关节肿胀、压痛、回旋运动时痛感明显。患者腕背伸及尺偏活动受限，握力下降，关节弹响。

X 射线检查显示关节间隙增宽，尺骨小头向外侧移位。

三、处理原则

（一）一般处理

（1）运动损伤发生后应采取 PRICE 原则，患肢予以冷敷、适当包扎固定、制动；也可配合局部外敷消肿止痛药。一般将前臂固定于中立位并限制腕与前臂的旋转活动。

（2）疼痛缓解后可适当配合理疗等治疗措施。

（二）康复训练

待疼痛减轻或消失后逐渐进行运动康复。功能锻炼需合理安排腕部的局部负荷，加强前臂与手腕的力量练习和柔韧性练习，佩戴护腕，做好局部准备活动等。

第八节　手舟骨骨折

手舟骨是位于腕骨近侧列桡侧的第一块腕骨，其形细长如舟。手舟骨背面狭长，粗糙不平，参与桡腕关节构成。手舟骨骨折为常见骨折，多发生在青壮年，常见于冰上运动、足球、体操、舞蹈等运动项目的运动员中，在腕骨骨折中居首位。由于手舟骨骨折肿痛症状较轻，常常被误认为是腕部挫伤而忽略进行 X 射线检查，造成骨折漏诊。又由于手舟骨骨折的临床症状不是很明显，往往使骨折不能得到及时治疗而造成骨折延迟愈合或不愈合，进而导致腕关节永久性功能障碍。因此，对于手舟骨骨折的处理来说，早期诊断、及时治疗具有非常重要的意义。

一、损伤机制

手舟骨骨折多为间接暴力所致。骨折发生的原因常常是突然跌倒，以手掌部撑地，腕关节发生过度的桡偏、背伸，地面冲击的暴力向上传达与身体重力产生剪切应力，使桡骨关节面背侧或桡骨茎突将手舟骨切断而发生骨折（图 7-8-1）。

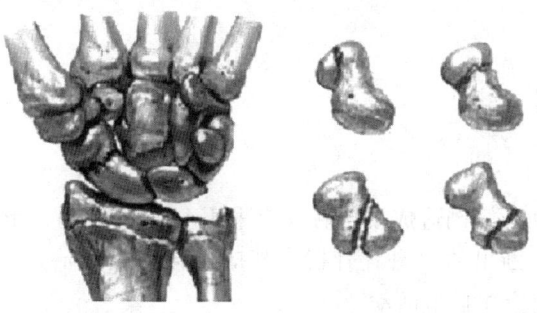

图 7-8-1　手舟骨骨折示意图

根据骨折发生的部位，手舟骨骨折可分为结节骨折、近端骨折和腰部骨折三种类型。

（一）结节骨折

该处骨折可根据骨折块的大小，分为经关节骨折和关节外骨折。该处骨折因为不影响血液循环，故一般愈合良好。骨折块即使有移位也属轻度，无须复位，对腕关节功能无影响。

（二）近端骨折

近端骨折比较少见，由于手舟骨近侧 1/3 被关节软骨覆盖而无血管进入，愈合缓慢，常常发生缺血性坏死。

（三）腰部骨折

腰部骨折位于手舟骨中段，最为多见，一般不发生缺血性坏死。但如果治疗不及时，近侧断端可能发生缺血性坏死。

二、症状体征

（一）症状

疼痛部位主要位于腕关节的桡侧，疼痛的程度很不一致，多数病例疼痛轻微。

（二）体征

1. 肿胀
检查可见"鼻烟窝"肿胀，有时仅表现为比健侧的"鼻烟窝"稍有饱满。
2. 压痛
"鼻烟窝"和手舟骨结节处有直接压痛，第二、三掌骨头部有间接叩击痛或腕背伸和沿拇指纵轴的间接挤压痛。
3. 腕关节功能障碍
主要为背伸受限，陈旧性损伤的患者背伸受限更严重。
X 射线检查是手舟骨骨折确诊的主要依据。

三、处理原则

（一）一般处理

（1）患者在运动中跌倒造成损伤后，应采用 PRICE 原则，予以冷敷、包扎制动。
（2）凡是早期诊断出的手舟骨骨折，都应进行外固定治疗。石膏固定期间所有的掌指和指间关节都应能自由活动。
（3）陈旧性手舟骨骨折的治疗应该根据其病程及病理情况的不同，采用不同的治疗方法。若手舟骨骨折端已经坏死，可实行手术。

（二）康复训练

石膏固定期间的运动康复应以保持关节活动度为主，经常进行握拳练习，以免关节强直，凡用手掌支撑及推举重物的练习应停止。

第九节　腕管综合征

腕管是在腕掌部一个较大的骨纤维管，其桡侧为舟骨及大多角骨，尺侧为豌豆骨及钩骨，背侧为舟状骨、头状骨、月状骨及小多角骨，掌侧为坚硬而无弹性的腕横韧带。在腕管内主要有拇屈长肌腱、指浅屈肌腱、指深屈肌腱及正中神经等通过。腕管综合征又称为"鼠标手"，为手腕部局部长期负荷活动，使局部组织慢性劳损，引起局部无菌性炎症，从而导致腕管变窄使得腕道内的血管、正中神经受到卡压的一系列症状和体征。

一、损伤机制

导致腕管综合征的原因很多，大体可归纳为腕管容量减小、腕管内容物增加及内分泌功能改变三个方面（图7-9-1）。

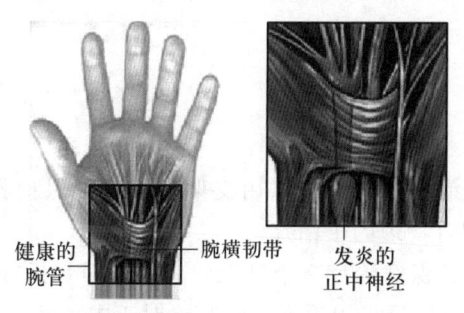

健康的腕管　　腕横韧带　　发炎的正中神经

图7-9-1　腕管综合征示意图

（一）腕管容量减小

外伤性的月状骨脱位、腕部骨折、腕骨间关节骨性关节炎及腕横韧带增厚等，均可使腕管容积减小，正中神经被卡压而导致损伤的发生。

（二）腕管内容物增加

一些需手腕部用力的运动项目，因手腕长期反复过度负荷导致慢性损伤，如肌腱滑膜水肿、腱鞘囊肿、腱鞘滑膜炎性增生，或掌长肌先天性肥大、指浅屈肌肌腹过低、蚓状肌腹过高而进入腕管等，均可使腕管内容物增多、内压增高或压迫正中神经，从而导致腕管综合征的发生。

（三）内分泌功能改变

女性妊娠、产后，或闭经期生理紊乱及内分泌紊乱等也可造成腕管综合征，或使已有症状加重。

二、症状体征

（一）症状

腕管综合征的症状开始往往表现为指端感觉障碍，桡侧三个半指异样感觉，常表现为刺痛、灼痛、麻木、肿胀感；疼痛可向肘或肩部放射；手指活动不灵敏，拇指外展肌力差，偶有端物、提物时突然失手。晨起时，患手常肿胀、活动笨拙，甚至有运动障碍，拇指无力、动作不灵活等。

（二）体征

病情严重者患侧大、小鱼际肌肉萎缩，皮肤发亮，指甲增厚，甚至出现患指溃疡等神经营养障碍症状。正中神经分布区皮肤感觉迟钝，拇对掌肌及拇短展肌肌力弱，屈腕试验、叩击腕掌试验和止血带试验等特殊检查可能阳性；肌电图检查有异常表现，特别是正中神经感觉传导速度明显减弱。

三、处理原则

（一）一般处理

（1）对患病早期、症状轻者，可采用支架托或绷带保护腕关节于中立位或轻度背伸位 1~2 周，并可配合物理因子治疗。

（2）如果症状严重、保守治疗 2 个月无效者，或因骨折或脱位而引起腕管狭窄，或有管内占位性病变，应尽早采用手术方法解除对正中神经的压迫。

（二）康复训练

腕管综合征的运动康复以腕关节关节活动度和拉伸训练为主，适当进行握力训练。

第十节　手腕部损伤的运动康复与训练

一、拉伸方法

手腕部损伤或术后由于制动、水肿、瘢痕形成等原因常会导致肌肉、肌腱等软组织粘连、挛缩，影响手功能的恢复。治疗前需仔细评估，明确粘连、挛缩的部位，以便牵伸应力作用于相应部位。

（一）手内肌主动拉伸

练习者用一只手将另外一只手远端指骨或近端指骨握住，轻柔、缓慢地牵伸掌指关节或指间关节。

（二）指屈肌拉伸

将远端指间关节、近端指间关节、掌指关节维持在伸直位，缓慢轻柔地向后方被动牵伸腕关节，直至练习者感到前臂掌侧有牵伸感为止（图7-10-1）。

（三）指伸肌拉伸

将远端指间关节、近端指间关节、掌指关节维持在屈曲位，缓慢轻柔地向前方被动牵伸腕关节，直至练习者感到前臂背侧有牵伸感为止（图7-10-2）。

（四）拇指指蹼拉伸

左右拇指交叉，插入虎口，一侧手用力按压另一侧手虎口（图7-10-3）。

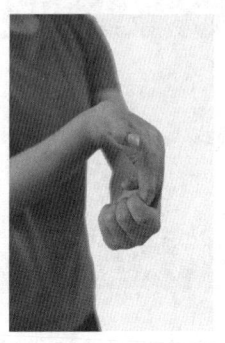 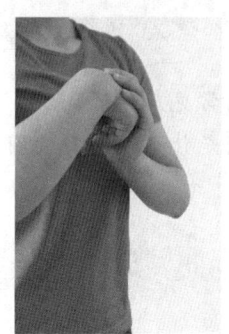 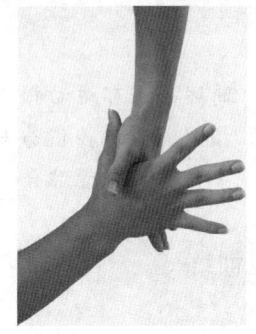

图7-10-1　指屈肌拉伸　　　图7-10-2　指伸肌拉伸　　　图7-10-3　拇指指蹼拉伸

二、功能训练

（一）拇指伸展运动

以四指将大拇指包住，手腕朝下施力，直到手感觉发紧，维持此动作15~20 s，慢慢回原位放松休息，反复5~10次。

（二）手指肌力加强运动

练习者拇指对掌抓握杠铃片上方，手腕背伸将杠铃片慢慢上举至最大角度，持续15 s，重复该动作（图7-10-4）。

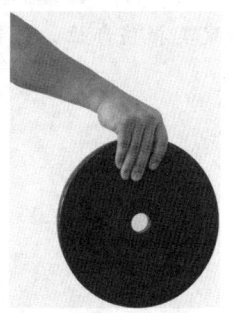

图7-10-4　手指肌力
加强运动

（三）手指握力加强运动

练习者手在桌上握橡胶球、掌心朝上，运动时逐渐将橡胶球握紧，维持 10 s 后放松休息数秒，反复做 3~5 min。

（四）手指伸张力加强运动

练习者将拇指、手指及手指尾部缠上橡皮筋，掌心朝下，尽量张开手指及拇指，维持 10 s 后放松休息数秒，反复做 3~5 min。

三、贴扎方法

腕管综合征
贴扎

目的：腕管综合征患者局部减压，感觉促进。

肌贴形状：I 型

方法：患者坐位，较短的 I 型贴从中间撕开，锚贴于腕管正中，向两侧 5% 的拉力延展贴扎。较长 I 型贴的一侧锚位于腕管下端，不给拉力沿前臂正中神经走向贴扎。

本章即测即
评

思考题

1. 简述手腕部运动损伤产生的常见原因。
2. 指间关节扭挫伤易发的原因是什么？其影响因素有哪些？
3. 如何理解腕管综合征？

实践训练

实践训练解
题思路

李某，男性，24 岁，排球运动员，训练年限 8 年。主诉腕关节内疼痛，腕部感到软弱无力，当前臂或腕部做旋转活动时，疼痛加重。检查时，腕部无肿胀，尺骨茎突远端的关节间隙处和桡尺远侧关节背侧间隙部有压痛；做腕关节背伸尺侧倾斜受压时出现疼痛，握力检查有减退。请根据以上情况，讨论该患者应该做哪些特殊检查以确定其损伤部位，并针对该患者的实际情况制订运动康复训练方案。

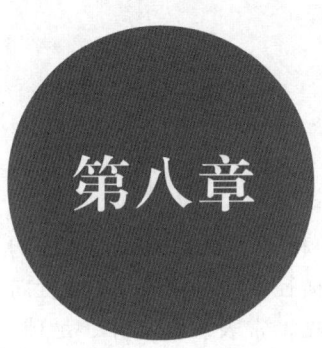

第八章　胸腰部损伤与康复

章前导言 ···

　　躯干是联结身体各部的"桥梁"，也是人体运动的中心环节。人体躯干部肌肉不仅是一些运动的原动肌，还在运动过程中发挥着传递力量、保持平衡等重要作用。躯干的运动损伤分为胸腹部损伤和腰背部损伤。腰部负重大，活动多，依靠腰椎支撑，通过肌肉和韧带维持腰部的稳定。运动动作不良、身体姿势控制失衡、外界暴力及腰部自身结构特点的相互影响，都可引起椎间盘突出、腰椎第三横突综合征、腰方肌损伤等一系列腰部运动损伤。胸部运动损伤的发生率明显低于其他部位，但因胸腔内有心脏、肺、纵隔等重要脏器，这些脏器一旦受到损伤，病情可能非常严重，甚至危及生命。因此，掌握体育运动中常见胸腰部损伤的分类、特点、损伤机制、症状体征和基本处理方法有着重要的意义。

学习目标 ···

1. 了解胸腰部的解剖学特征及各类运动损伤的处理原则。
2. 熟悉胸腰部各类运动损伤的症状体征。
3. 掌握胸腰部各类运动损伤的发生机制和运动康复训练方法。

第一节　肋骨骨折

　　肋骨共 12 对，平分在胸部两侧，前与胸骨、后与胸椎相连，构成一个完整的胸廓。吸气时，第 1~7 肋骨向上和向前移动，胸椎前后径和横径增加。第 8~12 肋骨向上和横向移动，横径扩大。胸部损伤时，肋骨骨折最为常见，常表现在格斗、足球、篮球等具有身体对抗性的运动项目。

一、损伤机制

　　肋骨骨折多因直接或间接暴力作用于胸壁，导致肋骨完整性或连续性中断，多为单肋一处骨折，多肋骨折或单肋/多肋多处骨折者较少。肋骨骨折多发于胸前长而平的第 4~7 肋骨。

　　直接暴力引起的骨折部位多在着力点，肋骨断端可向内移位，可刺破肋间血管胸膜和肺。间接暴力如胸廓挤压等，骨折部位可不发生在着力点。前后挤压时，肋骨骨折易发生在侧胸壁的肋骨弯曲部；侧方挤压时，骨折既可发生在肋骨弯曲部，也可发生在肋骨后端或前端肋软骨部。

二、症状体征

（一）症状

　　（1）患者多有明显外伤史，或直接受到外力撞击，或胸廓受到挤压。

　　（2）患者伤后即有胸肋部疼痛的症状，而且逐渐加重，3~5 日疼痛最为严重，深呼吸、咳嗽、喷嚏、躯干转动及翻身时疼痛加剧。严重时可出现血气胸危及生命。

（二）体征

　　（1）骨折处有明显压痛，局部组织可有血肿、淤血，胸挤压试验呈阳性。

　　（2）多根肋骨多处骨折时，患者胸壁软化下陷，呼吸时其运动与胸廓的正常部位步调不一致，出现反常呼吸，甚至出现呼吸困难、发绀、休克等。

　　（3）X 射线检查，早期患者无移位骨折和软骨交界处骨折不明显，1~2 周后由于骨折端钙质吸收便可见骨折线。

三、处理原则

（一）一般处理

　　闭合性单纯肋骨骨折多能自行愈合，处理的关键是止痛，同时固定胸廓和预防肺部并发症。

单根或 2~3 根肋骨单处骨折，一般以胸带固定；病情较为严重的闭合性多根多处肋骨骨折应及时送医治疗。

（二）康复训练

早期因呼吸疼痛往往制动，等待疼痛减轻或者消失，开始进行主动的呼吸肌抗阻训练，具体方法是使用呼吸训练器，进行腹式抗阻吸气，提高膈肌功能。

第二节　气胸

胸膜腔是脏胸膜与壁胸膜之间相互移行构成的一个潜在封闭的、呈负压状态的浆膜腔隙。气体进入胸膜腔，造成积气状态，称为气胸。常见于身体对抗性项目，如格斗等。气胸按病理生理改变的不同，可分为闭合性气胸、开放性气胸及张力性气胸三种类型。闭合性气胸即胸膜腔与外界空气不直接相通，空气来源于胸内脏器裂口，如肺、支气管、气管及食道管等；开放性气胸为胸膜腔与外界大气直接相通，气体来源于胸壁的开放性伤口；张力性气胸是因损伤后，气体与胸膜腔的通道呈活瓣状，吸气时气体进入胸腔，呼气时气体不能自胸腔排出，使胸膜腔内气体压力不断升高，等于或高于大气压，故称为张力性气胸。此外，根据肺部萎缩程度不同，分为大、中、小三种气胸。肺萎缩 30% 以下称为小量气胸，萎缩 30%~50% 称为中等量气胸，萎缩50% 以上称为大量气胸。

一、闭合性气胸

（一）损伤机制

闭合性气胸多因胸部钝性伤引起，最常见的原因是肋骨骨折断端刺破肺，其次是肺与胸壁粘连撕裂引起。发生机制是气体自肺裂口进入胸膜腔，如果肺裂口较小则肺萎缩后可自行闭合，对呼吸功能影响不大；裂口较大、气量较多时，会影响呼吸功能。

（二）症状体征

（1）青壮年肺功能正常者，小量气胸可无症状或仅有胸痛。年老体弱者或原有肺气肿或慢性支气管炎者，会出现呼吸困难等症状。

（2）患侧胸部叩诊呈鼓音，听诊呼吸音减弱或消失。

（三）处理原则

1. 一般处理

（1）小量气胸无明显呼吸困难者，一般不需特殊处理。如出现明显呼吸困难应穿刺抽气甚至安放闭式引流。

（2）中等量及以上气胸均应进行穿刺抽气或行胸腔闭式引流。同时给予抗生素，保持呼吸道通畅、吸氧，并采用止咳化痰药物等综合治疗措施。

2. 康复训练

X射线评估气体在胸腔开始被逐渐吸收后，开始进行呼吸肌抗阻训练，采用呼吸训练器进行主动胸式吸气和腹式吸气。也可以采用连续吹气球的方式训练呼气肌的耐力。

二、张力性气胸与开放性气胸

（一）损伤机制

张力性气胸和开放性气胸是一种危及生命的损伤，气体可来源于较大较深的肺裂伤或气管、支气管、食管及胸壁开放伤口与胸腔相通的裂口形成活瓣，吸气时开放气体进入胸腔；呼气时关闭，气体不能外溢，胸腔内气体逐渐积聚，压力不断升高等于或大于大气压。肺可完全被压缩，纵隔也会被推压向健侧挤压健肺。腔静脉移位扭曲，且因失去胸腔负压导致回心血流受阻，引起循环紊乱。

另外，吸气时健侧胸腔负压加大，纵隔向健侧摆动；呼气时健侧胸腔负压减小，纵隔又移向患侧，这样随呼吸节律导致的纵隔摆动易影响回心血流量，并且患侧肺的萎缩、健侧肺被挤压可造成呼吸循环紊乱，易引起严重的低氧血症，出现呼吸窘迫甚至休克等症状。

（二）症状体征

（1）张力性气胸与开放性气胸均有逐渐加重的呼吸困难与低氧血症，表现为唇指发绀，冷汗，烦躁不安，重者休克甚至昏迷。

（2）伤侧胸廓饱满、肋间增宽，气管移向健侧、叩诊呈鼓音，呼吸音减弱或消失。

（3）X射线检查显示胸腔内大量积气，肺完全萎缩，气管、心脏向健侧移位。

（三）处理原则

1. 一般处理

（1）开放性气胸易于诊断，一经发现，须立刻急救。根据患者当时所处现场的条件，开展自救或互救，并尽快封闭胸壁创口，变开放性气胸为闭合性气胸。

（2）张力性气胸的急救治疗原则为立即排气，降低胸膜腔内压力。需要指出的是急救处理方法只是暂时控制病情，患者应及时送医救治。

2. 康复训练

后期恢复经X射线评估气体在胸腔逐渐吸收程度，开始进行呼吸肌抗阻训练，采用呼吸训练器进行主动胸式吸气和腹式吸气。也可以采用连续吹气球的方式训练呼气肌的耐力。

第三节　腰椎间盘突出症

腰椎间盘突出症是因腰椎间盘退变、破裂、髓核突出刺激或压迫神经根及马尾神经所引起的综合征。发生部位多见于 $L_{4\sim5}$、$L_5\sim S_1$ 两个椎间盘，此处损伤占腰椎间盘突出总数的 95% 以上。不论是普通人还是运动员，腰椎间盘突出症都是腰腿痛的常见原因之一。尤其以体操、举重、排球等运动项目的运动员为主。

一、损伤机制

（一）腰椎间盘退行性病变

椎间盘可承载负荷，同时具有增加脊柱灵活性和稳定、缓冲、吸收外部能量的作用。腰部椎间盘体积大，前厚后薄，呈楔形。每个椎间盘由软骨盘、纤维环和髓核三部分组成：

（1）外层为软骨盘，它们与上下椎体面紧密相连，周围有纤维，作用是防止髓核向上下突出。

（2）中间为纤维环，它是纤维软骨组织，富有韧带，与两个软骨盘周边相连使两个软骨盘牢固连接，防止髓核向四周突出。

（3）髓核是灰白色富有弹性的胶状体，它被包裹在纤维环和软骨盘之间，可随着脊椎活动而改变形状。髓核起弹簧作用，可减少脊柱震动。腰前屈时，椎间盘前方承重，髓核后移；腰后伸时，椎间盘后方承重，髓核前移。成年以后随着年龄的增长及椎间盘不断遭受外力，其弹性逐渐减弱，纤维环也会因变性而发生裂隙，使髓核突出，周围韧带松弛，腰椎稳定性下降，这是腰椎间盘突出症的内在原因。

（二）腰部的解剖学弱点

后纵韧带主要起到加强保护纤维环的作用，但当到达 L_5、S_1 平面时，后纵韧带宽度显著减小。腰骶部是人身体转体的枢纽，也是承受压迫最大的部位，髓核最容易在此处发生脱出。

（三）急性损伤

人的身体姿势发生改变，椎间盘内承受的压力也随之改变。弯腰提物、负重转体或长时间弯腰后猛然伸腰等，都是导致腰椎间盘突出症发生的主要动作。

（四）其他原因

突然的腹压增加如咳嗽、打喷嚏、屏气等动作可使退变的椎间盘内髓核压力增大而突出。腰部着凉可使局部肌肉紧张，增加对椎间盘的挤压力从而诱发其髓核突出。暴力整复、不当的手法按摩等均可损伤椎间盘纤维环而导致发病（图 8-3-1）。

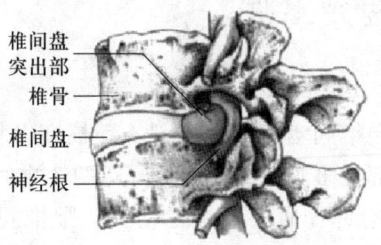

图 8-3-1　腰椎间盘突出症

二、症状体征

（一）症状

1. 腰痛

多数患者有外伤史。腰痛可突然发生，或疼痛逐渐发作，疼痛多为钝痛、剧痛以致行走不便、翻身困难，影响日常生活。

2. 下肢放射性疼痛

多数患者在腰痛的同时，伴有下肢疼痛。下肢疼痛性质多为麻痛、刺痛，或"过电样"痛。疼痛一般从臀部开始，逐渐向下放射到大腿后侧、小腿后侧，或小腿外侧、足背外侧缘，也可发展到足跟、足趾部。在行走或深呼吸、咳嗽、打喷嚏、大小便时，腹压增加而疼痛加重。疼痛多为一侧下肢，偶见有双侧下肢，这与纤维环破裂部位有关。

3. 麻木感

多局限于小腿后外侧、足背、足跟、足趾部。

4. 腰部活动受限

患者腰部各个方向活动均有受限，尤其以腰部后伸受限更为明显。

5. 腰部姿势异常

多数患者脊柱有功能性侧弯，侧弯多固定为一个方向。多数向健侧弯曲，以增加患侧椎间隙，减少突出的椎间盘对神经根的压迫，这是一种代偿性表现。

（二）体征

（1）压痛点。下肢放射痛明显者，绝大多数在椎间盘突出部位或附近有明显压痛点。

（2）直腿抬高试验或直腿抬高加强试验阳性。

（3）X 射线检查一般无明显改变；CT、MRI 等特殊检查，对患者确定腰椎间盘突出的位置及程度有非常重要的意义。

三、处理原则

（一）一般处理

（1）急性期卧床休息是最基本的保守疗法。
（2）牵引治疗是腰椎间盘突出症的常用方法。
（3）物理因子治疗、针灸、推拿可能有助于缓解疼痛，减轻症状。

（二）康复训练

加强患者腰背肌肌力的功能性训练，尤其是要提高脊柱深层肌群的肌肉力量和耐力，调整和纠正异常力线，增强韧带弹性，活动椎间关节，维持脊柱正常形态。对于有神经症状的患者可进行神经滑动训练，降低神经张力，从而减少痛感。

第四节　第三腰椎横突综合征

第三腰椎横突综合征是指第三腰椎横突受外力影响出现损伤引起腰痛及下肢疼痛，或有腰部活动障碍的临床症候群，在摔跤、柔道、田径、武术等项目的运动员中较多见。

一、损伤机制

第三腰椎位于腰椎的中心，对人体维持直立姿势和重心稳定具有重要意义。第三腰椎横突比其他腰椎的后伸曲度大，向侧方延伸最长，两侧腰椎横突连线形成以第三腰椎横突尖为顶点的纵长菱形，背阔肌的髂腰部分纤维、腰大肌的部分肌纤维、骶棘肌的一部分肌纤维均止于此处。由于第三腰椎横突较长，以至附着于此处的肌肉、筋膜、韧带能有效地保持脊柱的稳定性及正常的活动。较长的横突又能增强肌肉的杠杆作用，肌肉收缩牵拉机会多，拉力最大。因此，第三腰椎横突比其他腰椎横突更易产生劳损。在腰部反复剧烈活动，或腰部肌肉经常性负重收缩等情况下，第三腰椎横突会受到过度摩擦，使附着于横突的肌纤维组织受到损伤，产生粘连及瘢痕，进而使腰部神经受到嵌压而产生疼痛。

二、症状体征

（一）症状

（1）患者有急性外伤史或慢性劳损史。

（2）患者腰部中段单侧或双侧疼痛，弯腰时疼痛加重，疼痛性质差异较大，或有持续性钝痛、酸痛，或有牵扯痛，或有向下放射的疼痛，多伴久坐、久站，晨起后疼痛症状加重。

（二）体征

（1）患者第三腰椎横突尖端有明显的局部压痛，位置固定，或在第三腰椎横突处可触及活动的肌肉结节

（2）X射线检查可见患者第三腰椎横突过长或左右不对称。

三、处理原则

（一）一般处理

（1）症状较轻者，物理因子治疗有效。

（2）急性损伤者建议休息，减少弯腰活动，防止病情恶化发展。

（3）对于保守疗法无效，反复再发或长期不能治愈者，可考虑外科手术治疗。

（二）康复训练

康复训练的重点在于提高腰部深层肌群的肌肉力量和肌肉耐力，从而提高脊柱稳定性。此外，也要提高相邻腰椎关节的灵活性，使应力在腰椎相对均匀地分布。

第五节　腰方肌损伤

腰方肌是人体维持核心稳定的重要肌肉。腰方肌的过度使用常易导致损伤，多见于散打运动员。

一、损伤机制

腰方肌位于腹后壁腰椎椎体两侧，起自髂嵴的后部，止于第12肋骨和第1~4腰椎的横突。其内侧有腰大肌，后方有竖脊肌，二者之间隔有胸腰筋膜的中层。腰方肌是腰部的重要深层肌肉，连接着肋骨、腰椎和髂骨，按照肌纤维走行方向可以分为三束：髂肋束、髂腰束和腰肋束。单侧腰方肌收缩时，会对侧腰方肌产生同侧侧屈的动作。双侧腰方肌收缩可使脊柱后伸，有助于维持坐和站立的身体姿势。

散打运动的后鞭腿动作与腰部肌肉的牵拉和发力密切相关，在屈膝、转髋、提腿阶段，脊柱发生侧弯，腰方肌被拉长，而在鞭击发力阶段则需要腰部肌肉发力，因此鞭腿训练存在腰部两侧肌肉受力不平衡和腰部肌肉张力的迅速变化，容易导致腰方肌损伤。长期保持固定姿势，如久坐、弯腰工作等身体姿势会使身体上半身重心前移，

导致腰方肌过度使用，引起损伤。

二、症状体征

（一）症状

（1）患者腰部有间歇性或持续性疼痛或酸楚感，部分患者有臀部疼痛感觉。负重、弯腰、受凉时肌肉紧张加剧，疼痛加重，适当休息后，疼痛缓解。

（2）患者不能久站或久坐，腰部各方向活动受限。

（二）体征

（1）腰方肌有明显压痛点。腰方肌附着点的腰椎横突部压痛反应较深，多见第三、四腰椎横突处压痛，髂嵴边缘线压痛局限且较表浅，第12肋下缘压痛明显。髂腰韧带处可有压痛，多数患者臀中肌处有明显压痛。按压痛点可引发疼痛和同侧臀部和髋部放射痛。压痛部位多见于臀大肌上缘以上，臀中肌没有臀大肌遮盖的部分，从内向外平行排列有2~3个痛点，最内侧一个靠近骶髂关节的上端。少数患者骶髂关节处有压痛。

（2）患者可出现一侧或两侧肌肉紧张。

三、处理原则

（一）一般处理

（1）急性期建议患者卧床休息，用硬板床，腰部垫一薄枕以便放松肌肉。避免过劳矫正不良体位。

（2）推拿、按摩、物理因子治疗等也可以缓解症状。

（二）康复训练

腰方肌损伤康复训练的重点在于通过拉伸缓解肌肉紧张，并进行腰方肌功能性训练，提高腰方肌的肌肉力量和肌肉耐力。

第六节 腰腹部损伤的运动康复与训练

一、拉伸方法

（一）竖脊肌

竖脊肌是人体脊柱后方的长肌，下起骶骨背面，上达骨后方，填于突与肋角之间

竖脊肌拉伸

的沟内。它的总腱起自骶骨背面、腰椎棘突、髂嵴后部和胸腰筋膜，向上分为三个部分：外侧为髂肋肌，止于肋角；中间为最长肌，止于横突及其附近肋骨；内侧为棘肌，止于棘突。竖脊肌两侧同时收缩可使脊柱后伸，是维持人体直立姿势的重要结构，一侧竖脊肌收缩，可使躯干向同侧侧屈。

坐位主动前屈

练习者取坐位，双腿并拢，双手抱于枕后部，躯干逐渐前屈至最大角度，躯干与腿尽量贴紧（图 8-6-1）。

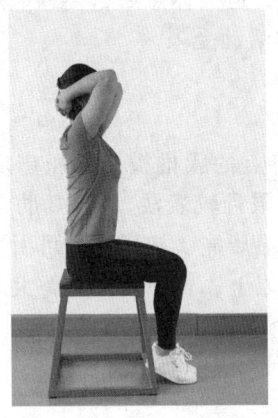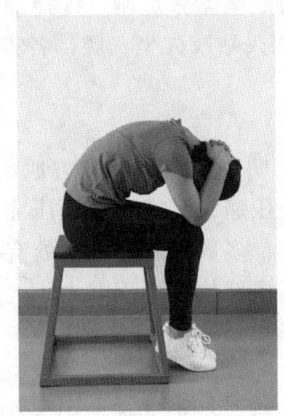

图 8-6-1　竖脊肌坐位主动前屈

（二）腹直肌

腹直肌位于腹前壁正中线的两旁，居腹直肌鞘中，为上宽下窄的带形肌，起自耻骨联合与耻骨结节之间，肌束向上止于胸骨剑突及其附近肋软骨的前面。腹直肌的全长被 3~4 条横行的腱划分成多个肌腹，腱划由结缔组织构成，与腹直肌鞘的前层紧密结合。

1. 俯卧位主动拉伸

练习者取俯卧位，双侧直臂辅助支撑，头及躯干后伸到最大角度，以双侧髂前上棘不离开地面为标准，保持 30 s（图 8-6-2）。

俯卧位主动拉伸

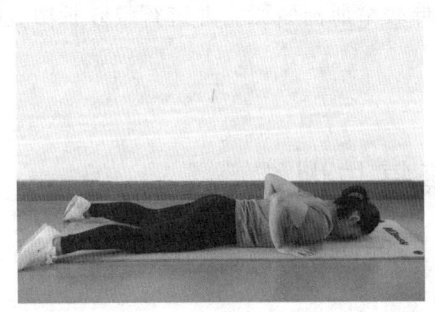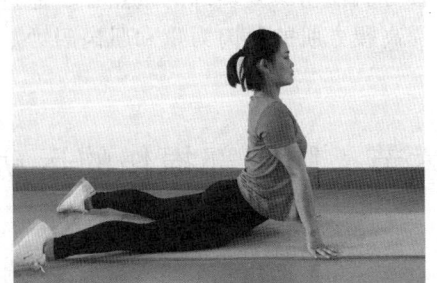

图 8-6-2　腹直肌俯卧位主动拉伸

2. 跪姿主动拉伸

练习者取跪立位，双腿分开，膝关节和小腿紧贴地面以支撑身体，头部及躯干向后伸展，拉伸腹部肌群（图 8-6-3）。

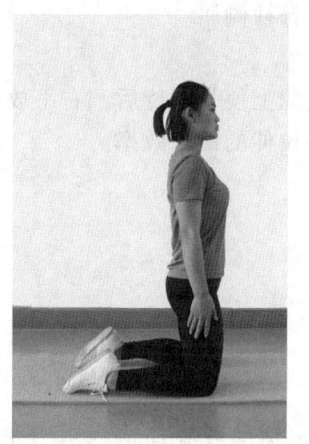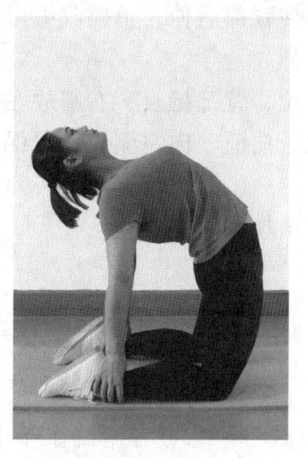

跪姿主动拉伸

图 8-6-3 腹直肌跪姿主动拉伸

（三）腹斜肌

腹斜肌分为腹外斜肌和腹内斜肌，腹外斜肌位于腹前外侧部的浅层，是一宽扁肌，起于下 8 肋，肌束由后外上斜向前内下方，一部分止于髂嵴，而大部分在腹直肌外侧缘处移行为腹外斜肌腱膜。腱膜向内侧参与腹直肌鞘前壁的构成，腱膜的下缘卷曲增厚连于髂前上棘与耻骨结节之间，形成腹股沟韧带。腹内斜肌位于腹外斜肌深面，大部分肌束向内上方，下部肌束向内下方，在腹直肌外侧缘移行为腹内斜肌腱膜。腱膜向内侧分为前后两层并包裹腹直肌，参与腹直肌前后壁的构成，膜下内侧部与腹横肌腱膜形成联合腱，止于耻骨，又称为腹股沟镰。

坐姿主动侧拉伸

练习者取坐位，腰部后伸同时向一侧扭转，可拉伸对侧腹内斜肌和同侧腹外斜肌（图 8-6-4）。

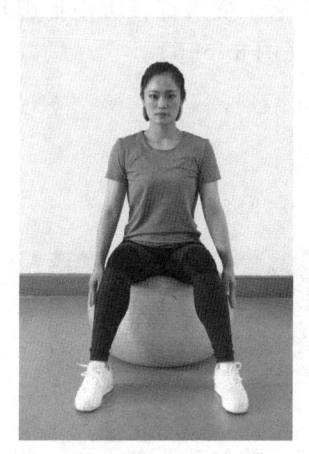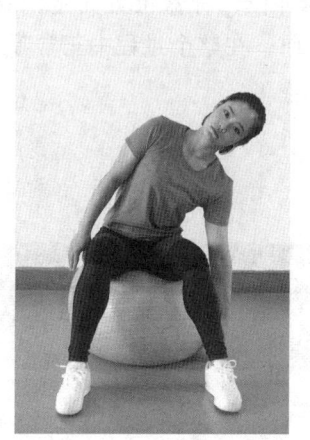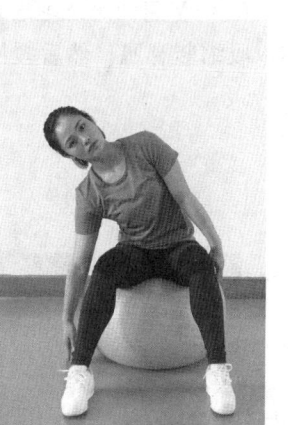

坐姿主动侧拉伸

图 8-6-4 腹斜肌坐姿主动侧拉伸

（四）腰方肌

腰方肌位于腹后壁，在脊柱两侧，其后方有竖脊肌，起自髂嵴，向上止于第 12

肌，双侧收缩可使腰部后伸，单侧收缩可使脊柱侧屈。

侧身主动拉伸

练习者取坐位，背部挺直，右腿放在左腿上使骨盆旋后，右手放在左肩上使躯干右侧旋，同时躯干向前、向左侧屈，以保证拉伸的最大效率。

二、激活与力量训练

（一）竖脊肌

1. 激活

（1）抗阻力激活。练习者俯卧于垫上，辅助者施加适当阻力于练习者腰背部，练习者缓慢抬起身体以对抗阻力，使竖脊肌进行等长收缩，保持 6 s 后缓慢还原，练习者在整个过程中正常呼吸。

（2）主动激活。练习者俯卧于垫上，下肢伸直并固定，练习者缓慢抬起身体以收缩竖脊肌，然后缓慢还原，练习者在整个过程中正常呼吸（图 8-6-5）。

竖脊肌主动激活

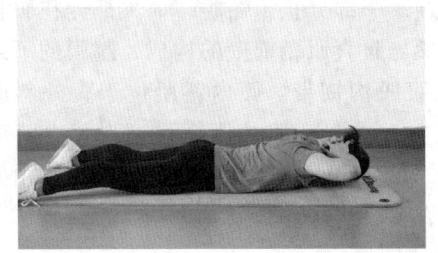 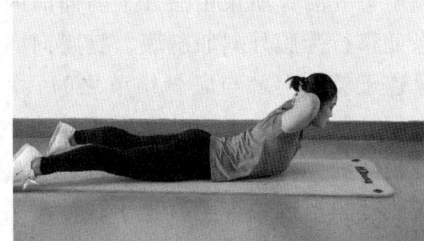

图 8-6-5 竖脊肌主动激活

2. 力量训练

（1）背屈伸。练习者取俯卧位，骨盆位置固定，双手抱于枕后部，缓慢抬起身体以收缩竖脊肌，然后缓慢还原，在整个过程中正常呼吸（图 8-6-6）。

背屈伸

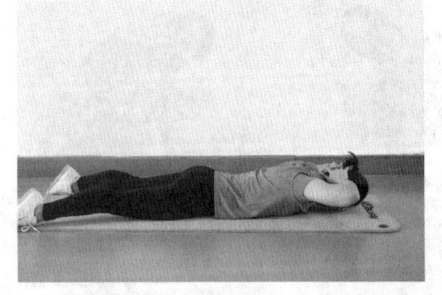 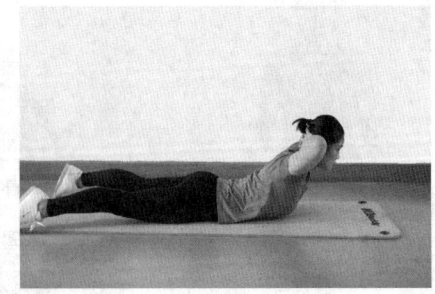

图 8-6-6 背屈伸

（2）俯卧两头起。练习者取俯卧位，双手抱于枕后部或前伸于头部上方，前方躯干部和后方髋膝部同时上抬，然后缓慢还原，在整个过程中正常呼吸。随后练习者可进行对侧的手臂和下肢同时上抬（图 8-6-7）

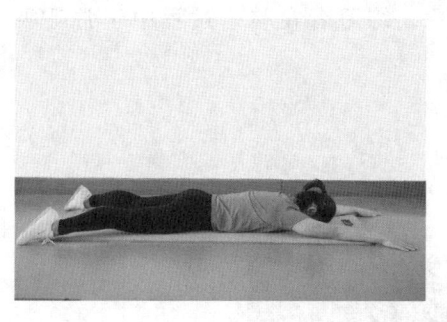
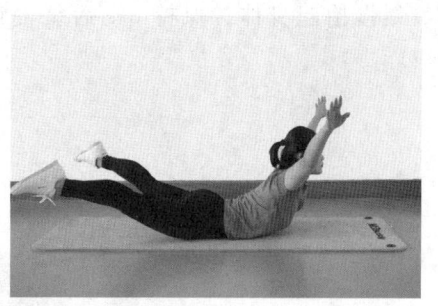

同侧俯卧两头起

（1）同侧

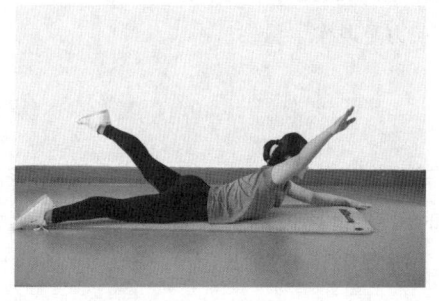
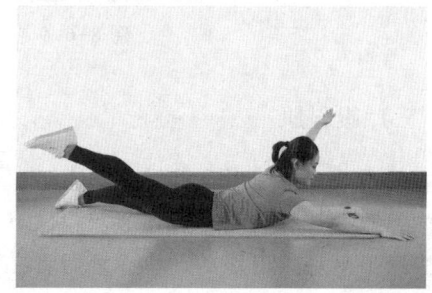

对侧俯卧两头起

（2）对侧

图 8-6-7 俯卧两头起

（二）腹直肌

1. 激活

（1）抗阻力激活。练习者仰卧于垫上，辅助者施加适当阻力于练习者胸部，双手放在耳侧，膝关节屈曲约90°，双脚平放于地面，缓慢抬起身体以对抗阻力，使腹直肌进行等长收缩，放下身体时动作要平缓从容。保持6 s后缓慢还原，练习者在整个过程中正常呼吸。

（2）主动激活。练习者仰卧于垫上，双手放于耳侧，屈髋屈膝，腰腹部发力使躯干保持一定姿势。练习者在整个过程中正常呼吸（图8-6-8）。

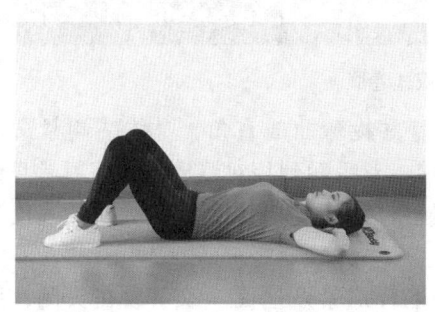
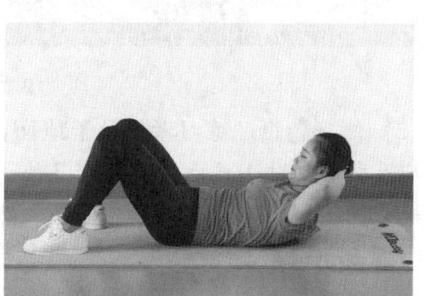

腹直肌抗阻力激活

图 8-6-8 腹直肌抗阻力激活

2. 力量训练

卷腹。练习者仰卧于地面，双膝弯曲成直角，双脚平放于地面。脚上不要压任何

物体，缓慢抬起身体，保持 6 s 后缓慢还原，练习者在整个过程中正常呼吸（图
8-6-9）。

腹直肌力量
训练

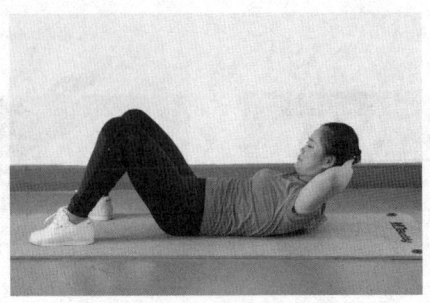

图 8-6-9　腹直肌力量训练

（三）腹斜肌

主动激活。练习者在仰卧的状态下，躯干和双腿同时向腰腹部靠近，并进行左/
右转体，双手与脚尖相碰后还原双腿，下落时，腹部紧张，使双腿缓慢匀速下落，不
要有快速下落足跟击地的动作。练习者在整个过程中正常呼吸。

力量训练

（1）俄式卷腹。练习者坐于地面，膝关节屈曲90°，双脚离开地面。身体向后方
倾斜，背与地面成45°（可以尽量倾斜），脊柱挺直。双手对握，双臂向身体前方伸
展，与地面大约成45°。身体从一侧扭转到另一侧，双腿保持不动。注意转体是从腰
部而不是肩部开始的。向一侧转体 1 次即为完成 1 次练习，一组需完成 10 次练习，
即向两侧各转体 5 次（图 8-6-10）。

俄式卷腹

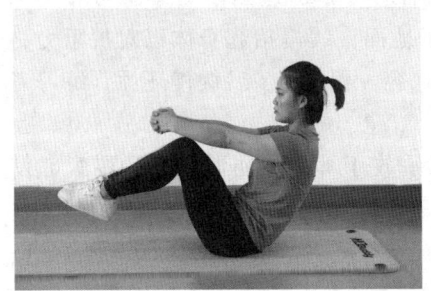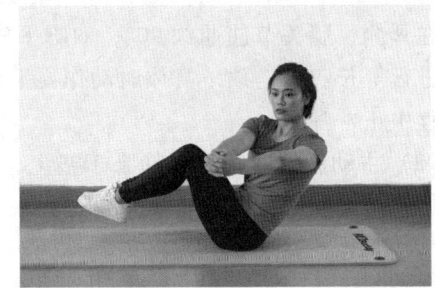

图 8-6-10　俄式卷腹

（2）侧身卷腹。练习者仰卧于地面，双膝并拢弯曲成直角，身体一侧紧贴地面
肩部与上背部平贴于地面。双臂交叉放于胸前，双手触到相对侧肩部。练习者身体向
天花板方向抬起，抬到末端稍做停顿，然后慢慢放下，按照训练计划要求的速度进行
练习（图 8-6-11）。

（3）空中蹬车。练习者仰卧在地板上，下背部紧贴地面。双手放在头侧，手臂
打开。将腿抬起，呼气，躯干屈曲，用右肘关节触碰左膝，保持姿势 2 s，然后还原。
再用左肘关节触碰右膝，同样保持 2 s，然后慢慢回到开始姿势（图 8-6-12）。

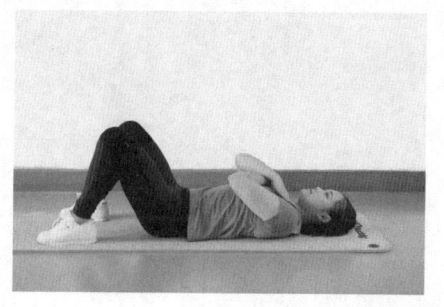
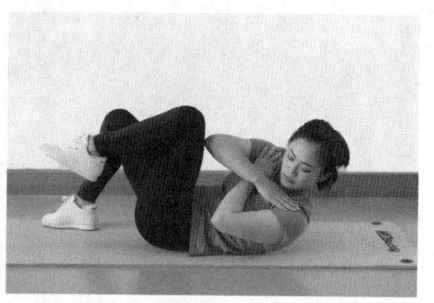

侧身卷腹

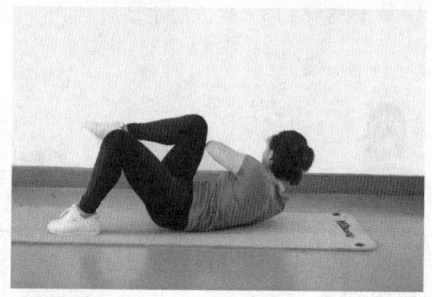

图 8-6-11　侧身卷腹

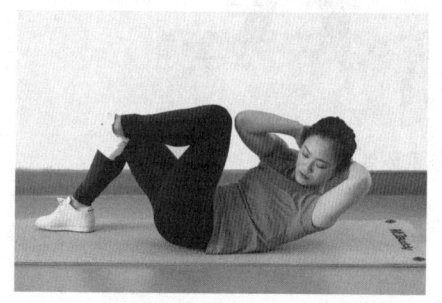
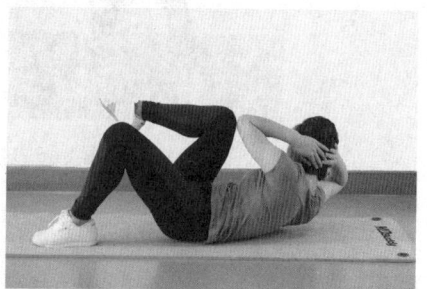

空中蹬车

图 8-6-12　空中蹬车

（四）腰方肌

1. 激活

（1）抗阻力激活。练习者俯卧于垫上，治疗者施加适当阻力于练习者腰部，练习者缓慢抬起身体以对抗阻力，使腰方肌进行等长收缩，保持 6 s 后缓慢还原，练习者在整个过程中正常呼吸。

（2）主动激活。练习者俯卧于垫上，下肢伸直并固定，练习者缓慢抬起身体以收缩腰方肌，然后缓慢还原。练习者在整个过程中正常呼吸（图 8-6-13）。

2. 力量训练

负重体侧屈。练习者原地站立，双脚打开，俯身双手从一侧抓住一只哑铃后，躯干伸展的同时向对侧屈曲，将哑铃从身体一侧提向另外一侧，过程中练习者腹部收紧（图 8-6-14）。

腰方肌主动
激活

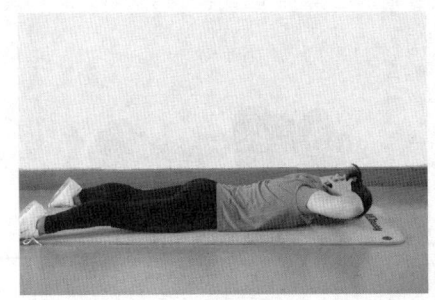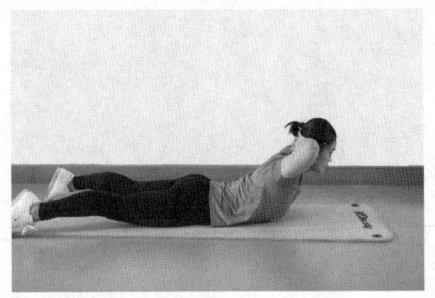

图 8-6-13　腰方肌主动激活

负重体侧屈

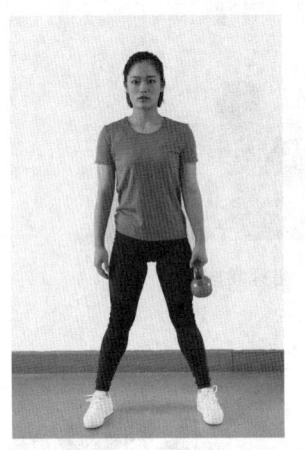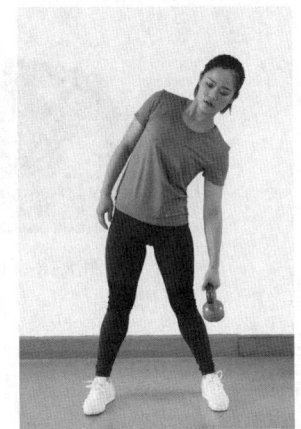

图 8-6-14　负重体侧屈

三、贴扎方法

（一）核心促进贴扎

核心促进贴
扎

目的：促进腹横肌及腹直肌的纤维募集。

肌贴形状：Ⅰ型、Y型。

方法：患者取仰卧位，Ⅰ型贴布中间剪一小孔，从中间撕开，横向贴于肚脐处。两侧分别以20%拉力向腹横肌方向延展贴扎。Y型贴一侧锚点放在腹直肌耻骨联合上方起点处，双尾以20%拉力沿腹直肌方向延展贴扎。

（二）腰方肌保护贴

腰方肌贴扎

目的：促进腰方肌的纤维募集。

肌贴形状：Ⅰ型。

方法：患者取坐位，躯干前屈，Ⅰ型贴布一侧锚位于腰方肌髂脊起点处，以20%拉力向腰方肌方向延展贴扎。

思考题

1. 请比较不同类型气胸的损伤机制。
2. 简述腰椎间盘突出症的损伤机制和处理原则。
3. 请比较第三腰椎横突综合征和腰方肌损伤症状体征的异同。

本章即测即评

实践训练

实践训练解题思路

女性，23 岁，曲棍球运动员，训练年限 7 年。在一次训练时突发腰痛伴单侧下肢放射痛，腰肌紧张，前弯活动受限。卧床后，痛苦有所减轻。请根据以上情况，讨论应该做哪些特殊检查确定其损伤部位与性质，并制订运动康复训练方案。

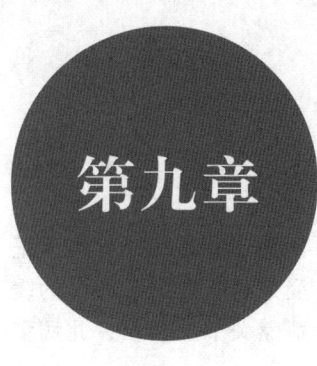

第九章 骨盆、髋部和大腿部损伤与康复

章前导言

　　骨盆是人体运动承上启下的核心解剖结构，向上通过骶髂关节与脊柱相连，向下与股骨构成髋关节。髋关节是球窝关节，可完成屈伸、内收外展、旋内旋外及环转运动。骨盆、髋部和大腿部是运动损伤多发部位，损伤可涉及肌肉、肌腱、韧带、关节囊、关节滑膜囊及其骨和软骨等。本章主要介绍骶髂关节半脱位、耻骨骨炎、梨状肌综合征、髂胫束综合征、臀中肌综合征、髂腰肌损伤、股骨大转子滑囊炎、内收肌损伤、腘绳肌损伤、股四头肌损伤等常见的运动损伤。

学习目标

1. 了解骨盆、髋部和大腿部的解剖学特征。
2. 熟悉骨盆、髋部和大腿部常见运动损伤的症状体征和处理原则。
3. 掌握骨盆、髋部和大腿部常见运动损伤的损伤机制及康复训练方法。

第一节　骶髂关节半脱位

骶髂关节是骶骨和髂骨的耳状面相互交错嵌插构成的平面关节，是构成骨盆后壁的主要部分，是脊柱与下肢间联系的枢纽，也是保护脊柱不受来自下肢力量冲击的缓冲带。举重、体操、武术及跳远等运动项目的运动员易发生骶髂关节处损伤，此病多发于青少年，女性多于男性。

一、损伤机制

骨盆、髋部和大腿部解剖特征

在运动过程中，引起骶髂关节半脱位的常见原因有：外力过于强大，超过了关节本身的稳固力，如运动时跌倒臀部着地，外力直接撞击骶髂关节部位；拮抗肌没有放松而是维持收缩，出现了主动肌和拮抗肌同时牵拉骨骼，使同一块骨骼受到完全不同的两个方向牵拉，从而发生关节脱位。如下肢进行用力踏蹬、踢球等动作，使腰骶部或髋部发生不协调的扭转动作。根据受伤时的体位姿势与受力方向不同，骶髂关节可发生向前半脱位或向后半脱位。

（一）骶髂关节向前半脱位

股直肌、阔筋膜张肌收缩均可引起髂骨在骶骨耳状面上向前旋转。例如，身体向后跌倒时，躯干向后而身体前面的股直肌、阔筋膜张肌本能地牵拉髂骨维持原来位置，二肌着力点均在髂骨，造成骶髂关节向前脱位。另外，直接引起骶髂关节向前半脱位的动作，还有运动员起跑、跳远等动作瞬间，大腿前部股直肌和阔筋膜张肌强力收缩，突然牵拉髂骨向前旋转，同时骶骨耳状面向后旋转，造成骶髂关节向前脱位。

（二）骶髂关节向后半脱位

当下肢固定时，臀大肌、股后肌群收缩可造成髂骨在骶骨耳状面上向后旋转。如跑动时突然绊倒，失足踩空，躯干前倾，此时臀大肌、股后肌群为维持身体平衡发生突然收缩，髂骨在这种条件下会发生向后旋转移位，造成骶髂关节向后脱位。

二、症状体征

（一）症状

1. 疼痛

伤后患者立即感觉一侧腰骶部疼痛，站立或走路时疼痛加剧，有时疼痛向臀部、大腿后部坐骨神经分布区和大腿根部前内侧放射。

2. 异常体位

患肢成半屈曲位，主动或被动屈伸均明显受限，转动困难。站立时，患肢不敢着地，腰骶脊柱弯向健侧；坐位时，健侧负重，腰部向患侧倾斜旋转。

（二）体征

（1）髂后上棘有明显压痛，大腿内侧肌群紧张。

（2）骨盆检查多种试验阳性。若患者做骶髂关节旋转试验、单髋后伸试验、"4"字试验、骨盆分离和加压试验、直腿抬高试验等均可呈阳性。

（3）轴向叩痛。患者取卧位，患侧下肢伸直，检查者叩击其足跟，可引起患侧骶髂关节处疼痛。

（4）X射线检查可作为诊断骶髂关节脱位和判定脱位类型的重要依据。

三、处理原则

（一）一般处理

骶髂关节半脱位治疗首先为局部按摩，缓解痉挛，然后施以复位手法。复位后，无须固定，平卧睡硬板床休息1~4周。

（二）康复训练

康复功能训练的重点在于加强腹肌、背肌和臀肌锻炼，增强骨盆的稳定性。

第二节　耻骨骨炎

耻骨骨炎在足球、跨栏跑、长跑、羽毛球和排球等运动项目的运动员中较常见。此病好发于青少年，男性多于女性。

一、损伤机制

耻骨骨炎的发生机制目前尚未明确，但与局部肌肉收缩或局部超负荷过度使用密切相关。耻骨联合由两侧耻骨及其之间的纤维软骨盘组成，两侧耻骨的部位分别是腹直肌和大腿内收肌群的附着点，这些肌肉反复过度收缩会引起耻骨联合周围韧带松弛，可导致耻骨联合分离。耻骨联合分离，会使耻骨间软骨盘产生软骨炎，严重者可出现局部缺血性坏死。耻骨联合周围韧带松弛，可导致耻骨发生上提或下降的运动，反复牵拉耻骨联合软骨盘，产生软骨炎。

二、症状体征

（一）症状

（1）患者多有损伤史，但逐渐发病，一般在损伤之后数天出现症状。

（2）患者会阴前部有持续性疼痛，疼痛向大腿内侧放射，在跑步、坐起、咳嗽、打喷嚏等腹肌收缩时疼痛加剧。

（二）体征

（1）耻骨联合处、髋关节内收肌的起点压痛明显，髋关节抗阻内收时疼痛加剧。

（2）"4"字试验、骨盆分离和加压试验多呈阳性。耻骨联合局部可触及轻度肿胀，有时可触及开大的缝隙和两侧分离的耻骨端。

（3）X射线检查显示，耻骨联合关节面毛糙不平，或见耻骨联合及其组织的形态结构异常。

三、处理原则

（一）一般处理

急性期处理以休息、减少活动量或改变运动模式为主，疼痛严重时应口服非甾体抗炎药。理疗可采用局部热敷、超声波或超短波治疗，必要时可采用局部封闭治疗。

（二）康复训练

康复训练重点在于髋关节伸展训练，改善髋关节的活动范围，渐进式锻炼髋部和腹部肌肉力量，提高骨盆和核心肌肉的稳定性。

第三节　梨状肌综合征

梨状肌综合征是因梨状肌急、慢性损伤引起的水肿、痉挛、肥厚而压迫坐骨神经及其他骶丛神经、臀部血管的卡压综合征。

一、损伤机制

梨状肌起于第2~4骶骨前孔前，向外穿过坐骨大孔，止于股骨大转子，其主要作用是使髋关节外旋。梨状肌将坐骨大孔分为上、下两孔，在梨状肌上孔有臀上神经和臀上动、静脉通过，在梨状肌下孔有臀下神经、坐骨神经、阴部神经、股后皮神经和臀下动脉、静脉及阴部内动脉通过。

梨状肌损伤是导致梨状肌综合征的主要原因。髋部不协调运动或髋关节超范围内外旋转，导致梨状肌过度牵拉而发生肌纤维或肌膜撕裂，继而发生肌肉出血、肿胀，甚至与周围组织发生粘连。例如，山地自行车运动员上坡时的踏蹬动作，若运动员伸髋肌群力量不足，会导致梨状肌过度代偿，造成局部肌肉紧张、痉挛而发生一系列症状。

另外，长期姿势不正确（如走路外八字、分腿坐姿等），或着凉、受风寒诱发梨状肌痉挛，或妇女盆腔炎、骶髂关节炎等会波及梨状肌，从而出现神经、血管受压的相关症状。

二、症状体征

（一）症状

疼痛是梨状肌综合征的主要表现。患侧下肢沿臀区、股后区和小腿外侧面有放射性疼痛。

梨状肌综合征鉴别诊断

（二）体征

（1）患者在梨状肌投影区有明显的深压痛，触诊可触及成条索状局部变硬等。慢性期可有肌萎缩、松弛或轻度弥漫性肿胀。

（2）梨状肌紧张试验呈阳性。患者取仰卧位，患肢伸直，被动内收、内旋或主动外旋抗阻用力时，出现沿坐骨神经区放射痛，如果迅速放松则疼痛缓解。

（3）X 射线检查为阴性。MRI 检查可出现局部软组织炎性表现。

三、处理原则

（一）一般处理

休息、制动、冰敷及必要时口服非甾体抗炎药都是有效的治疗手段，治疗后大部分梨状肌综合征患者的症状可缓解。物理因子治疗手段如热疗、冷疗、电疗、超声波、冲击波等，对缓解症状有帮助。针灸、按摩也有一定的疗效。

（二）康复训练

康复训练的重点在于降低梨状肌等外旋肌群的张力，一般采用仰卧位下主动或被动拉伸梨状肌等方法。

第四节　髂胫束综合征

髂胫束综合征是由于髂胫束与股骨外上髁摩擦出现的以膝关节外侧疼痛为主要特征的症候群，多见于长跑、自行车等运动项目的运动员。

一、损伤机制

髂胫束是由阔筋膜张肌、臀中肌和臀大肌的肌腱共同组成的装置，它起自髂嵴前外侧，走行于大腿外侧，其末端止于胫骨前方外侧面较广泛的部分，具有加强膝关节后外侧稳定性的作用。

髂胫束综合征的发病机制，一般认为是在髋、膝关节屈伸运动的过程中，髂胫束因受到反复摩擦而导致的炎性损害。例如，自行车、长跑和竞走运动员的膝关节长时间做屈伸运动，髂胫束反复受到过度摩擦，导致髂胫束及其周围组织发生充血、水肿、渗出和增生等炎性反应。除此之外，还有很多原因可以引起髂胫束过度摩擦，如下肢肌肉力量不平衡、股骨的骨性结构异常、长短脚、"O"形腿等。

二、症状体征

（一）症状

（1）患者膝关节有反复屈伸运动史，或有膝外侧撞击史。

（2）患者膝外侧疼痛，屈伸活动可使疼痛加剧，疼痛表现为剧痛、刺痛或灼烧痛，上下楼时尤为明显。有时膝关节无力，有落空感。

髂胫束综合征鉴别与诊断

（二）体征

（1）在股骨外上髁可触及压痛点，髂胫束紧张，可触摸到条索状结构或结节，膝关节屈伸运动时可有弹响或摩擦感，膝关节半蹲试验可使疼痛加重。

（2）MRI有助于早期正确诊断。

三、处理原则

（一）一般处理

（1）急性期可采取冷敷疼痛部位的方式，以缓解炎症，疼痛较重者服用非甾体抗炎药。

（2）可采用超声、冲击波、超短波、直流电离子导入疗法等理疗方式消炎镇痛，也可采用传统针刺、按摩辅助治疗等手段。

（二）康复训练

（1）髂胫束拉伸训练是缓解疼痛的有效手段，在训练计划中应注重髂胫束拉伸。

（2）改善步态，加强臀部肌肉力量训练，避免长时间在起伏不平的地面上和坡路上运动，这种方式可有效预防髂胫束综合征的发生。

第五节　臀中肌综合征

臀中肌综合征是由于臀中肌损伤及其周围软组织存在炎症引起的，以腰臀部疼痛为主要特征的症候群。多见于长跑、跨栏、投掷等运动项目的运动员。

一、损伤机制

臀中肌损伤多发的原因主要是由臀中肌的解剖结构和功能所决定的。臀中肌位于臀部外上方、臀大肌深面，是髋关节外展的原动肌，同时还是外旋、内旋、屈曲、后伸髋关节的协同肌，在协同运动中起到稳定骨盆的作用。在上述髋关节运动过程中，臀中肌可能同时承担着原动肌、协同肌，甚至拮抗肌的作用，容易发生整体功能的调节紊乱。因此，进行日常活动和体育运动时，都可能造成该肌损伤。

例如，马拉松运动的中后期，髋关节屈伸主要肌群（股直肌、臀大肌）疲劳时，臀中肌代偿部分原动肌作用，因肌肉过度疲劳，导致损伤；推铅球时的腰臀部反复扭转或蹲起动作不协调，或因突然猛烈外展、外旋大腿，或慢性积累性劳损，都可发生臀中肌及其周围软组织的水肿、渗出、粘连。

二、症状体征

（一）症状

患者主要表现为臀部疼痛，活动和静止时均感觉疼痛，如遇劳累、寒冷、潮湿则症状加重。

（二）体征

（1）直腿抬高试验局限于臀部痛，小腿的神经系统检查为阴性。

（2）局部压痛。有明显的压痛点，或可触及条索样结构。

（3）臀中肌综合征经常与腰椎间盘突出症、臀上皮神经嵌压综合征、梨状肌综合征伴发，应对患者损伤类型进行鉴别诊断。

三、处理原则

（一）一般处理

一般处理包括理疗、按摩、针灸和封闭疗法，可起到分离粘连组织、解除痉挛、消炎及促进局部血液循环的作用，从而缓解症状。

（二）康复功能训练

以臀中肌的稳定性训练为主，如马步半蹲、弓步下蹲。

第六节　髂腰肌损伤

髂腰肌包括髂肌和腰大肌，是人体最主要的屈髋肌。髂腰肌损伤发生的原因和部位不同，其症状也有所区别，常见于长跑、羽毛球、乒乓球等运动项目的运动员。

一、损伤机制

髂腰肌沿盆腔后壁，穿越腹股沟韧带的肌腔隙，贴髂耻隆凸的前面下行，止于股骨小转子。髂腰肌紧张是造成损伤的主要原因。

（1）运动训练中频繁进行屈髋和髋外旋动作，会导致髂腰肌劳损。例如，羽毛球运动中的侧向跨步反手击球动作，此时髋关节处于屈曲外旋位，髂腰肌强力收缩，当躯干旋转时，会使髂腰肌受到牵拉而发生离心性运动损伤。

（2）长期久坐的人屈髋动作会引起髂腰肌紧张，造成组织缺血，导致损伤发生。

二、症状体征

（一）症状

患者腹股沟前面疼痛和肿胀，被动伸髋和旋转时会引起疼痛症状加重。若周围神经受刺激或压迫，则可出现疼痛沿大腿前部放射至小腿上方内侧。

（二）体征

（1）疼痛主要位于腹股沟韧带和腹直肌的外侧，抗阻运动时疼痛加剧。

（2）股骨小转子肌腱附着区有明显压痛。

（3）托马斯征试验阳性。

（4）腰骶部 MRI、超声等检查可协助诊断。

三、处理原则

（一）一般处理

患者在急性期可适当休息、冰敷，避免过多活动，以免加重伤处出血及炎症反应。严重时，可口服非甾体抗炎药。48～72 h 后，局部可用超短波治疗，也可进行按摩治疗。

（二）康复训练

患者应多进行髂腰肌拉伸训练。

第七节 股骨大转子滑囊炎

股骨大转子滑囊炎是指股骨大转子周围滑囊增生肥厚、滑膜纤维化、滑囊内液变性等急、慢性损伤。多见于长跑、自行车、举重等运动项目的运动员。

一、损伤机制

滑囊主要位于关节附近的骨与肌腱或肌肉及皮肤之间，可减少运动过程中各部位之间的摩擦力。股骨大转子滑囊炎多为髋关节直接受到碰撞或遭打击所致。如足球守门员侧向扑球时，股骨转子处的滑囊隆部撞击地面，使滑囊急性损伤，以致发展到后期出现退行性病变，与周围组织广泛粘连。另外，从事长跑、自行车运动时，滑囊反复受到摩擦，以及举重运动员的负重下蹲等动作，使大转子与肌腱之间经常摩擦，多次反复的局部刺激，也会引起慢性炎症。

二、症状体征

（一）症状

（1）患者多有大转子直接撞击史，或髋关节反复负重屈伸运动史。
（2）患者髋部外侧方疼痛，疼痛性质多为持续性钝痛、酸痛、胀痛，尤以跑、跳或长时间走路时较明显。

（二）体征

（1）患肢步态跛行，患肢常处于屈曲、外展、外旋位，以使臀部肌肉放松，减轻疼痛。

（2）转子部位胀满及后侧凹陷消失，局部压痛，严重者可触及囊性感，被动内旋患肢可引起疼痛。

（3）X射线检查常为阴性，少数病程长者可见钙化斑。MRI可明确诊断。

三、处理原则

（1）急性损伤者，应停止运动，注意休息，局部实施冷敷，然后进行加压包扎。

（2）病程较长且滑囊增厚明显者，先抽吸出滑囊内液，再进行封闭治疗，还可采用理疗等措施。

第八节 股内收肌损伤

股内收肌损伤，又称为"骑士掫伤"，常见于骑马、自行车、足球、体操、短跑、踢球、跨栏、自由式滑雪等运动项目的运动员。

一、损伤机制

股内收肌群包括耻骨肌、长收肌、短收肌、大收肌、股薄肌等，由于各块肌肉肌纤维的力线方向不一致，过度用力易造成部分肌肉损伤，损伤部位主要集中在上述肌肉的肌腱附着处。

强烈的髋部内收动作合并肌肉的离心收缩，或突然的外来暴力使髋关节过度外展，引起肌纤维的部分断裂，或肌肉起止点部位撕脱伤。例如，马术运动中当马跳沟或跳栏时，骑者为了维持身体的稳定，双腿用力内收夹住马鞍，而在马跳落地时，马鞍向上的作用力撞击两腿，使大腿突然被动外展而拉伤。乒乓球选手在发反手弧圈球时，由于核心力量不足，也易引发股内收肌群紧张造成损伤。

二、症状体征

（一）症状

（1）患者有明显大腿内侧发力的运动技术动作。
（2）患者大腿内侧疼痛，站立、行走受限。

（二）体征

（1）大腿内侧局部压痛，肌肉力量减弱。
（2）陈旧性损伤在大腿内侧可触及条索状硬结。
（3）股内收肌群抗阻力试验阳性，"4"字征试验阳性。

三、处理原则

（一）一般处理

（1）急性期损伤按照 PRICE 原则处理，能使伤处快速止血，减少局部肿胀，有利于后期软组织的修复。必要时，患者可以使用非甾体抗炎药。

（2）一旦疼痛缓解，可以使用综合疗法，如手法治疗、物理因子治疗等。

（二）康复训练

康复训练的重点在于股内收肌群的拉伸与力量训练。

第九节　腘绳肌损伤

腘绳肌损伤是体育运动中最常见的损伤之一，常见于田径、足球、橄榄球等需要运动员急速奔跑的运动项目。

一、损伤机制

腘绳肌位于大腿后部，是半腱肌、半膜肌、股二头肌的总称，其主要功能是屈膝、伸髋。腘绳肌的三块肌肉都属于双关节肌，在工作时易出现肌肉的"被动不足"现象。如足球射门时，髋关节屈曲状态下的猛力伸膝摆动小腿动作（此时腘绳肌处于"被动不足"状态），股四头肌收缩速度过快、力量过大，使腘绳肌受到猛烈牵拉而引起损伤。另外，田径运动的起跑、助跑或跳跃动作，使腘绳肌发生超等长收缩也是导致肌肉拉伤的常见原因。

1. 慢性劳损型

慢性损伤是长期积累导致的，损伤易发的部位多在肌肉附着点、肌腹，或肌腹与肌腱交界处。肌腹部肌肉劳损多在运动员大运动量训练或比赛后发生，压痛较广泛，初有劳累感及酸痛，病程久则可能出现牵涉痛。

2. 急性损伤型

急性损伤多由于准备活动不充分或运动疲劳，使肌肉的伸展能力下降而发生。

二、症状体征

（一）症状

（1）急性损伤患者大腿后侧疼痛显著，伤侧下肢跛行、步行受限。慢性劳损疼痛较轻，多见于重复损伤动作时，伸髋、伸膝有疼痛。陈旧性损伤大部分患者无症状，部分病例由于瘢痕挛缩，大强度运动时会产生疼痛。

（2）损伤后肌肉断裂或部分断裂时，损伤血管可引起较多的内出血，伤后大腿迅速肿胀，并有皮下瘀血。

（二）体征

（1）受伤部位压痛明显，早期压痛仅局限在受伤的部位，肿胀后可出现广泛压痛。晚期或慢性劳损的压痛点一般不明显，常需腘绳肌主动收缩或抗阻力收缩时，才能确定压痛部位，特别是坐骨结节部损伤尤其如此。压痛点检查时，一般要求患者成俯卧位，只有这样臀大肌才能放松，痛点才易被触到。损伤轻者可触及紧张的肌肉条索、硬结，重者断裂处可触及凹陷间隙或包块。

（2）抗阻屈膝或抗阻伸髋试验阳性。

（3）超声、MRI 检查能够证实诊断并且可以确定肌腱或肌肉断裂的程度。

三、处理原则

（一）一般处理

（1）急性期患者应采用 PRICE 原则，冷敷、加压包扎、抬高患肢、制动休息，必要时口服非甾体抗炎药。

（2）急性期过后可采用按摩、理疗等治疗措施。

（二）康复训练

腘绳肌损伤的运动康复训练主要包括拉伸股后肌群，对受损肌肉进行力量训练，本体感觉神经肌肉控制训练等。

第十节　骨盆、髋部和大腿部损伤的运动康复与训练

骨盆、髋部和大腿部常见的运动伤害有肌肉拉伤与挫伤、脱臼、骨折与滑囊炎等。最常受伤的有股内收肌群、股直肌、股后肌群与髂腰肌。另外，股薄肌、缝匠肌、大腿外侧筋膜与臀肌等，也容易发生损伤。骨骼常见损伤包括股骨近端骨折、关节脱臼、髋骨骨折等。

大腿前侧有 4 条肌肉，分别为股直肌、股中间肌、股外侧肌与股内侧肌，通常合称为股四头肌，跨越髌骨以髌韧带终止于胫骨粗隆。股四头肌主要由股神经所支配，其主要功能为膝关节的伸直，对膝关节的稳定性有很大的影响。大腿后侧肌群包括股二头肌、半腱肌、半膜肌三条大腿后侧肌肉。其主要功能为髋关节的伸展动作与膝关节的弯曲，三条肌肉都是由坐骨神经所支配。而臀大肌则负责髋关节伸展与外旋的动

作。大腿内侧的股内收肌群、股薄肌、耻骨肌等，主要负责大腿内收的动作。大腿外侧肌群中的臀中肌、臀小肌、阔筋膜张肌，主要负责大腿外展和向内旋转的动作。另外，外侧肌群中的梨状肌、闭孔内肌、闭孔外肌、上孖肌、下孖肌与股方肌等，负责髋关节向外旋转的动作。

一、拉伸方法

（一）髂腰肌

髂腰肌由髂肌和腰大肌组成。髂肌呈扇形，起自髂窝；腰大肌呈长形，起自腰椎体侧面及横突。向下时两肌相合，经腹股沟韧带深面，止于股骨小转子。髂腰肌的主要作用有：近侧支撑时，它的拉力是由下向上，收缩时能使大腿屈，在跑动中大腿能否快速前摆和高抬与髂腰肌收缩的速度和力量有很大的关系。在远侧支撑时，两侧髂腰肌同时收缩，使躯干前屈、骨盆前倾，并为跑动中身体重心的积极前送，完成抬腿下压动作从而获得向前的速度创造了良好的条件。

被动拉伸

髂腰肌被动拉伸效果往往好于主动拉伸效果。练习者前后分腿半跪位姿势，屈一膝，另一膝放于地面。双手抱于脑后，辅助者站立于练习者后方，双手托住练习者双臂，用一侧膝关节将放于地面一侧的臀部往前顶出，使练习者躯干和髋关节后伸，同时引导躯干向对侧屈曲、同侧旋转。

（二）臀肌

臀肌共分为三层。浅层有臀大肌，呈四边形，是维持人体直立和后伸髋关节的重要肌。在臀大肌与坐骨结节之间有臀大肌坐骨囊，在臀大肌外下部的腱膜与大转子之间有臀大肌转子囊。臀大肌与深部肌之间为臀大肌下间隙，此间隙的范围与臀大肌的中、外侧部相当，其中充以脂肪、结缔组织和血管神经。此间隙可沿神经血管经梨状肌上、下孔与盆内相通，下部内侧与坐骨直肠窝的脂肪组织相连，向下沿坐骨神经至股后区，发生感染时可相互蔓延。臀肌中层由上而下依次是臀中肌、梨状肌、上孖肌、闭孔内肌、下孖肌和股方肌。深层有臀小肌和闭孔外肌。臀大肌起自髂骨、骶骨、尾骨及骶结节韧带的背面，肌束斜向下外方，以一厚腱板越过髋关节的后方，止于臀肌粗隆和髂胫束。

1. 仰卧式臀肌拉伸（以右侧为例）

患者取仰卧位，左侧腿盘于右膝上方，双手抓住右膝下方位置，尽量将右膝和弯曲的左膝靠近胸部，直到能感觉有轻微的牵拉感（图9-10-1）。

2. 俯卧式臀肌拉伸（以右侧为例）

患者右膝向前并屈曲，左腿放于身体后方，腰背挺直，身体向前倾，上身向前靠近前侧大腿，使右侧臀部有轻微牵拉感。

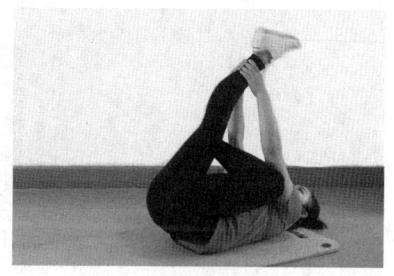

图9-10-1　仰卧式臀肌拉伸
（以右侧为例）

（三）股内收肌群

股内收肌群可分为短内收肌群（耻骨肌、短收肌和长收肌）、长内收肌群（大收肌、股薄肌）。耻骨肌起于耻骨上支止于小转子和股骨粗线之间，具有屈髋、协助髋关节内收和侧旋的作用。收肌起于耻骨下支，止于股骨粗线内侧唇上部和耻骨肌线，使髋关节内收，协助髋关节屈曲和外旋。长收肌起于耻骨上支、耻骨嵴下方，止于股骨粗线内侧唇中部，协助髋关节屈曲、内收和外旋。大收肌起于闭孔前下缘及坐骨结节，垂直分布于股骨粗线和股骨内收肌结节，强力内收髋关节。股薄肌起于耻骨下支，止于胫骨近端内侧面，主要作用是使髋关节内收，协助屈膝，膝关节屈曲时协助胫骨内旋。

坐姿主动拉伸

1. 坐姿主动拉伸

练习者取坐位，下肢屈髋屈膝外旋，双脚掌靠拢，躯干屈曲下压，用双手将两腿外旋至最大角度，持续牵伸（图9-10-2）。

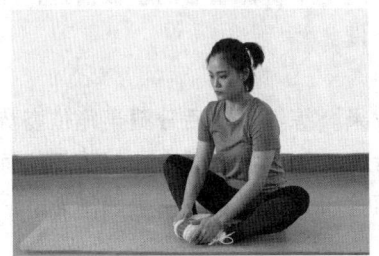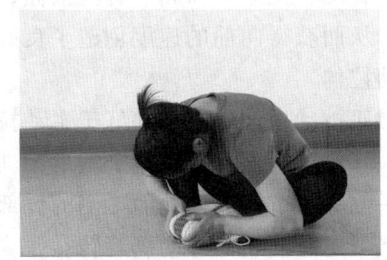

图9-10-2　肌内收肌群坐姿主动拉伸

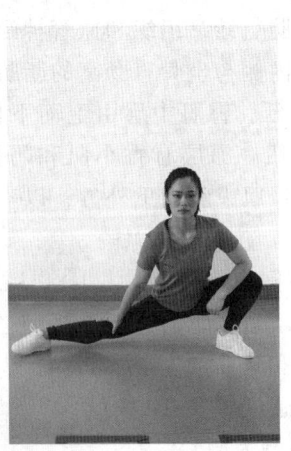

弓步侧压腿

2. 弓步侧压腿

练习者左右分腿弓步站立，腰背肌挺直，屈曲侧膝关节下压，使另一侧内收肌群受到持续牵伸（图9-10-3）。

图9-10-3　弓步侧压腿

二、激活与力量训练

（一）髂腰肌

1. 激活

（1）抗阻力激活。练习者仰卧于垫上，双手放在头上方，直膝屈髋举腿。治疗者施加适当的阻力于练习者的脚背，大腿尽量向腹部靠近对抗阻力，保持 6 s 后缓慢还原。练习者在整个过程中正常呼吸。

（2）主动激活。练习者在仰卧的状态下，直膝、屈髋、举腿保持 10~20 s。整个过程中正常呼吸（图 9-10-4）。

2. 力量训练

（1）仰卧收腹举腿练习法。练习者仰卧于垫上，双手置于身体两侧，直膝、收缩、举腿。大腿尽量向腹部靠近，双腿下落时，腹部紧张，使双腿缓慢匀速下落，不要有快速下落脚跟击地的动作（图 9-10-5）。治疗者轻推练习者的脚背，而练习者适当对抗治疗者的推力后再下落，练习效果更为明显。

仰卧收腹举腿

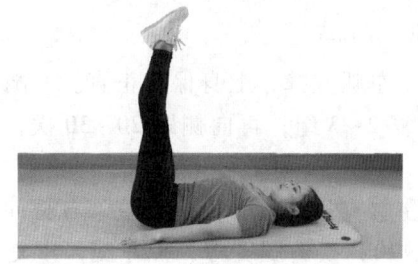

图 9-10-4　髂腰肌主动激活

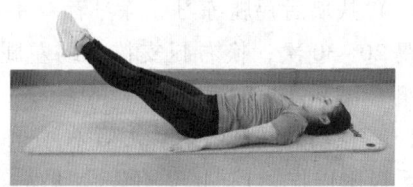

图 9-10-5　仰卧收腹举腿练习法

（2）仰卧两头起练习法。练习者在仰卧的状态下，上体和双腿同时向腰腹部靠近，双手与脚尖相碰后还原。练习时要求动作快速有力。

（二）臀肌

1. 激活

（1）抗阻力激活。练习者俯卧于垫上，辅助者施加适当阻力于练习者一侧大腿部，练习者缓慢后伸大腿以对抗阻力，使臀肌进行等长收缩，保持 6 s 后缓慢还原。练习者在整个过程中正常呼吸。

（2）主动激活。练习者四点跪位于垫上，缓慢后伸一侧大腿使其外展以对抗阻力，使臀肌进行收缩，然后缓慢还原。练习者在整个过程中正常呼吸（图 9-10-6）。

臀肌主动激活

2. 力量训练

（1）壶铃甩摆。练习者取站立位，双手持壶铃放于身前，膝关节微屈，髋关节屈曲至最大角度。利用臀肌的收缩快速伸髋，同时利用惯性肩关节水平前屈，将壶铃提起后随着重力放下，摆动重复 20~30 次，完成 2~3 组（图 9-10-7）。

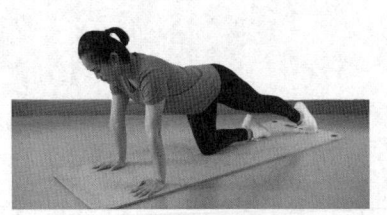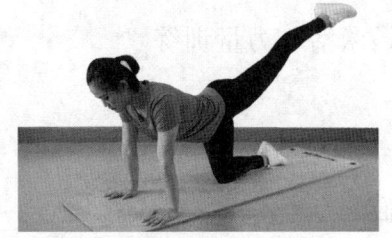

图 9-10-6　臀肌主动激活

臀肌力量训练

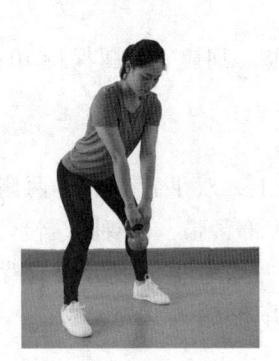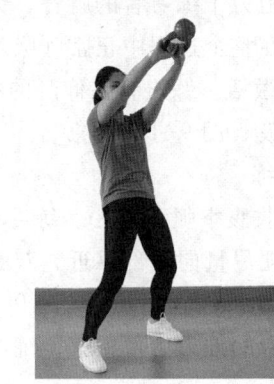

图 9-10-7　臀肌力量训练

（2）扶墙后踢腿练习。练习者双手扶墙，左腿支撑，上身保持正直。右腿伸直向后踢 20～30 次；换右腿支撑，踢左腿，重复 2～3 组；再向侧踢 20～30 次，重复 2～3 组（图 9-10-8）。

扶墙踢腿练习

（3）扶墙控腿练习。练习者双手扶墙，左腿支撑，上身保持正直。右腿伸直向后抬至极限停住，控制 30～60 s，然后落下放松；换右腿支撑，控左腿，重复 2～3 组；再控侧腿 30～60 s，重复 2～3 组（图 9-10-9）。

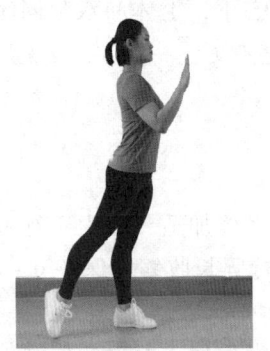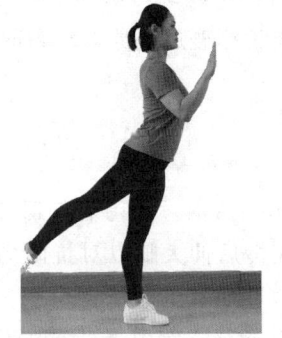

图 9-10-8　扶墙踢腿练习　　　　　图 9-10-9　扶墙控腿练习

（三）股内收肌群

1. 激活

（1）抗阻力激活。练习者仰卧于垫上，治疗者施加适当阻力于练习者大腿部内侧，练习者内收大腿以对抗向外的阻力，使股内收肌群进行等长收缩，保持 6 s 后缓慢还原。练习者在整个过程中正常呼吸。

（2）主动激活。练习者取站立位，使大腿向内摆动，进行收缩，然后缓慢还原。练习者在整个过程中正常呼吸（图 9-10-10）。

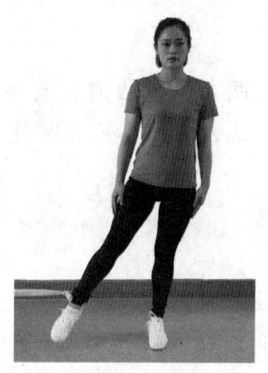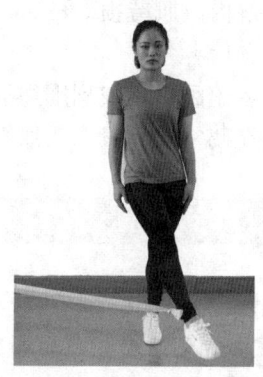

图 9-10-10　股内收肌群主动激活

2. 力量训练

（1）坐姿夹腿。练习者在大腿内收肌训练机上就座，脚踏踏板。调整大腿挡板的位置，使之紧靠大腿内侧膝关节的部位。如果使用的器械有重量释放装置，利用这个功能慢慢将重量加在大腿内侧。双手握住座椅两侧的手柄，背部靠紧靠背，以保持身体稳定。双腿用力向内夹紧，直到相互接触。为了防止双腿触碰后的反弹，不要用爆发力做这个动作，发力相对和缓，完成一次动作用时为 2~3 min。双腿夹紧后，保持 2 s，然后双腿在重量的拉动下自然外展。此过程要在慢速和充分控制下进行，否则内收肌受到过度抻拉而受伤的风险会明显增加。双腿外展打开后不要停顿，要立即开始并拢双腿，进行下次动作。

（2）宽距深蹲。双侧髋关节向外旋转 45°左右，膝关节与脚尖保持在同一个方向，躯干和地面保持垂直，下蹲到极限后起立，每组 8~12 个，3~5 组为宜。

三、贴扎方法

（一）臀中肌促进贴扎

目的：缓解臀中肌劳损。

肌贴形状：I 型。

方法：患者侧卧位，I 型贴锚点放于臀中肌髂脊起点处，以 20% 拉力向股骨大转子处沿臀中肌方向延展贴扎。

（二）内收肌促进贴扎

目的：缓解内收肌劳损。

肌贴形状：I 型。

臀中肌贴扎

内收肌贴扎

方法：患者侧卧位，I型贴锚点放于内收肌结节止点处，以20%拉力向坐骨内侧沿内收肌方向延展贴扎。

（三）腘绳肌促进贴扎

腘绳肌贴扎

目的：缓解内收肌劳损。

肌贴形状：I型。

方法：患者俯卧位，找到腘绳肌坐骨结节处，两条I型贴锚点放在坐骨结节处，分别向半腱肌在鹅掌腱和股二头肌在腓骨小头处，以20%拉力延展贴扎。

思考题

本章即测即评

1. 简述骨盆部常见运动损伤的损伤机制及康复和训练方法。
2. 简述髋部常见运动损伤的损伤机制及康复和训练方法。
3. 简述大腿部常见运动损伤的损伤机制及康复和训练方法。

实践训练

实践训练解题思路

某长跑运动员，膝外侧剧痛，屈伸活动可使疼痛加剧。膝关节无力，有跪落感。股骨外上髁有压痛感，髂胫束变硬，可触到筋束，膝关节屈伸运动时有弹响，膝关节半蹲试验阳性。根据所学知识，试分析：

1. 该运动员发生了什么运动损伤？
2. 结合实际，试述该运动损伤发生的机制及常用的运动康复训练方法。

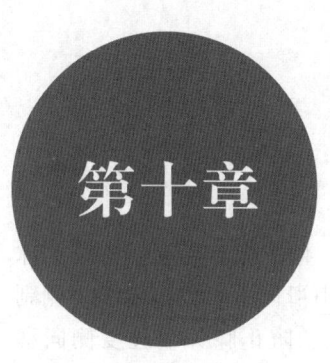

第十章　膝部损伤与康复

章前导言 ......

　　膝关节是人体最复杂和负重最大的关节，由股骨、胫骨和髌骨构成，股骨下端关节面和胫骨上端关节面接触面积小，存在骨性结构不稳定的特征，膝关节稳定性主要依靠膝关节周围的韧带和其他软组织来维持。膝关节可做屈伸、内外翻和旋转运动，膝关节损伤大部分发生于关节扭转动作中。膝关节损伤发生率在全身各关节运动损伤中居于首位。本章重点介绍膝关节内、外侧韧带损伤，膝关节前交叉韧带损伤，半月板损伤和髌骨损伤等常见的运动损伤类型。

学习目标 ......

1. 了解膝关节的解剖结构、主要功能及在运动中发挥的作用。
2. 掌握膝关节损伤的发生机制、症状体征和处理原则，为预防膝关节损伤和伤后康复提供依据。
3. 通过学习膝关节损伤与运动康复知识，理解膝关节健康对个人日常生活和社会发展的重要性，培养健康意识，养成良好的生活习惯。

第一节　膝关节侧副韧带损伤

膝关节侧副韧带损伤是膝关节损伤的一种常见类型，主要见于足球、摔跤、冰雪、篮球、橄榄球、体操、跳高及跳远等运动项目和生活中滑倒、踩空等情况。侧副韧带位于膝关节的两侧，主要功能是保持膝关节的稳定性，防止膝关节过度侧向移动；当膝关节过度内翻或外翻时，被牵拉的韧带超出生理负荷而发生撕裂、断裂等损伤。

内侧副韧带位于膝关节的内侧，连接股骨的内侧髁和胫骨的内侧髁，分为深、浅两层。深层为关节囊韧带，与关节囊紧密相连，可分为前、中、后三部分；浅层扁宽、较坚韧，起自股骨内上髁，止于胫骨内侧髁及其下方。内侧副韧带的主要功能为限制膝关节外翻运动。外侧副韧带位于膝关节的外部，起自股骨外上髁，止于腓骨头的内侧，主要功能是限制膝关节的内翻运动。

由于人体膝关节有轻度的膝外翻，并且膝关节外侧有髂胫束、股二头肌及腘绳肌保护，加强了对膝关节外侧副韧带的保护，故膝关节外侧副韧带损伤较为少见，而膝关节内侧副韧带损伤较为常见（图 10-1-1）。本节主要介绍膝关节内侧副韧带损伤。

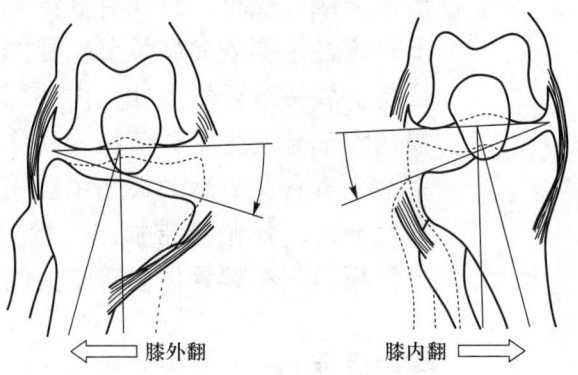

图 10-1-1　膝关节内、外侧副韧带损伤示意图

一、损伤机制

在膝关节屈曲状态下，小腿突然外展外旋，或足及小腿固定，大腿突然内收、内旋，这些都可导致膝关节内侧副韧带损伤。上述动作在踢足球（对脚）、摔跤（钩绊）、跳箱（落地时双腿没并拢而失去平衡）时最常见。此外，链球、铁饼运动员在做身体旋转、投掷等动作时，也常会发生膝关节内侧副韧带损伤。这类损伤部位多在韧带的股骨附着处，有时也可在韧带下部。在发生严重创伤时，膝关节内侧副韧带损伤、前交叉韧带损伤和内侧半月板损伤可同时发生。

二、症状体征

（一）症状

（1）患者一般都有明显的外伤史，受伤时可听到韧带断裂的响声。

（2）患者受伤时，膝部内侧常突然剧痛，但这种疼痛又会很快减轻，运动者常常仍能继续运动或比赛；或者在裹扎绷带固定后，疼痛缓解而能继续运动，不过随后疼痛又逐渐加重。疼痛感与损伤程度不一定呈正比。一般疼痛部位局限于膝关节内侧。韧带受伤处有压痛，尤以股骨上的韧带附着点明显。

（3）患者膝关节肿胀程度较轻，有时无肿胀。由于局部刺激，有时可引起半腱肌及半膜肌的保护性痉挛，致使膝关节保持在轻度屈曲位置，被动使之伸直有抵抗感。

（二）体征

1. 膝关节侧向试验阳性

膝关节伸直位，以一手抵于膝的外侧，另一手持小腿向外侧扳动（外展小腿）时，或于膝屈曲 30°位使小腿外旋外展时，患者韧带创伤处产生剧烈疼痛。

2. MRI 检查

MRI 检查有助于患者诊断和判定损伤程度。

三、处理原则

（一）一般处理

（1）正确判断损伤的程度是非常重要的，一般对于轻度、中度不伴其他组织损伤的膝关节内侧副韧带损伤，通常可以采用保守治疗。

（2）损伤早期可采用 PRICE 原则，进行冷敷、加压包扎、抬高患肢、制动休息，若患肢完全断裂则需夹板固定。

（3）一般 24 h 后，可打开夹板与弹力绷带，重新观察局部的情形。一旦出血停止，即可采用局部外敷、物理因子治疗、按摩等方法促进出血及渗出物的吸收。超短波、短波有消肿镇痛，促进渗出液吸收，减轻局部炎症反应等作用；超声波有松解组织粘连、抗感染、促进血液循环等作用。在恢复期可以选温热治疗，如红外线、蜡疗等理疗，改善局部血液循环、增强组织延展性。

（4）膝关节内侧副韧带完全断裂者常合并关节滑膜撕裂，或半月板撕裂及前交叉韧带损伤，有时合并关节软骨损伤，应及时送医治疗。

（二）康复训练

康复训练的重点在于股四头肌和膝关节屈肌的力量训练。当损伤性炎症消除后，可先进行股四头肌的肌肉缩放练习，再做直抬腿练习，以后再逐次练习直抬腿的抗阻运动、屈曲位伸膝抗阻运动等。一旦局部损伤的修复程度已足以使患者站立时，应进行早期适当负重训练，用保护支持带或弹力绷带裹缚固定后练习走路。尤其重要的是应该增加鞋跟内侧楔形高度，以限制膝关节产生外展、外旋运动等。

（三）其他方法

训练或比赛前严格做好准备活动，使膝关节周围肌肉包括股四头肌能够适应强度较大的运动，加强膝关节稳定性。

第二节　膝关节前交叉韧带损伤

膝关节的交叉韧带包括前交叉韧带和后交叉韧带，对于维持膝关节的稳定性和正常功能至关重要。前交叉韧带位于膝关节的中心，起始于股骨外侧髁的内侧，止于胫骨髁间隆起的前部，其主要功能是防止胫骨前移和过度旋转。前交叉韧带损伤是十分严重的膝关节损伤，多发于足球、篮球、橄榄球、曲棍球、手球、高山滑雪等运动项目，且多数发生在各种急停、落地、转身、变向等动作时。研究报道，女性前交叉韧带损伤发生率显著高于男性，可能与女性更小的髁间窝，以及女性膝关节有更大的外翻角度，导致前交叉韧带的应力增加有关。

由于后交叉韧带结构相对稳定，其强度为前交叉韧带的两倍，一般直接强大的暴力才可以导致其受伤，因此前交叉韧带损伤的发生率要高于后交叉韧带损伤，本节重点介绍前交叉韧带损伤。

一、损伤机制

前交叉韧带包括前内束和后外束。其主要功能是防止胫骨前移，防止膝过伸、过屈、内翻。膝关节伸屈运动时，两束交叉扭转，增加了膝关节的稳定性。前交叉韧带损伤可分为部分断裂和完全断裂两种，损伤机制如下：

（一）膝关节内翻、外翻位损伤

膝关节近伸直位内翻、外翻、跌倒或受到强大的外力时，易损伤前交叉韧带的后外束；膝关节处于屈膝90°外翻、外旋时，易损伤前内束。如果暴力过大则两束同时断裂，即为完全断裂。该损伤类型在武术运动中较为常见。

（二）膝关节过伸位损伤

膝关节过伸可直接损伤前交叉韧带，也可先损伤关节囊或后交叉韧带，后损伤前交叉韧带。足球运动中球员大力踢球落空，膝关节发生超范围过伸运动的动作时易发生该损伤。

（三）膝关节屈曲位支撑

膝关节屈曲状态下，患者大腿前面受到外力的撞击，股骨髁向后错位，易导致前交叉韧带损伤，该损伤类型在足球比赛中较为常见。

二、症状体征

（一）症状

（1）急性损伤时，患者感到膝关节内有撕裂感，随即产生膝关节剧烈疼痛，关节肿胀、软弱无力及有不稳定感。

（2）患者不能继续完成动作和行走。

（3）若韧带断裂并伴有撕脱性骨折，则出血块、肿胀迅速、疼痛严重；若韧带部分断裂，则出血较少。

（二）体征

（1）检查时可见膝关节周围肌肉保护性挛缩，固定于屈曲位。

（2）前抽屉试验阳性（这种试验不宜反复强行检查，尤其是伴有撕脱骨折片时，以免加重损伤）。

（3）Lachman 试验阳性（由于 Lachman 试验减少了后交叉韧带和后侧关节结构的影响，因此，比前抽屉试验的敏感性更高）。

（4）MRI 检查可明确诊断。

三、处理原则

（一）一般处理

在考虑前交叉韧带损伤的处理方法时，要根据伤者的损伤程度、年龄、职业和合并的其他膝关节损伤进行综合考虑，急性期可以采用 PRICE 原则处理。还可以通过物理因子治疗、使用膝关节支具，以及调整患侧肢体的动作等方式处理。

前交叉韧带重建手术是常见的手术治疗方法，通常从患者身体的其他部位（如腘绳肌肌腱）取组织，用于重建损伤的前交叉韧带；此外，如果前交叉韧带损伤仅是部分撕裂且位置合适，可采用前交叉韧带修复手术。

（二）康复训练

下肢肌肉康复性训练应当在伤情允许的情况下尽早进行。重点是早期进行股四头肌训练，伤情允许的条件下，患者应尽早进行渐进性功能训练。

术后第 0~2 周以减轻疼痛与肿胀为任务，开始关节活动度、本体感觉和肌力训练；术后第 3~4 周逐渐增加关节活动度和关节的负重练习；术后第 5~8 周进一步增加主动关节活动度、肌肉力量和肌肉耐力。

第三节　半月板损伤

人体的半月板具有稳定膝关节、传导力、承载和营养关节软骨等重要功能，其外侧厚而内侧薄，股骨面凹陷、胫骨面平坦。内侧半月板呈"C"形，外侧半月板呈"O"形。半月板损伤是常见的膝关节运动损伤，可见于各类运动项目，尤其多见于篮球、排球、足球、体操、柔道、摔跤等运动项目的运动员。造成半月板损伤的力量可分为压迫、旋转、外展与内收、屈与伸，损伤机制主要是间接暴力引起，也可以由于多年慢性劳损而导致半月板磨损、松动、变性等。

一、损伤机制

内侧半月板损伤：当人体处于半蹲位，足和小腿固定时，如果大腿受到内旋的力，小腿受到外展和外旋的力，内侧半月板可能会被挤压在股骨髁和胫骨平台之间。由于内侧半月板在胫骨上的附着相对紧密，这种力量可能会导致半月板撕裂。

外侧半月板损伤：当膝关节轻微弯曲，股骨突然外旋或内旋时，外侧半月板可能会被推向中线，并且由于半月板后角与腘肌腱相连，可能会受到过度的牵拉而撕裂。在膝关节屈曲状态下突然伸直，伴随股骨外旋的动作，也可能导致外侧半月板损伤。

二、症状体征

（1）疼痛、肿胀和活动受限。半月板损伤后，患处通常会出现疼痛、肿胀和膝关节活动受限，这是由于损伤导致的炎症和膝关节内部结构的改变。

（2）"交锁"现象。这是半月板损伤的一个特征性症状，是指膝关节在某个特定位置突然卡住，无法正常活动，通常在改变姿势后可缓解。

（3）局部压痛和肌肉无力。患者可能会感到膝关节局部压痛，股四头肌可能出现软弱无力，长时间未治疗可能导致肌肉萎缩。

（4）半月板嵌顿。这是一种严重的半月板损伤，表现为剧烈疼痛和膝关节的半屈状态，被动过伸时疼痛加剧，关节间隙处可能触及突起组织，压痛明显。

三、处理原则

（一）一般处理

治疗半月板损伤时，应考虑患者的年龄、损伤程度、运动项目等情况，可以采用保守治疗和手术治疗。对于急性期宜采用PRICE原则进行处理，非急性期可采用热疗（蜡疗、红外线等）增加局部血液循环，促进损伤部位的修复，并预防关节僵直。还可以采用超声波进行消炎和镇痛；采用水疗的方法，减轻膝关节半月板的压力。

半月板损伤严重或保守治疗效果不佳、症状持续存在可以采用手术治疗，包括半月板缝合修复术、半月板切除术（部分切除、次全切除和完全切除）、半月板移植手术（如人工半月板）。

（二）康复训练

半月板损伤患者的康复训练宜采用渐进式的训练。康复训练以膝关节稳定性训练为主，同时结合力量训练、本体感觉训练。

第四节　髌腱腱围炎

髌腱腱围炎是指引起髌尖下端髌腱附着点及髌腱、腱围部疼痛的创伤性病变。临床上以髌尖腱起点处疼痛为主，又称为"髌尖末端病"。这种损伤常见于从事大量跳跃或髌腱受到反复压力的运动员，如篮球、排球和田径运动员，故也称为"跳跃者膝"。

一、损伤机制

髌腱位于大腿前侧，起始于髌骨下缘，向下延伸并附着于胫骨粗隆，股四头肌（股直肌、股内侧肌、股外侧肌和股中间肌）的肌腱合并形成一个共同的腱，即髌腱。髌腱在传递股四头肌力量中发挥重要作用。

跳跃运动训练过度，反复牵拉髌腱及其髌尖附着处，使髌股关节面压力过大，长期积累可能导致炎症和疼痛。

膝关节前、后侧肌肉力量不平衡，特别是股四头肌力量不足时，会导致髌腱承受过多的压力，也会引起髌腱腱围炎的发生。

急性劳损可能是猛力弹跳时的一次拉伤，拉伤髌腱甚至出现小的撕脱性骨折，或外力直接撞击髌尖部出现症状。

二、症状体征

（1）患者膝部疼痛，在半蹲或起跑时有疼痛感，重者上下楼梯、行走都有膝痛，膝关节酸软无力，往往影响正常训练。

（2）股四头肌局部压痛明显，肌力减弱，甚至有硬结，病程久者有轻度肌萎缩。

（3）单肢起蹲试验。患肢做下蹲和起蹲动作时，膝前部疼痛。抗阻伸膝试验阳性。

（4）CT 或 MRI 检查有助于明确诊断。

三、处理原则

（一）一般处理

急性期可根据 PRICE 原则进行处理，同时可以服用非甾体抗炎药以减轻疼痛和炎症。长期慢性损伤可采用超声波、电刺激等物理治疗方法，以减轻炎症和促进组织的愈合。

（二）康复训练

康复训练的目的是加强膝关节周围肌肉力量、改善髌骨的运动轨迹及减少对髌腱的压力。具体包括：股四头肌力量训练和柔韧性训练、腘绳肌力量训练和柔韧性训练、下肢平衡和本体感觉训练等。

第五节　髌骨软化症

髌骨软化症，也称为髌骨软骨炎或髌骨软骨软化症，是由于髌骨下表面的软骨受到损伤或磨损，导致疼痛和功能受限。主要表现为髌骨后缘痛，尤其在爬楼梯、下蹲，以及长时间运动等加重关节负荷的运动模式后疼痛加重，部分患者甚至会出现"假交锁"或"打软腿"等病理表现。髌骨软化症的发生与项目特点有明显关系，投掷、篮球、排球、体操、举重等运动员发病率较高，女性的发病率要高于男性。

一、损伤机制

该损伤的产生原因主要与膝关节解剖学及动力学特征和运动项目的技术特点有关。例如，篮球运动员的滑步防守与进攻、急停与踏跳上篮；跳高运动员的最后一步制动、踏跳转体；铁饼运动员的半蹲转体；排球运动员的半蹲起跳与救球等，都要求膝关节在半蹲位"发力"，发生膝屈曲扭转（包括小腿的内外旋、内收及外展）。上述动作使髌骨与股骨的关节面之间应力增加，髌骨软骨面承受巨大的压力和磨损，导致髌骨软骨面发生损伤。

二、症状体征

（1）膝痛或膝软无力患者均有膝痛、酸软无力等症状。上下楼梯时明显，休息后减轻或消失。有膝关节不稳或打软等症状，多见于半蹲位或上下楼时。

（2）半蹲位痛是本病的重要体征。膝痛位于髌、股之间或髌骨周围，负重时主动用力疼痛加重。有时关节僵带、活动不灵或有不适感。

（3）过伸痛。膝关节伸直位或过度伸展时疼痛加重；膝关节肿胀、髌骨下缘出现压痛，推髌骨时，有骨摩擦感或伴疼痛，髌骨研磨试验阳性，以及出现股四头肌萎缩。

（4）特征检查髌骨压痛及研磨痛，伸膝抗阻试验阳性，单足半蹲试验阳性。

（5）CT和MRI检查可帮助确诊。

三、处理原则

（一）一般处理

该损伤的一般处理以非手术治疗为主，可采用手法治疗和物理治疗，超短波的治疗可以加速血运、改善髌骨的营养状况。

膝关节周围
软组织松解
手法

（二）康复训练

康复训练的主要目的在于提高股四头肌、臀外展肌群的肌肉力量，运动模式可根据患者情况选择开链运动和闭链运动。

（三）其他方法

口服药物、膝关节腔内注射玻璃酸钠等。

第六节　膝关节损伤的运动康复与训练

在膝关节运动康复训练技术的探讨中，我们不仅要深入了解膝关节的解剖结构和功能，更要认识到健康的重要性及科学锻炼的必要性。膝关节作为人体下肢的核心关节之一，承担着屈曲、伸展、内旋及外旋等多种关键活动，这些动作的实现，不仅依赖于膝关节本身的结构与功能，还涉及与髋关节、踝关节的协同作用。这启示我们在康复训练中，要关注整体的协调与平衡，以及全局观念和系统思维。

膝关节在人体生物力学中扮演着关键角色，尤其是在行走和跑步过程中。膝关节的活动范围和稳定性直接影响到我们的日常生活质量。因此，在康复训练中，我们要注重科学的方法和态度，遵循人体生物力学的原理，以达到最佳的康复效果。

在此基础上，本部分重点介绍膝关节运动康复训练技术，特别是股四头肌和腘绳肌的拉伸、激活和力量训练、贴扎。这些训练旨在增强膝关节的稳定性，改善关节的活动范围，并促进周围肌肉的力量和协调性。通过专业的康复指导，我们可以帮助恢复和增强膝关节的功能，同时预防和减少损伤的风险。在此过程中，我们也要培养患者的自我管理能力和健康意识，使他们能够在日常生活中更好地保护自己的膝关节，珍爱生命。

一、拉伸方法

（一）股四头肌

股四头肌位于大腿前侧，是人体最大的肌群之一，这些肌肉共同作用于膝关节，负责伸膝和屈髋的动作。

1. 站姿拉伸

练习者呈单腿站立，另一腿膝关节屈曲，并用同侧手抓住小腿或踝关节，尽可能往臀部靠近使屈曲达到最大角度，持续牵伸 20~30 s（图 10-6-1）。

2. 跪姿拉伸

练习者呈一侧腿跪位，一侧腿伸直，躯干后伸，臀部尽量往跟骨靠近，直到坐到跟骨之上，持续牵伸 20~30 s 后换对侧腿（图 10-6-2）。

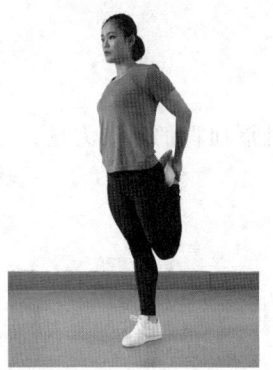
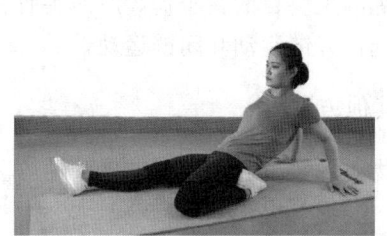

图 10-6-1　股四头肌站姿拉伸　　图 10-6-2　股四头肌跪姿拉伸

（二）腘绳肌

腘绳肌的主动拉伸对于保持肌肉的柔韧性和预防损伤至关重要。以下介绍一种腘绳肌主动拉伸练习：

练习者前后分腿站立，前腿保持伸直，后腿膝关节微屈。躯干前倾，使支撑腿倾斜至最大角度，同时保持后腿的脚跟始终贴地。这种姿势可以有效地拉伸腘绳肌，持续牵伸 20~30 s 后，换另一侧腿重复练习（图 10-6-3）。

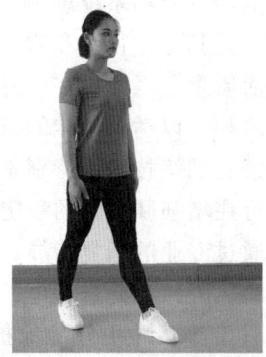
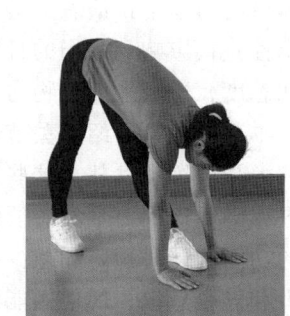

图 10-6-3　腘绳肌主动拉伸

二、激活与力量训练

（一）股四头肌

1. 激活

（1）抗阻力激活。练习者站立，右腿膝关节弯曲。使用弹力带施加适当的阻力在小腿上，小腿尽量伸直以对抗阻力，保持 6 s 后缓慢还原。在整个过程中，练习者应保持正常呼吸，以促进肌肉的激活和血液循环（图 10-6-4）。

股四头肌抗
阻力激活

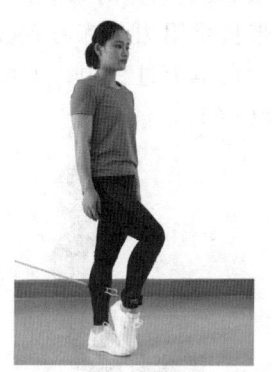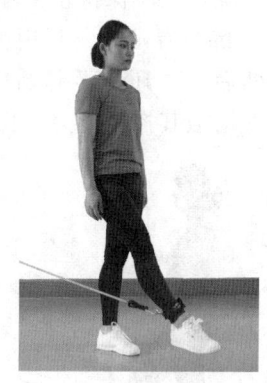

图 10-6-4　股四头肌抗阻力激活

（2）主动激活。练习者背部靠墙站立，双脚与肩同宽，距墙约 30 cm。屈膝成半深蹲姿势，膝部尽可能弯曲，保持该姿势一段时间后起身。在整个过程中，练习者应保持正常呼吸，以激活股四头肌并增强其控制能力。

2. 力量训练

（1）壶铃深蹲。练习者双手握住壶铃，宽度稍宽于肩，肘部向下，将壶铃置于胸前。身体保持紧绷，双脚与肩同宽，膝关节微屈，收紧下腹部和臀部，保持头部与脊柱成一条直线，目视前方或稍向下。同时屈髋屈膝，尽可能深地下蹲，动作结束后起立（图 10-6-5）。

壶铃深蹲

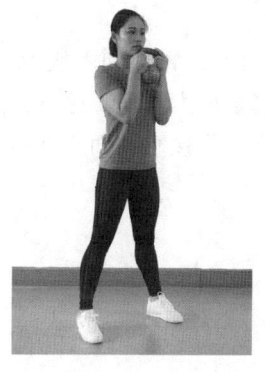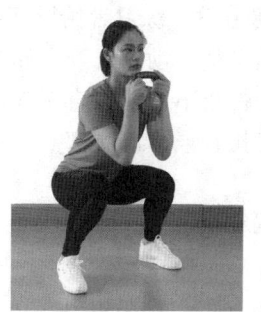

图 10-6-5　壶铃深蹲

（2）负重登凳。练习者双手持一对哑铃，面向高度为 30~45 cm 的垫板站立，一只脚平放在凳上。脚后跟用力下蹬，带动另一只脚提升至垫板上，两腿交替完成练习。如果练习者腿部力量不平衡，可以先使用力量较弱的腿完成规定的练习次数，然后再用力量较强的腿进行练习。

（二）腘绳肌

1. 激活

（1）抗阻力激活。练习者俯卧于垫上，治疗师施加适当的阻力于练习者大腿后侧。练习者缓慢抬起大腿以对抗阻力，使腘绳肌进行等长收缩，保持 6 s 后缓慢还原。在整个过程中，练习者应保持正常呼吸，以促进肌肉的激活和血液循环。

（2）主动激活。练习者站立，利用弹力带提供阻力。练习者缓慢屈膝伸髋，使腘绳肌进行收缩，然后缓慢还原至起始位置。在整个过程中，练习者应保持正常呼吸，以激活腘绳肌并增强其控制能力（图 10-6-6）。

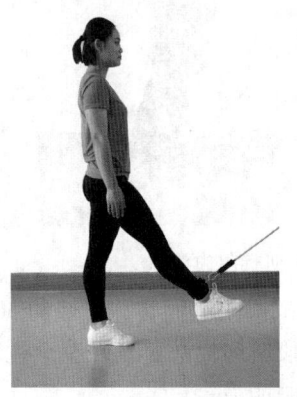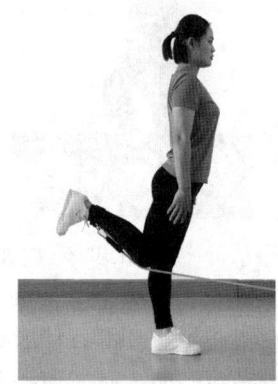

图 10-6-6　腘绳肌主动激活

2. 力量训练

（1）俯卧腿弯举。练习者俯卧于腿弯举机上，一只或两只脚踝置于滚垫下。练习者可以选择使用站式或坐式腿弯举机，但为了准确评估训练进度，建议在每一阶段的训练中保持使用同一种器械。动作要领：保持髋部紧贴俯卧板，使用腿部力量进行弯举。当感觉到腘绳肌完全收缩时稍做停顿，然后缓慢放下小腿直至腘绳肌完全伸展，再次停顿，然后重复练习。

（2）俯卧直腿上举。练习者俯卧于健身凳上，臀部和大腿悬空，双手抓住凳子的前腿以保持身体平衡。动作要领：屈膝伸髋至最大角度，感觉到腘绳肌充分拉伸时稍做停顿，然后慢慢放下双腿，直至腿部接近但不接触地面。在整个过程中，保持核心稳定，避免过度拱背或下沉腰部。

三、贴扎方法

（一）膝关节内侧副韧带贴扎

目的：增强膝关节外翻稳定性。

膝内侧副韧带贴扎

肌贴形状：Ⅰ型。

方法：患者取仰卧位，Ⅰ型贴锚点放于股骨内侧髁，直线向下给最大拉力，止于胫骨平台内侧。

（二）膝关节外侧副韧带贴扎

目的：增强膝关节内翻稳定性。

肌贴形状：Ⅰ型。

方法：患者取仰卧位，一条Ⅰ型贴锚点放于股骨外侧髁，直线向下给最大拉力，止于胫骨平台外侧。另一条Ⅰ型贴锚点放于股骨外侧髁，直线斜向下给最大拉力，止于胫骨平台前外侧。

膝外侧副韧带贴扎

（三）髌腱促进贴扎

目的：缓解股四头肌劳损。

肌贴形状：Ⅰ型。

方法：患者取仰卧位，屈髋屈膝，两条Ⅰ型贴锚点放在髌腱处，分别绕髌骨向股外侧肌及股内侧肌方向进行20%拉力延展促进贴扎。

髌腱促进贴扎

（四）ACL保护贴扎

目的：保护ACL，控制胫骨前移和内旋。

肌贴形状：Ⅰ型。

方法：患者取仰卧位，屈髋屈膝，两条Ⅰ型贴锚点放在胫骨平台前方，分别向股骨内外髁方向进行最大拉力延展保护贴扎，防治胫骨前移。另一条Ⅰ型锚放在胫骨平台前方，向股骨后方从外侧以最大拉力绕行延展贴扎，防治胫骨内旋，保护ACL。

ACL保护贴扎

思考题

1. 试述膝关节的构成、结构特点和运动方式。
2. 膝关节韧带损伤有几类？请简述膝关节内侧副韧带的损伤机制、症状体征及检查、处理方法。
3. 半月板损伤的机制是什么？简述至少两种半月板损伤的检查方法。
4. 什么是膝关节创伤性滑膜炎？
5. 什么是髌骨软化症？恢复期的康复训练方法有哪些？

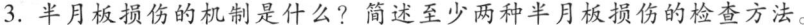

本章即测即评

实践训练

张某，男，21岁，足球运动爱好者，在一次业余比赛中右膝外翻外旋位受伤，伤后右膝关节疼痛，行走功能受限。经检查，右膝关节肿胀、内侧关节间隙处压痛、右膝屈伸、行走功能受限，右膝关节浮髌试验（+），麦氏征（+），膝提拉研磨试

实践训练解题思路

验（+），侧扳试验（−），抽屉试验（−），其他无异状。根据上述情况，回答以下问题：

1. 运动者患有什么运动损伤，该损伤的机制是什么？
2. 该运动损伤应如何进行早期处理？
3. 怎样进行康复锻炼和预防？

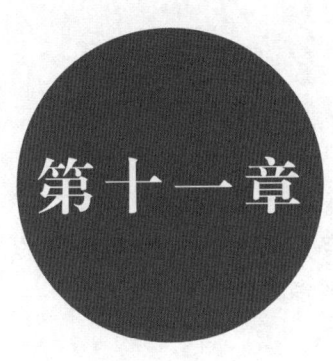

第十一章　小腿、足踝部损伤与康复

章前导言 ···

　　人体小腿确保了下肢的稳定。足是人体运动时接触地面的部分，起到承重、减震及提供推动力的作用。踝关节是人体运动的重要枢纽及承重关节，然而由于其复杂的解剖结构，致使其稳定性差，易受伤。有资料显示，踝关节扭伤占所有运动损伤的 20% ~ 40%，因此踝关节的健康会直接决定人的生活和运动质量，学习踝关节运动损伤的相关知识能帮助我们预防和判断踝关节的损伤及出现损伤后如何急救。另外，踝关节属于灵活部位，区域相互依存理论认为，身体是通过一连串稳定区域与灵活关节相连并不断地交互变换才能正常工作，当踝关节灵活性受限时容易造成身体其他部位代偿。本章主要讨论小腿、足踝部常见损伤，包括胫腓骨疲劳性骨膜炎、胫腓骨骨折、跟腱炎、踝关节韧带扭伤、足部疲劳性骨折、足球踝和足底筋膜炎和足底脂肪垫炎，以帮助学习者掌握小腿、足踝部的损伤预防方法和康复方法。

学习目标 ···

1. 了解小腿及足踝部的生理解剖结构。
2. 熟悉小腿及足踝部常见运动损伤的预防方法。
3. 掌握小腿及足踝部常见运动损伤的损伤机制及治疗、康复方法。

第一节 胫腓骨疲劳性骨膜炎

胫腓骨疲劳性骨膜炎是指胫腓骨肌肉附着处骨膜长期受到牵拉，造成该处骨膜淤血水肿，骨膜组织松弛、分离的无菌性炎症，常见于跑跳较多的运动项目。

一、损伤机制

在跑跳等运动过程中，运动者动作表现不合理，运动强度突然增加，加上运动场地过硬，活动时间过长，足部反复用力后蹬，小腿后群肌肉长时间猛烈地收缩并长期处于紧张状态，前群肌肉不断牵扯，使小腿胫腓骨膜撕裂损伤，出现炎性改变，发生骨膜炎。在身体素质练习中，练习者过度进行跨步跑、高抬腿跑或跳跃练习等更容易发生该损伤。

二、症状和体征

（一）症状

小腿、足部
解剖特征

（1）患者小腿前侧骨疼痛，走路支撑或用力蹬踏时疼痛加重，疼痛性质多为隐痛、牵扯痛，严重的有刺痛和烧灼痛。

（2）局部肿胀，或小腿部出现凹陷性水肿。

（二）体征

（1）在小腿前方胫骨前肌肌腹处有明显压痛区域。

（2）影像学检查无明显异常。

三、处理原则

（一）一般处理

疾病早期阶段尤其是疼痛特别剧烈时，患者应进行冰敷以减轻炎症反应和疼痛程度，损伤较轻者可以用弹性绷带包扎小腿，同时减少练习或停止训练，还可以配合理疗，严重时可用非甾体抗炎药。

（二）康复训练

（1）康复训练的目的主要是减少小腿后群肌肉的过度发力，故练习者可在体能训练中加强臀部肌肉的力量训练，如壶铃硬拉动作。

（2）练习者运动前应做好准备活动，循序渐进地增加运动负荷，注意掌握训练的动作要领，避免在太硬及凹凸不平的地面上锻炼。拉伸小腿腓肠肌有助于恢复和预防。

第二节　跟腱炎

跟腱炎是跟腱及周围的腱膜在行走、跑跳等剧烈运动时劳损而发生的无菌性炎症，常见于跑跳和球类项目的运动员。跟腱炎大多比较难治愈，加上运动者经常超限训练，易出现复发情况。

一、损伤机制

跟腱是人体最坚韧、粗大的肌腱，是腓肠肌、比目鱼肌和跖肌复合体的一部分。起自小腿中1/3处，止于跟骨后结节。由于各种原因造成的跟腱过度使用可导致跟腱内的纤维发生慢性损伤，较为常见的损伤原因包括：① 热身活动不充分，造成小腿三头肌柔韧性差，在进行诸如篮球、网球等需要频繁地停止、启动及跳跃的运动时，易发生跟腱炎；② 练习者锻炼计划不当，负荷过大或次数过于频繁；③ 扁平足，足弓过低，会导致运动时跟腱承受额外的压力，从而增加了发生跟腱炎的风险。

二、症状和体征

（一）症状

（1）急性期表现为走、跑、跳等运动时患者跟腱处的疼痛、肿胀、皮肤发红或局部有热感。

（2）慢性期表现为跟腱疼痛或僵硬，多发于清晨或晨起加重。患者走路尤其是爬山及上楼会感觉跟腱疼痛。病程较长者可出现跟腱增厚、粗大。

（二）体征

（1）局部可有红肿、发热，明显肿胀，伴触痛，肌腱两端受到挤压时会有强烈的疼痛感，严重者甚至结节包块增生。

（2）超声检查首选，结合 MRI 检查，可以进一步明确诊断。

三、处理原则

（一）一般处理

（1）急性期跟腱炎需要休息、冰敷、服用非甾体抗炎药等，后期可以采用超声波等物理疗法。

（2）慢性跟腱炎患者可使用跟骨支撑垫抬高脚踝，以减少对跟腱的拉伸。还可利用踝足矫形器在夜间睡眠时保持跟腱固定。扁平足者选择有足弓支撑的鞋，以解决足部的解剖和力学结构缺陷，减轻对跟腱的不良刺激。后期采用跟腱主动拉伸的功能训练方法，以免引起症状的复发。

（二）康复训练

康复训练的重点不是提高小腿三头肌的力量，而是提高核心及臀、腿部力量，降低在走、跑、跳时跟腱的局部压力。具体的方法主要包括核心力量训练，如仰卧位的死虫训练、俄罗斯转体等；臀肌力量训练，采用抗阻硬拉的方式；股四头肌力量训练，采用深蹲的方式。

第三节　踝关节扭伤及韧带损伤

踝关节扭伤是最常见的运动损伤之一，踝关节韧带损伤在关节韧带损伤中占首位，在各类运动中都很常见，其中外侧韧带损伤发生率明显高于内侧韧带损伤，尤其是距腓前韧带。

一、踝关节外侧韧带损伤

踝关节外侧副韧带分为三束：距腓前（前束）韧带、跟腓（中束）韧带及距腓后（后束）韧带。距腓前韧带的部分纤维参与组成关节囊，当其发生撕裂时，一般都引起关节囊、腱鞘和滑膜的损伤，从而出现关节积水。

（一）损伤机制

踝关节外侧韧带较内侧韧带容易损伤的原因主要与踝关节周围的解剖结构有关。距骨体前宽后窄，当足背伸时，较宽的距骨体前部进入踝穴中，踝关节较稳固；当足跖屈时，较窄的距骨体后部进入踝穴内，允许有一定的侧向运动和较大的内翻运动，踝关节较不稳定。

（1）内、外踝的高度差。外踝比内踝长约 1 cm，当踝关节跖屈时（足尖着地），自然伴内翻（旋后）。

（2）踝关节韧带结构。外侧韧带较内侧韧带松弛。

因此，在体育运动中，由于场地不平，以及练习者跳起落地时身体失去平衡等原因，易使踝关节发生过度跖屈内翻或单独内翻（旋后），引起外侧韧带的过度牵扯、部分断裂或完全断裂。

（二）症状与体征

1. 症状

（1）患者有踝关节韧带急性外伤史，伤后踝关节外侧疼痛，迅速肿胀，并逐渐延及踝关节前部，若距腓前韧带撕裂，关节出现肿胀。

（2）韧带和关节囊撕裂后，局部皮下瘀血，伤后 2~3 天，淤血青紫现象最明显。

（3）患者出现跛行，足不敢负重，或只能用足的外缘着地。

2. 体征

（1）根据外侧副韧带的解剖位置，压痛点可帮助韧带损伤的定位诊断，以及鉴别是单纯韧带损伤还是合并有骨折，前者压痛多在外踝下方，后者压痛多在外踝或外踝尖部。

（2）踝关节强迫内翻试验和踝关节抽屉试验阳性。

（3）X 射线检查可帮助排除骨折，MRI 检查可以确诊踝关节韧带损伤。

（三）处理原则

1. 一般处理

（1）急性损伤发生后患者应立即用拇指压迫疼痛损伤部位止血，检查韧带损伤情况，用冰袋或冷冻气雾剂冷冻，立即加压包扎。待急性期过后，可外敷、理疗、针灸、按摩、药物痛点注射及支持带固定等。24 h 以后，根据伤情可选用治疗手段，并应及早练习踝关节功能。

（2）对较严重的韧带损伤，也可采用石膏管型固定，如合并有关节骨折或关节不稳等后遗症时，可考虑手术治疗。

2. 康复训练

患者康复训练重点在于增强踝关节的本体感觉及稳定性，如使用软垫进行单脚的稳定性支撑加强小腿或有关足部肌肉的伸展性练习；小腿三头肌的拉伸，增强踝关节的柔韧性。

二、胫腓前韧带损伤

（一）损伤机制

胫腓前韧带损伤机制通常是受到暴力使踝关节外旋和过度背屈，外旋损伤通常发生于踝关节旋前或旋后位。例如，篮球运动员抢篮板球落地时踩到其他球员的脚，或走路时踩到突起的障碍物。

（二）症状和体征

1. 症状

患者有明显的受伤史，踝关节前面疼痛、肿胀、瘀血、跛行，活动受限。

2. 体征

（1）踝关节前方压痛明显。

（2）外旋位应力试验阳性。

（3）X 射线检查显示下胫腓间隙增宽，MRI 检查可见韧带损伤。

（三）处理原则

1. 一般处理

（1）急性期采用 PRICE 原则，使用冰袋或冷冻气雾剂冷冻，压迫疼痛损伤部位止血并加压固定包扎。

（2）待急性期过后，可药物外敷、理疗、针灸、按摩、牵引及支持带固定等。

2. 康复训练

康复训练主要是通过提升核心力量和臀肌、腘绳肌力量，限制步态蹬离期小腿三头肌的过度发力，主要采用俄罗斯转体、硬拉、前弓步训练等。也可以增强股四头肌力量，采用负重深蹲的方式，降低步态支撑相时踝关节的局部压力。

第四节 足部疲劳性骨折

疲劳性骨折又称为应力性骨折，因骨骼长期受到轻微反复应力刺激导致骨质的连续性遭到破坏，好发于胫腓骨、距骨、第二跖骨等部位，以第二跖骨最为多见。足部疲劳性骨折常见于竞走、长跑，以及进行越野训练的运动员中。

一、损伤机制

引起足部疲劳性骨折的主要原因在于练习者运动过度使足部肌肉、韧带疲劳，失去对足弓的支持保护作用，足弓下陷，导致平时负重较少的第二、三、四跖骨头负重增加，在反复应力作用下，超出骨的负荷能力，从而造成的一种局部骨折。第二跖骨的生物力学特征是造成此部位应力性骨折高发的重要原因。第二跖骨的负重较其余外侧三个跖骨的负重大，仅次于第一跖骨，但第二跖骨的负重的面积较小，导致第二跖骨的压强较大。

二、症状体征

（一）症状

（1）跖骨应力性骨折症状较为隐匿，症状最初表现为前足部不适感，足背部局部有时可见肿胀。

（2）随着病情的进展，患者表现为足部受累部分的疼痛，在运动时明显，随运动量的加大疼痛加重。休息后可略缓解。

（二）体征

（1）局部与跖骨间隙或跖骨干上有压痛。

（2）X 射线检查早期常为阴性，在伤后 2~3 周或者更长时间后的 X 射线检查才能确诊。

三、处理原则

（一）一般处理

（1）急性期可以给予患者非甾体抗炎药缓解疼痛。

（2）由于跖骨骨折不易愈合，可以采用手术髓内钉内固定或者外固定的方法，缩短愈合时间。

（3）保守治疗可以让患者进行 6~8 周的局部休息，无负重石膏或者软底靴固定。

（4）物理因子治疗可以用于缓解疼痛，促进局部血液循环，帮助骨折愈合。

（二）康复训练

康复训练主要是通过提升核心力量和股四头肌力量，降低步态支撑时相足骨的局部压力。具体方法：早期可进行俄罗斯转体、负重深蹲；中后期可采用连续 30 s 高抬腿，或 1 min 跳绳。

第五节　足底筋膜炎

足底筋膜炎是足底肌腱和筋膜过度拉伸导致的无菌性炎症，常发生于重复跳跃和山地跑的运动者中。

一、损伤机制

足底筋膜是起自足底跟骨内侧面与韧带联合至脚趾的纤维带。当足跟抬起，脚趾与跖骨之间的角度增加，筋膜处于拉伸状态。脚趾越背曲，筋膜紧张度越大，起到稳定降低纵弓的作用。通常在人体全足着地阶段，足弓变低，足底筋膜伸展从而为足趾蹬地提供弹性势能。但是当后足落地过度内旋时，或第一跖趾关节活动性较差，将导致足底筋膜被过度拉伸造成损伤；反复拉伸和紧张的筋膜也是足底筋膜损伤的潜在因素，可能会引起筋膜起点、应力集中点和止点的细微撕裂；跟腱过短、高弓足、高跟鞋、不合适的运动鞋和较硬的路面，都可能是诱发足底筋膜炎的原因。

二、症状体征

（一）症状

（1）起病隐匿，早期多表现为筋膜起始处的不适或跟骨疼痛，运动后消失，休息时减轻。

（2）运动员会出现足底筋膜的晨僵现象和疼痛性跛行，运动后症状消失。

（3）患者在用脚趾站立或足跟行走时可能会出现疼痛。远端足底筋膜炎表现为足中部筋膜中段局限性疼痛，疼痛可向近端和远端放射。

（二）体征

在筋膜起始附着点足底筋膜有压痛。伸展附着于跟骨的筋膜，疼痛可向远端放射。

三、处理原则

（一）一般处理

（1）足底筋膜炎是一种自限性疾病，通常可以通过保守治疗愈合，预后良好。足底筋膜炎急性期，可以在损伤处冰敷、休息及调整训练负荷。可以使用非甾体抗炎药。

（2）使用带有足弓支撑的鞋垫、保护支持带可均匀分散患者足底压力，可在下肢负重时有效降低足底筋膜所受的拉力，进而减少反复牵拉对足底筋膜的伤害。

（3）采用物理因子治疗来改善足跟的疼痛，包括超短波、中频电、体外冲击波等方法。

（二）康复训练

康复训练的重点在于对跟腱和足底筋膜进行有效的拉伸运动。

第六节　足球踝

足球踝又称为踝关节前部撞击综合征，是指踝关节胫骨前唇与距骨颈骨赘之间的相互撞击，踝关节前方增生、畸形而引起的疼痛综合征，常见于足球爱好者。此外，在体操、滑雪运动员中也可见。

一、足球踝的损伤机制

关于足球踝的损伤机制尚无定论，存在以下几种可能机制：① 足球踝是由于踝关节过度跖屈，牵拉关节囊前侧，导致关节囊及韧带损伤性钙化；② 踝关节过度背伸，使胫骨下唇与距骨颈部重复撞击，形成骨唇或骨疣，并且骨疣的形成与关节囊和附近的韧带无关；③ 不合槽的踝关节活动会撞击踝关节胫骨关节面，造成关节软骨面损伤，损伤的累积会造成关节的退行性改变。

由此可见，足球踝的形成与踝关节的解剖结构、踝关节过度活动及踝关节损伤有着密切联系。

二、症状和体征

（一）症状

患者踝关节有过度负荷或反复发生外伤史，活动时感觉踝关节疼痛、僵硬、肿胀，踝关节活动受限。

（二）体征

（1）踝关节前方压痛明显，偶尔可触及关节游离体。
（2）X 射线检查显示胫骨和距骨颈有骨唇和骨赘形成，有时有关节游离体。
（3）MRI 检查可明确诊断距骨关节软骨损伤。

三、处理原则

早期可以采用保守治疗，采用超短波理疗。保守治疗无效且骨赘过大患者可以考虑关节镜下清理手术。

在平时训练中应避免超负荷的运动，运动时佩戴合适的护具，限制踝关节过度活动。进行踝关节稳定性的下肢肌肉力量练习及平衡能力与本体感觉练习，以增强踝关节的稳定性与灵敏度，降低踝关节扭伤的发生率。一旦发生踝扭伤后积极规范治疗，避免遗留踝关节不稳等问题。

第七节　小腿、足踝部损伤的运动康复与训练

在身体活动中，如走、跑和跳，小腿近端及远端关节确保了下肢的稳定，踝关节直接驱使身体向前，足部利用其多关节吸收与地面接触时带来的震荡并适应不同的地形。

踝关节提供一个自由度的动作，绕着一个通过距骨体及内、外踝的尖端做旋转运

动。因为旋转轴倾斜角度的关系，背屈动作会伴随一点外展和外翻，跖屈同时有内收和内翻的动作。踝关节的正中位置在小腿和足部呈 90° 的方向，在此姿势下，踝关节可做出 15°~25° 的背屈及 40°~55° 的跖屈。

一、拉伸方法

（一）小腿三头肌

小腿三头肌位于小腿后侧，由腓肠肌和比目鱼肌构成。腓肠肌是指小腿后面浅层的大块肌肉。腓肠肌以两个头分别起自股骨的内、外上髁，比目鱼肌在腓肠肌的深面，起于胫、腓骨上端的后面，两肌在小腿中部结合，向下移行为粗壮的跟腱止于跟骨结节。

1. 主动拉伸

练习者前后分腿站立位，双脚掌紧贴地面，膝关节伸直，身体前倾，使重心落在前足，而后足踝关节充分背屈的同时足跟不离地面，利用自身重量进行牵伸（图 11-7-1）。

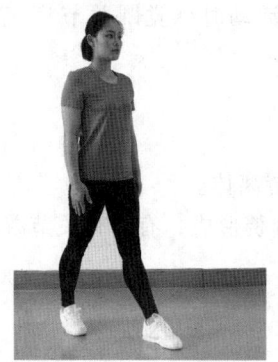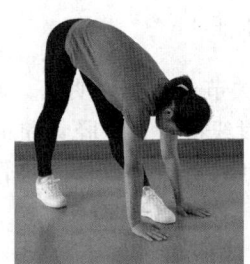

图 11-7-1　腓肠肌主动拉伸

2. 主动拉伸

练习者前后分腿站立位，双脚掌紧贴地面，膝关节屈曲，身体前倾，使重心落在前足，而后足踝关节充分背屈同时足跟不离地面，利用自身重量进行牵伸（图 11-7-2）。

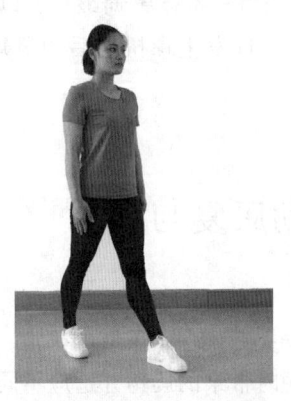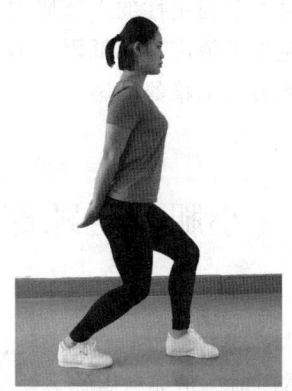

图 11-7-2　比目鱼肌主动拉伸

（二）胫骨前肌

胫骨前肌是起自胫骨外侧面，肌腱向下经伸肌上、下支持带的深面，止于内侧楔骨内侧面和第1跖骨底的一块肌肉。它的作用为伸踝关节（背屈），使足内翻。

坐姿牵伸

练习者坐在地上，一脚向前伸直，一脚脚背绷直压于身体下方，并使踝关节保持外翻姿势，利用自身重力加压于脚背，坚持做10~15 s，然后放松30 s后，继续重复练习（图11-7-3）。

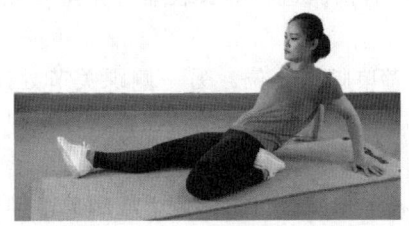

图11-7-3　胫骨前肌坐姿牵伸

二、激活与力量训练

（一）小腿三头肌

1. 激活

抗阻力激活。练习者取站立位，屈踝向上提踵以对抗身体重力，使小腿三头肌进行等长收缩，然后缓慢还原，练习者在整个过程中正常呼吸。

2. 力量训练

（1）站姿壶铃负重提踵。练习者取站立位，双手持握壶铃，以小腿肌肉的收缩力，踮起脚跟到最高位置，进行等长收缩，保持3~5 s后缓慢还原。练习者在整个过程中正常呼吸（图11-7-4）。

站姿壶铃负重提踵

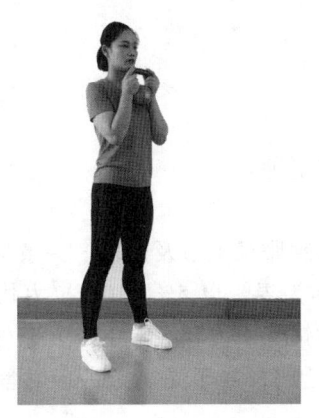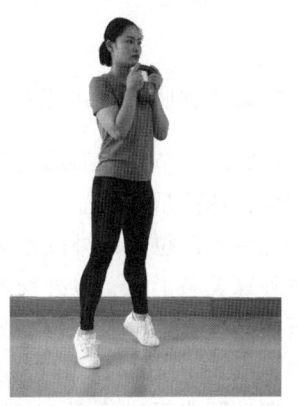

图11-7-4　站姿壶铃负重提踵

（2）坐姿杠铃负重提踵。起始姿势：练习者正坐在凳上，两前脚掌站在杠铃片上，在两膝关节上负重物或杠铃，以两手托住不使其滑动。练习者吸气，以小腿肌肉的收缩力量，使脚跟起到最高位置，小腿肌肉群完全收紧，达到"顶峰收缩"状态。稍停2~3 s，再呼气，慢慢放下脚跟回到起始位。

（二）胫骨前肌

1. 激活

（1）抗阻力激活。练习者仰卧在垫子上，施加阻力于脚背，抬起脚趾使其用力向上屈，以对抗阻力，使胫骨前肌进行等长收缩，保持6 s后缓慢还原。练习者在整个过程中正常呼吸。

（2）主动激活。练习者单脚站立位，另一侧踝关节处于中立位，尽量背伸脚踝使胫骨前肌进行收缩，然后缓慢还原。练习者在整个过程中正常呼吸。

2. 力量训练

脚背挂物训练。练习者单腿站立位，一侧下肢膝关节伸直，将壶铃挂在脚尖。连续背伸第一跖趾关节及脚背，以对抗阻力进行反复训练（图11-7-5）。

脚背挂物训练

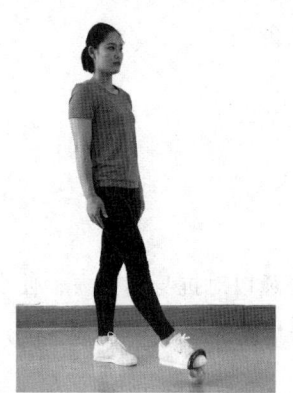
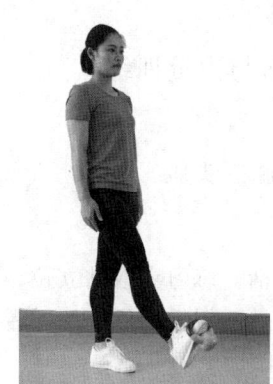

图 11-7-5　脚背挂物训练

三、贴扎方法

（一）踝关节肿胀的促淋巴循环贴扎

目的：缓解踝关节损伤后的局部肿胀，促进消肿。
肌贴形状：两条爪形贴。
方法：患者仰卧位，以外踝水肿为例，暴露肿胀踝关节及足部。一条爪形贴锚置于小腿后方外踝关节上方，以外踝关节肿胀范围为界，以5%~10%拉力均匀将4条尾均匀的延展贴扎覆盖肿胀部位。另一条爪形贴锚置于内踝关节上方，以外踝关节肿胀范围为界，以5%~10%拉力将4条尾均匀的延展，并于另一条爪形贴呈尾部编织交叉状贴扎覆盖肿胀部位（图11-7-6）。

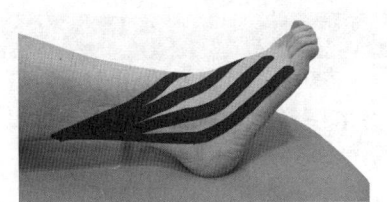
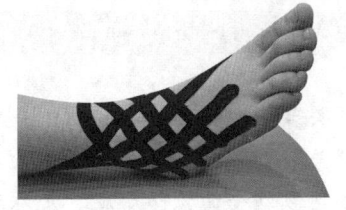

图 11-7-6　踝关节肿胀的促淋巴循环贴扎

（二）踝关节扭伤后的稳定性贴扎

目的：促进扭伤后踝关节的本体感觉，并稳定踝关节。

肌贴形状：两条 I 型贴。

方法：患者取仰卧位，暴露患侧踝关节及足部。一条 I 形贴从中间撕开，以中间为锚，置于足跟下方。两侧分别以 30% 的拉力向内外踝上方提拉贴扎，以稳定踝关节。另一条 I 型贴从中间撕开，以中间为锚，置于足弓下方。两侧分别以 20% 的拉力向对侧内外踝处延展贴扎，以稳定中足及后足（图 11-7-7）。

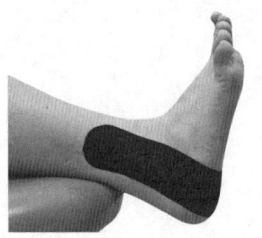
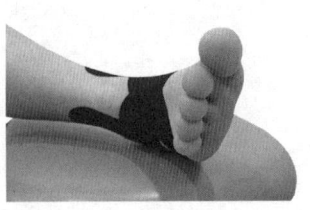

图 11-7-7　踝关节扭伤后的稳定性贴扎

（三）跟腱炎的贴扎

目的：降低跟腱张力，减缓疼痛。

肌贴形状：I 型、X 型。

方法：患者取俯卧位，暴露患侧小腿及足部。X 形贴中间为锚，置于跟腱痛点，尾分别向 4 边以 10% 的拉力延展贴扎。另一条 I 型贴锚置于跟骨下方，尾以 20% 拉力向跟腱及小腿方向延展贴扎，止于小腿上端 1/3 处（图 11-7-8）。

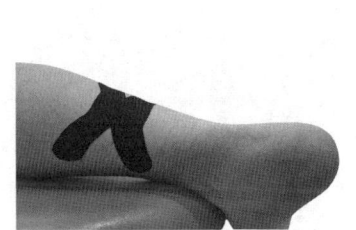
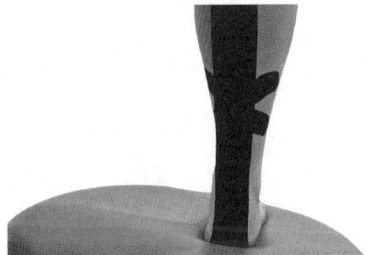

图 11-7-8　跟腱炎的贴扎

本章即测即
评

实践训练解
题思路

思考题

1. 踝关节不同韧带的损伤机制一样吗？若不一样，有什么区别？
2. 踝关节韧带损伤后应该怎么处理？
3. 如何做到全面预防小腿、足踝部的损伤？

实践训练

一名篮球运动员腾空落地时，踩到其他运动员脚上，造成了他的踝关节背屈和外旋。这种损伤机制会造成何种损伤？这种损伤的特征是什么？应该做哪些特殊检查确定其损伤部位？

参考文献

［1］ 黄涛. 运动损伤的治疗与康复［M］. 北京：北京体育大学出版社，2010.

［2］ 江捍平. 运动项目及相关损伤［M］. 长沙：湖南科技出版社，2011.

［3］ 王国祥，鲍捷. 体育运动伤害防护［M］. 2版，苏州：苏州大学出版社，2022.

［4］ 王广兰，汪学红. 运动损伤防护与急救［M］. 武汉：华中科技大学出版社，2018.

［5］ 王予彬，王人卫，陈佩杰. 运动创伤学［M］. 2版. 北京：人民军医出版社，2011.

［6］ ［巴西］塞尔吉奥·罗查·皮埃达德，［法］菲利普·内雷特，［葡］若昂·埃斯普蕾盖拉-门德斯. 专项运动损伤［M］. 付维力，李箭，译. 北京：科学出版社，2022.

［7］ ［瑞典］拉尔斯·彼得松，［瑞典］佩尔·伦斯特伦. 运动损伤学［M］. 4版. 敖英芳，王健全，杨渝平，译. 郑州：河南科学技术出版社，2019.

［8］ 徐建武，闫汝蕴. 膝关节运动损伤康复学［M］. 北京：军事医学科学出版社，2014.

［9］ 王正珍. 体育保健康复指南［M］. 北京：人民卫生出版社，2020.

［10］ 陆宇榕，王印，陈永浩. 体育文化与健康教育探究［M］. 北京：新华出版社，2018.

［11］ 王安利. 运动损伤预防的功能训练［M］. 北京：北京体育大学出版社，2013.

［12］ ［美］Donatelli R A. 肩关节物理治疗［M］. 5版. 张安仁，金荣疆，罗绯，等译. 北京：人民军医出版社，2015.

［13］ ［美］Rockwood C A，Lippitt S B，Matsen F A，et al. 肩关节外科学［M］. 4版. 徐卫东，陈世益，李国平，等译. 北京：人民军医出版社，2012.

［14］ ［澳］格雷戈里·贝恩，［荷］丹尼斯·埃格戴尔，［比］罗格·范里特. 肘关节创伤和运动损伤手术技术［M］. 郝跃峰，李宇晟，顾海峰，译. 北京：北京科学技术出版社，2021.

［15］ ［澳］布拉德·沃克. 运动损伤解剖学［M］. 罗冬梅，刘晔，等译. 北京：北京体育大学出版社，2013.

［16］ ［美］菲尔·佩治，克莱尔 C. 佛莱克，罗伯特·拉德纳. 肌肉失衡的评估与治疗［M］. 焦颖，等译. 北京：人民体育出版社，2016.

［17］黄晓琳，燕铁斌. 康复医学［M］. 6 版. 北京：人民卫生出版社，2019.

［18］杨忠伟，李豪杰. 运动伤害防护与急救［M］. 北京：高等教育出版社，2015.

［19］王予彬，王惠芳. 运动损伤康复治疗学［M］. 2 版. 北京：科学出版社，2019.

郑重声明

高等教育出版社依法对本书享有专有出版权。任何未经许可的复制、销售行为均违反《中华人民共和国著作权法》，其行为人将承担相应的民事责任和行政责任；构成犯罪的，将被依法追究刑事责任。为了维护市场秩序，保护读者的合法权益，避免读者误用盗版书造成不良后果，我社将配合行政执法部门和司法机关对违法犯罪的单位和个人进行严厉打击。社会各界人士如发现上述侵权行为，希望及时举报，我社将奖励举报有功人员。

反盗版举报电话　（010）58581999　58582371

反盗版举报邮箱　dd@hep.com.cn

通信地址　北京市西城区德外大街 4 号

　　　　　高等教育出版社知识产权与法律事务部

邮政编码　100120

读者意见反馈

为收集对教材的意见建议，进一步完善教材编写并做好服务工作，读者可将对本教材的意见建议通过如下渠道反馈至我社。

咨询电话　400-810-0598

反馈邮箱　gjdzfwb@pub.hep.cn

通信地址　北京市朝阳区惠新东街 4 号富盛大厦 1 座

　　　　　高等教育出版社总编辑办公室

邮政编码　100029

防伪查询说明

用户购书后刮开封底防伪涂层，使用手机微信等软件扫描二维码，会跳转至防伪查询网页，获得所购图书详细信息。

防伪客服电话　（010）58582300

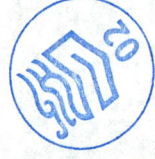